# Die medizinische Moralkritik Friedrich Nietzsches

Diana Aurenque

# Die medizinische Moralkritik Friedrich Nietzsches

Genese, Bedeutung und Wirkung

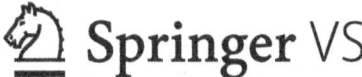 Springer VS

Diana Aurenque
Departamento de Filosofia
Univ de Santiago de Chile (USACH)
Estacion Central, Chile

ISBN 978-3-658-20784-7      ISBN 978-3-658-20785-4    (eBook)
https://doi.org/10.1007/978-3-658-20785-4

Die Deutsche Nationalbibliothek verzeichnet diese Publikation in der Deutschen National-
bibliografie; detaillierte bibliografische Daten sind im Internet über http://dnb.d-nb.de abrufbar.

Springer VS
© Springer Fachmedien Wiesbaden GmbH 2018

Verantwortlich im Verlag: Frank Schindler

Gedruckt auf säurefreiem und chlorfrei gebleichtem Papier

Springer VS ist Teil von Springer Nature
Die eingetragene Gesellschaft ist Springer Fachmedien Wiesbaden GmbH
Die Anschrift der Gesellschaft ist: Abraham-Lincoln-Str. 46, 65189 Wiesbaden, Germany

# Danksagung

Die vorliegende Arbeit ist das Ergebnis einer Forschung, die ich 2011 als Wissenschaftliche Mitarbeiterin am Institut für Ethik und Geschichte der Medizin der Universität Tübingen angefangen habe. Seitdem habe ich die Forschung auch in Weimar, Puebla (Mexico) und Santiago (Chile) durchgeführt. Insbesondere zwei Forschungsaufenthalte als *fellow in residence* des Nietzsche-Kollegs in Weimar haben mir die hervorragende Möglichkeit gegeben, wichtige Teile der Forschung zu verfassen und diese vor einige Kolleg/-innen zu präsentieren. Dank des Projektes CONICYT-PAI N° 79140034 und des Projektes FONDECYT DE INICIACIÓN N° 11150298 der chilenischen Regierung durfte ich die Forschung abschließen.

Zuallererst möchte ich Urban Wiesing ganz herzlich dafür danken, dass er mich auf das faszinierende Verhältnis zwischen Nietzsche und der Medizin so eindrucksvoll und lebensprägend aufmerksam machte. Ohne seine stetige Unterstützung, kritische Anmerkungen sowie sachverständige Erkenntnisse der Medizinethik und der Philosophie der Medizin wäre diese Arbeit nicht möglich gewesen. Zudem möchte ich in dieser Stelle auch meinem ehemaligen Kollegen und guten Freund Hans-Jörg Ehni für zahlreiche und tiefe philosophische Gespräche, seine permanente fachliche Großzügigkeit sowie für die achtsame Lektüre des Manuskriptes von Herzen danken. Für hilfreiche Kommentare und philosophische Expertise zu Nietzsche bin ich zudem Werner Stegmaier sehr verbunden. Ganz besonderes danke ich Franziska Remeika und Orsolya Friedrich für die stete Unterstützung. Für die Aufnahme ins Verlagsprogramm und die anschließende Betreuung sei Herrn Frank Schindler und Frau Monika Mülhausen vom Springer-Verlag gedankt.

# Inhalt

# Einführung

Im letzten Kapitel des Meisterwerks *Der sinnreiche Junker Don Quijote von der Mancha* erzählt Cervantes von Don Quijotes Tod. Aus Sicht der Medizinphilosophie sowie der Medizintheorie verkörpert dieses Kapitel wahrscheinlich eine der ergreifendsten, interpretationswürdigsten und tief erschütterndsten Stellen des ganzen Buches. Bevor Don Quijote stirbt, behauptet er, den Verstand zurück bekommen zu haben: „…Ich war verrückt, und jetzt bin ich bei Verstand; ich war Don Quijote von der Mancha, und jetzt bin ich, wie gesagt, Alonso Quijano der Gute…"

Wahrhaft stirbt Don Quijote, aber sein Sterben betrifft keineswegs nur sein biologisches Verenden, sondern er stirbt, als er wieder Alonso Quijano wird, genauer, als er wieder *gesund* wird. So sagt der Pfarrer, der die Beichte Don Quijotes anhört: „Wirklich, er stirbt, und wirklich ist Alonso Quijano der Gute wieder bei Verstand." Don Quijotes abenteuerliches Leben war aus Sicht der gesunden Mehrheit ein irrtümliches, ja ein verrücktes Leben voller Träumereien und Kinderspielereien. Dieses Leben war aber gerade für Don Quijote selbst der Reichtum seiner Gesundheit und das heißt, der Ausdruck aller seiner möglichen vitalen Kräfte. Die geistige Genesung Don Quijotes, seine Rückkehr in den Bereich der normalen Gesundheit bedeutete deshalb und paradoxerweise seinen Abschied vom Leben. Denn das aus der Perspektive der institutionalisierten Normalität gesehene wahnsinnige Leben des Don Quijote war für ihn selbst *seine* Gesundheit, sodass das Ende dieses Lebens den wirklichen Verlust seiner Gesundheit darstellt und sogar zu seinem Tod führt. Eigentlich stirbt Don Quijote also, weil er wieder gesund wird. Ist aber diese Überlegung Cervantes nicht lächerlich? Der Gedanke, dass die Gesundheit zum Tod führen kann? Wie kann man dieses Paradoxon verstehen?

Die Philosophie Friederich Nietzsches (1844-1900) mitsamt seiner weitreichenden Überlegungen zur Medizin, insbesondere zur Bedeutung von Gesundheit und Krankheit für den Einzelnen, steht wie keine andere Philosophie dafür, dass Gesundheit, von der Perspektive des partikulären Lebens her gesehen, als ein *plurales Phänomen* verstanden werden kann. Von dieser Pluralität her gesehen, lässt sich die

© Springer Fachmedien Wiesbaden GmbH 2018                    1
D. Aurenque, *Die medizinische Moralkritik Friedrich Nietzsches*,
https://doi.org/10.1007/978-3-658-20785-4_1

Gesundheit Don Quijotes als eine weitere verstehen neben dem Paradigma einer einzig gültigen Gesundheit. Denn Nietzsches Grundüberzeugung besteht gerade darin, dass jeder Organismus – der Mensch mit eingeschlossen – die eigenen Bedingungen für sein Optimum (bewusst oder nicht) reguliert und transformiert, um seine partikulären vitalen Kräfte auszuüben. Deshalb vermag etwa der Mensch eine Moralität und eine gesellschaftliche Regulierung seiner Existenz zu gestalten, transformiert sich also von *homo naturalis* zum *homo moralis*, um sich dadurch einen Vorteil für sein Leben zu verschaffen – auch wenn ein solcher Vorteil nach Nietzsche weder durch Institutionalisierung noch durch Autorität gewonnen werden kann. Wie Vanessa Lemm dies sehr genau beschreibt:

> „Wenn das Leben seine eigenen Normen entwickelt, wenn es selbst fähig zu wissen ist, was gut und schlecht ist, wenn es zwischen Gesundheit und Krankheit unterscheiden kann, und wenn es zudem, aus einer anormalen Kondition eine Normalität wiederherstellt, dann öffnet sich die Möglichkeit, dass unsere Konzepte abhängig vom Leben geformt werden und nicht unser Leben abhängig von unseren Normen und Konzepten."[1]

Wie diese Untersuchung zeigen wird, ermöglicht uns Nietzsches Philosophie, eine Reihe von medizinischen Konzepten – also nicht nur zur Gesundheit und Krankheit – in einer durchaus neuen Tiefe zu denken. Letztere geht mit der einzigartigen Form einher, in der der Dialog zwischen Nietzsches Denken und der Medizin stattgefunden hat.

## 1    Medizin und Philosophie im Dialog

Spätestens seit der Moderne leben wir in einer Welt, die durch zunehmende Spezialisierung und Technisierung in allen Wissensbereichen charakterisiert wird. So kann man heute kaum ernsthaft von isolierten Disziplinen reden, wie etwa von der Medizin, Biologie, Anthropologie oder gar von der Philosophie, ohne dazu klärende Adjektive wie „klinisch", „regenerativ", „personalisiert", „evolutiv", „genetisch",

---

1    Lemm, V. (2014): „Introducción. Nietzsche y el devenir de la vida". In: Lemm, V. (Hrsg.), Nietzsche y el devenir de la vida, FDE Chile, 13-21, S. 13: „Si la vida desarrolla sus propias normas, si es capaz de saber por sí misma qué es bueno y qué malo, si puede distinguir entre la salud y la enfermedad, y si puede, además, reconstituirse en la normalidad a partir de una condición de anormalidad, entonces se abre la posibilidad de que nuestros conceptos sean moldeados en función de la vida y no nuestra vida en función de nuestras normas y conceptos." (Übersetzung von mir).

„molekular", „philosophisch", „theoretisch" oder viele weitere spezifizierende Möglichkeiten zu erwähnen. In diesem Sinne mag es vielleicht auf den ersten Blick befremdlich erscheinen, dass ein ernsthafter Dialog zwischen solch spezialisierten Disziplinen wie gerade der Medizin und der Philosophie überhaupt stattfinden kann oder gesucht werden soll. Ein solcher Skeptizismus erweist sich jedoch mit Rekurs auf die historische Betrachtung als nur irreführend. Denn Philosophie und Medizin haben seit deren Anfängen gemeinsame tief verankerte Wurzeln.

Besonders in der Antike kommt der innere Bezug zwischen (Natur-)Philosophie und Medizin deutlich zur Geltung. So kommentiert einer der renommiertesten Interpreten der antiken Philosophie, W.K.C. Guthier:

> "The word philosophy must therefore be interpreted in a very wide sense, though possibly not much wider than that which it bore in Europe down to the seventeenth century A.D. By the fifth century B.C. history, geography, and to a large extent medicine did receive separate treatment, by certain writers [...] The medical writers, it is true, had to come to terms with these broad theories, which they criticized as relying too confidently on general principles instead of on empirical investigation. There was action and reaction here, and an acquaintance with the medical literature is essential for an understanding of the philosophers. On the other hand, much that might now be regarded as philosophical–ethical and political theory, logic and epistemology–is either wholly lacking in this early period or present only at an embryonic stage."[2]

Die Liste der Philosophen, die ebenfalls Ärzte waren, ist länger als man denkt. Dabei sind nicht nur die bekannten Namen wie Hippokrates von Kos (460-370 v. Chr.), Demokrit (460/459-371 v. Chr.) oder Paracelsus (1493-1541) zu erwähnen. Paradigmatisch, wenn auch weniger berühmt, ist der Fall von Alkmaion von Kroton (6. Jh. v. Chr.). Er war nicht nur jener Naturphilosoph, der zum ersten Mal den Mensch von den restlichen Tieren – übrigens auch prägend für die gesamte Philosophie des Westens – aufgrund seines Logos unterscheidet, sondern er war auch einer der wichtigsten Mediziner der Antike. Andere bekanntere Philosophen wie etwa Arthur Schopenhauer (1788-1860) wenden sich als Philosophen medizinischen Themen zu. Es ist in der Tat weniger bekannt, dass der junge Schopenhauer zunächst in Göttingen als Student der Medizin immatrikuliert ist. Dort besucht Schopenhauer Vorlesungen von Johann Friedrich Blumenbach über Naturgeschichte, Mineralogie und vergleichende Anatomie. Schopenhauer verlagert jedoch seinen Schwerpunkt immer stärker auf die Philosophie, bricht sein Medizinstudium frühzeitig ab und widmet sich völlig der Philosophie. Als Philosoph greift er jedoch immer wieder auf

---

2   Guthier, W. K. C. (1967): A history of greek philosophy, Vol I, Cambridge at the University Press: London/New York, S. X-XI.

medizinisch-physiologische Überlegungen zurück. So betont Schopenhauer stets die überragende Bedeutung der Gesundheit für ein gelungenes Leben:

> „Ueberhaupt aber beruhen 9/10 unsers Glückes allein auf der Gesundheit. Mit ihr wird Alles eine Quelle des Genusses: hingegen ist ohne sie kein äußeres Gut, welcher Art es auch sei, genießbar, und selbst die übrigen subjektiven Güter, die Eigenschaften des Geistes […] werden durch Kränklichkeit herabgestimmt und sehr verkümmert."[3]

Gerade die Philosophie des Schülers Schopenhauers, Friedrich Nietzsche, steht in einem äußerst produktiven und vielschichtigen Bezug zur Medizin. Denn einerseits interessiert sich Nietzsche als Patient für die Medizin, wie sich umgekehrt die medizinische Forschung für Nietzsche als Patienten interessiert. Andererseits liest Nietzsche aufmerksam eine Reihe von naturwissenschaftlichen und medizinischen Werken, in denen er Wege und Antworten auf seine philosophischen bzw. epistemologischen Fragestellungen sucht. Diese Suche sowie die intensive Lektüre Nietzsches wirkten folglich nicht nur auf die persönliche oder private Einstellung zur Medizin, sondern bildeten zugleich, und das ist der Kardinalpunkt, weitreichende Einflüsse auf seine eigene Philosophie, insbesondere auf seine Kritik an der Moral. Nietzsche erweitert sein Denken durch naturwissenschaftliche Lektüre und zwar derart, dass er das philosophische mit diesen naturwissenschaftlichen und medizinischen Elementen bereichert. Zudem entfaltet Nietzsche einen solch tiefgreifenden Dialog mit der Medizin, dass gerade die Argumente und Ansichten Nietzsches, vor allem die auf seiner Moralkritik basierenden Überlegungen, in heutigen medizinethischen Debatten immer häufiger einen Platz finden.[4]

Aus diesen Gründen ist Nietzsches Philosophie ein ausgezeichnetes Beispiel für die Produktivität des Dialogs zwischen Medizin und Philosophie. Sein Denken beweist, dass Philosophie und Medizin stets kooperieren können und sogar, dass aus dieser Kooperation sich beide gegenseitig befruchten können. Zudem erinnert eine Auseinandersetzung mit Nietzsches moralkritischer Philosophie und ihrer Genese auch daran, dass philosophisches Denken und historischer Kontext stets zusammengehören.[5] Eine paradigmatische Kooperation zwischen Medizin und Philosophie werden wir also in Nietzsches Philosophie „am Leitfaden des Leibes"[6]

---

3 Schopenhauer, A. (2006): Aphorismen zur Lebensweisheit, in: Parerga und Paralipomena I, Band IV, Verlag Zweitausendeins, S. 324.
4 Siehe den III Teil dieser Untersuchung.
5 Mehr dazu: Friedrich O./Aurenque D. /Assadi G./Schleidgen S. (Hrsg.), (2016): Nietzsche, Foucault und die Medizin, Transcript Verlag: Bielefeld, S. 12.
6 Die Schriften Friedrich Nietzsches werden nach folgender Ausgabe zitiert: Friedrich Nietzsche. Sämtliche Werke. Kritische Studienausgabe in 15 Bänden, hg. von G. Colli

kennen lernen; eine Kooperation, die den Menschen und seinen Leib im Mittelpunkt von beiden Disziplinen stellt.

## 2 Ziele der Untersuchung

Zweifellos hat Nietzsche eine tiefsinnige und radikale Kritik an der traditionellen, in der jüdisch-christlichen Tradition verankerten Moral unternommen, die das Verständnis der Moral in entscheidender Weise veränderte. Denn Nietzsche führt in der Forschung zu Legitimität und Grenze der Moral etwas völlig Neues ein: ihre vorausgesetzten außermoralischen Ursprünge. Gemäß seiner perspektivistischen Auffassung der Wahrheit beruht Nietzsches Kritik an der Moral im Grunde auf dem Gedanken, dass es keine universell gültige Normativität (seien es Werte oder Normen) gibt, nach der wir unsere Handlungen mit absolutem Ductus als „gut" oder „böse" bewerten können bzw. sollten. Aus diesem Grund, wie wir im Laufe der Untersuchung im Detail sehen werden, will Nietzsches moralkritisches Denken vor allem den relativen, ja sogar bedingten Charakter des moralischen Denkens aufdecken. So vertritt Nietzsche ein Verständnis der Moral, die den Raum für eine moralische Pluralität frei lässt. Hier lässt sich schon einführend verstehen, weshalb Nietzsches moralkritisches Denken bei Fragestellungen, Debatten und Problemen der gegenwärtigen Medizinethik bedeutend ist. Ferner haben sowohl Nietzsche als auch die heutige Medizinethik als gemeinsamen Nenner die Überzeugung, dass es keine, als einzige gültige Vorstellung des guten Lebens gibt, die als allgemeine Basis für moralische Normen gelten könnte.

Die vorliegende Untersuchung will deshalb drei Ziele verfolgen: a) die wichtigsten medizinischen und naturwissenschaftlichen Einflüsse seiner Zeit in der Entstehung von Nietzsches moralkritischem Denken herausstellen, b) die Bedeutung seiner medizinisch-philosophischen Moralkritik klären sowie c) die Rezeption und Aktualität von Nietzsches moralkritischem Denken in Fragestellungen und Debatten der heutigen Medizinethik erforschen und thematisieren. Zu diesem dreiteiligen Zweck führe ich die Untersuchung, methodisch gesehen, in einem interdisziplinären Rahmen durch, in dem medizingeschichtliche, philosophische und medizinethische Herangehensweisen einfließen.

Warum aber Nietzsches medizinische Moralkritik im Rahmen seiner kontextuellen Aneignung der Medizin und der physiologischen Wissenschaft des 19.

---

und M. Montinari. DTV/de Gruyter 1999². Die einzelne Werke werden verkürzt zitiert. Hier: Nietzsche, Nachlaß 1884-1885, KSA 11, S. 266.

Jahrhunderts untersuchen? Bislang liegt keine Übersichtsarbeit vor, die die medizinischen und naturwissenschaftlichen Quellen systematisch untersucht, die in Nietzsches Moralkritik mitwirken. Die bisherige Forschung hat zudem das konkrete Verhältnis zwischen Nietzsches Moralkritik und der modernen Medizinethik nicht systematisch behandelt. Nicht zuletzt ist die Aktualität und Wirkung Nietzsches in der Medizinethik besonders im deutschsprachigen Raum wenig bekannt.[7] Somit soll diese Untersuchung eine Forschungslücke schließen, die sowohl für die philosophische als auch für die medizingeschichtliche und medizinethische Forschung von erheblichem Belang ist. Eine solche Gesamtdarstellung kann einen paradigmatischen Beweis der gegenseitigen Befruchtung von Philosophie und Medizin am Beispiel Nietzsches liefern, sodass sich die Untersuchung von zentraler Bedeutung für die Ideengeschichte erweist.

## 3      Allgemeine Struktur der Untersuchung

Da die Untersuchung drei klaren Zielen folgt, gliedert sie sich dementsprechend in drei Arbeitsteile:

Teil 1 beinhaltet eine Rekonstruktion der in Nietzsches Denken nachweisbaren medizinischen und naturwissenschaftlichen Quellen. Dieser Teil beschäftigt sich *in concreto* mit Nietzsches Verhältnis zur Medizin des 19. Jahrhunderts im Hinblick auf die Einflüsse der Medizin auf sein moralkritisches Denken. Die Nietzsche-Quellenforschung hat zwar bereits zahlreiche Einflüsse der Medizin des 19. Jahrhunderts auf Nietzsche nachgewiesen und untersucht; eine systematische und interpretative Darstellung der medizinischen Quellen, die spezifisch eine Wirkung auf Nietzsches moralkritisches Denken untersucht, steht jedoch bisher aus.[8] So baut dieser Teil im großen Maße auf die bisher vorliegenden zerstreuten Arbeiten auf und versucht, diese Studien unter einer einheitlichen Fragestellung zu systematisieren und womöglich auch zu ergänzen – ohne jedoch Vollständigkeit zu beanspruchen.

Im Teil 2 biete ich eine systematische Untersuchung seiner philosophisch-moralischen Deutung der Medizin an. Hierbei interpretiere ich die Aneignung medizinischer Begrifflichkeit durch Nietzsche selbst mit Blick auf die Genese seines

---

7    Dies ändert sich jedoch. 2015 wurde etwa die Dissertation Sangbum Lees „Nietzsches Gesundheitsphilosophie. Versuch einer Interpretation der philosophischen Methodologie Friedrich Nietzsches" veröffentlicht.

8    Brobjer, T. H. (1996): „Nietzsche's Reading and Private Library, 1888-1889". In: Journal for the History of Ideas 58, 663-693.

moralkritischen Denkens, insbesondere während der sogenannten „physiologischen Phase" seines Denkens. In Bezug auf die systematische Deutung der Medizin bei Nietzsche unterscheidet sich die vorliegende Untersuchung deutlich von bereits vorhandenen Interpretationsrichtungen innerhalb der Nietzscheforschung. Denn hier geht es nicht darum, die Pathographie Nietzsches in Bezug auf sein medizinisch-philosophisches Denken darzustellen.[9] Es handelt sich auch nicht darum, die bei Nietzsche häufig verwendeten medizinischen Termini in übertragenem Sinne zu dokumentieren oder nur in einer metaphorischen Bedeutung zu deuten – was ebenfalls gemacht worden ist.[10] Dieser Teil sollte sich genauso wenig auf Nietzsches Verhältnis zur Biologie und Physiologie[11] sowie auf Nietzsches Philosophie der Leiblichkeit[12] beschränken. Denn in all diesen erwähnten Hinsichten berührt man Nietzsches Verhältnis zur Medizin zwar im Allgemeinen, dennoch ergibt sich dabei kein systematisches Bild über den spezifischen Bezug seiner moralkritischen Philosophie zur Medizin. Die Untersuchung will sich deshalb ausdrücklich nicht in nur einer dieser Deutungsrichtungen positionieren, sondern auf die ganze Breite der Vorarbeiten zurückgreifen, die für das Erreichen der gesetzten Ziele relevant erscheint.

---

9   Hierzu: Volz, P. D. (1990): Nietzsche im Labyrinth seiner Krankheit. Eine medizinisch-biographische Untersuchung. Würzburg: Königshausen u. Neumann; Neumayr, A. (1999): Luther, Wagner, Nietzsche: Im Spiegel der Medizin, Wien: Pichler; Rogé, J. (1999): Le syndrome de Nietzsche, Paris: Odile Jacob.

10  Vgl. z. B. Pasley, M. (1978): „Nietzsche's use of medical terms". In: M. Pasley (Hg.), Nietzsche: imagery and thought , Berkeley: University of California Press, S. 123-158; Falcke, E. (1992): Die Krankheit zum Leben: Krankheit als Deutungsmuster individueller und sozialer Krisenerfahrung bei Nietzsche und Thomas Mann (Europäische Hochschulschriften, Reihe 1: Deutsche Sprache und Literatur 1292), Frankfurt a. M./ New York: Peter Lang; Lickint, K. G. (2000): Nietzsches Kunst des Psychoanalysierens. Eine Schule für kultur- und geschichtsbewußte Analytiker der Zukunft, Würzburg: Königshausen u. Neumann; Schubert, A. (2005): Die Genesung des Zarathustra – eine Epikrise, in: Nietzscheforschung 11, 265-277.

11  Müller-Lauter, W. (1974): „Nietzsches Lehre vom Willen zur Macht". In: Nietzsche-Studien 3, S. 1-60; ders (1978): „Der Organismus als innerer Kampf. Der Einfluß von Wilhelm Roux auf Friedrich Nietzsche". In: Nietzsche-Studien 7, S. 189-223; Lampl, H. E. (1986): Ex obvlione: Das Féré-Palimpsest, in: Nietzsche-Studien 15, S. 225-264.

12  Schipperges, H. (1975): Am Leitfaden des Leibes. Zur Anthropologik und Therapeutik Friedrich Nietzsches, Stuttgart: Klett; Ahern, D. R. (1995): „Nietzsche as Cultural Physician". University Park: Penn State University Press; Cherlonneix, L. (2002a): Philosophie médicale de Nietzsche: la connaissance, la nature, Paris: Harmattan.

Die meisten Beiträge, die sich der Medizin bei Nietzsche im spezifischeren Sinne widmen, beziehen sich auf die Begriffe von Krankheit und Gesundheit.[13] Eine systematische Entzifferung dieser Begriffe in ihre moralisch-kritischen Bedeutungen hat die bisher vorliegende Sekundärliteratur nur unvollständig durchgeführt.

Im letzten Teil 3 thematisiere ich die nachweisbare Rezeption und Aktualität der Moralkritik Nietzsches in der heutigen Medizinethik. Hierbei gilt es, einen Überblick über die Rezeption und Aktualität Nietzsches in der modernen Medizinethik anzubieten, aber auch kritisch zu interpretieren. Hierzu liegt jedoch deutlich weniger Sekundärliteratur vor als zu den zwei vorigen Teilen der Untersuchung. Was Nietzsches Einfluss auf die heutige Medizinethik betrifft, gibt es bislang keine Studien, die ein systematisches und differenziertes Bild dazu anbieten und auch den womöglich aktuellen Umfang und die Bedeutung dokumentieren. Es steht jedoch außer Frage, dass Nietzsche seit den 1990er Jahren in größerem Umfang rezipiert wird. Diese Rezeption im Detail zu untersuchen und auch kritisch zu evaluieren, sind die Ziele dieser Arbeitsteile.

---

13   Vgl. auch Kaufmann, W. (1968³): Nietzsche. Philosopher, Psychologist, Antichrist, New York: Vintage; Pasley, M. (1978): „Nietzsche's use of medical terms". In: M. Pasley (Hg.), Nietzsche: imagery and thought, Berkeley: University of California Press, S. 123-158; Keller, D. L. (1980): A comparative study of pathologizing in Nietzsche and Kierkegaard, Atlanta: Emory University, Diss; H. Schipperges – (1985): Homo patiens. Zur Geschichte des kranken Menschen, München/Zürich: Piper; Long, T. A. (1990): „Nietzsche's Philosophy of Medicine". In: Nietzsche-Studien 19, S. 112-128; Cherlonneix, L. (2002a): Philosophie médicale de Nietzsche: la connaissance, la nature, Paris: Harmattan; Hoyer, T. (2003): „‚Höherbildung des ganzen Leibes.‘ Friedrich Nietzsches Vorstellungen zur Körpererziehung". In: Nietzsche-Studien 32, 59-77.

# Teil 1
# Die Einflüsse der physiologisch-naturwissenschaftlichen Medizin auf Nietzsches moralkritisches Denken

## 1.1 Nietzsches Philosophie und ihr Dialog mit der naturwissenschaftlichen Medizin seiner Zeit

In einer seiner Vorlesungen erzählt Hegel – wie später dies übrigens auch Heidegger machen wird – eine Anekdote des vorsokratischen Philosophen Thales' von Milet, die in der Philosophie inzwischen berühmt ist. Hegel erzählt dabei, dass „[e]r [Thales] sei, nach den Sternen hinaufsehend und sie beobachtend, in einen Graben gefallen, und das Volk habe ihn darüber verspottet, wie er die himmlischen Dinge erkennen könnte, da er nicht einmal sähe, was vor den Füßen läge.“[14]

Diese Anekdote basiert auf einem der ältesten Vorurteile gegenüber den Philosophen: Anstatt auf die empirische Welt und ihre irdischen Angelegenheiten zu achten, kümmert sich der Philosoph um abstrakte Ideen und allgemeine Vorstellungen. Dieses Bild von Philosophen mag seine Berechtigung darin finden, dass die Philosophie als Metaphysik seit ihrem Anfang auf der Suche nach allgemeinen Prinzipien ist, die die Gesamtheit der Wirklichkeit erklären lässt. Es wäre jedoch ein Irrtum, daraus abzuleiten, die Philosophie habe mit der konkreten Welt und ihren Dingen nichts zu tun. Das Gegenteil ist vielmehr der Fall; gerade die vorsokratische Philosophie beginnt als eine *Naturphilosophie*, das heißt als eine vom Mythos befreite Erforschung dessen, was die Φυσις (was für die Griechen Natur und Leben heißt) im Partikulären sowie im Allgemeinen bedeutet. Mehr noch: Seit ihren Anfängen ist die Philosophie *wissenschaftlich* und zwar in dem Sinne, dass sie ein begründetes und allgemeines Wissen will. Aristoteles bestimmt die Philosophie von diesem Grund aus sogar als πρώτη φιλοσοφία (erste Philosophie), das heißt als das allgemeinste und wissenschaftlichste Wissen, das als Fundament

---

14 Siehe: http://hegel.abcphil.de/html/_thales.html (16.5.2017).

© Springer Fachmedien Wiesbaden GmbH 2018
D. Aurenque, *Die medizinische Moralkritik Friedrich Nietzsches*,
https://doi.org/10.1007/978-3-658-20785-4_2

für alle weiteren, partikulären Disziplinen fungiert. Damit beginnt jedoch auch die Trennung zwischen Philosophie und Medizin; eine Trennung, die der späteren Akademisierung und Fragmentierung des Wissens vorausgeht, das in immer kleinere Fachgebiete aufgeteilt wird. Die Philosophie beginnt sich dadurch zunehmend von der Naturwissenschaft zu entfernen. Die wachsende Kluft zwischen wissenschaftlichem und philosophischem Denken wird paradigmatisch bei Denkern wie Descartes und Kant als ein Manko der Philosophie erachtet. So wollen beide Philosophen auf unterschiedliche Wege die Philosophie „wissenschaftlicher" machen: während Descartes zu diesem Zweck eine neue Methode in der Philosophie einführt, schränkt Kant seinerseits das erkenntnistheoretische Gebiet ein, in dem sich die Philosophie anhand der „reinen Vernunft" wissenschaftlich entfalten kann. Das Bedürfnis jedoch, die Philosophie zu verwissenschaftlichen, steht im engen Bezug zum historischen Kontext Descartes und Kants. Auch Nietzsches Philosophie liefert ein ausgezeichnetes Beispiel dafür, dass philosophisches Denken und historischer Kontext nicht getrennt voneinander betrachtet werden sollen.

Wie kommt aber Nietzsche dazu, sich für medizinische Werke zu interessieren? Nietzsches Interesse für die physiologische Medizin seiner Zeit ist mit seinem Interesse an den Naturwissenschaften des 19. Jahrhunderts eng gekoppelt. Dies liegt in der naturwissenschaftlichen Ausrichtung der Medizin des 19. Jahrhunderts und in ihrem Selbstverständnis als physiologische (Natur)Wissenschaft. Die Frage, warum Nietzsche sich für die physiologische Medizin interessiert, geht daher mit der allgemeineren Frage zusammen, warum er sich den Naturwissenschaften überhaupt zuwendet.

In der Tat steht Nietzsches Philosophie in einem äußerst produktiven Zusammenhang mit der Naturwissenschaft des 19. Jahrhunderts. Diesbezüglich richtet Nietzsche seine Aufmerksamkeit vor allem auf zwei Disziplinen: Physik und Physiologie. Dazu kommt noch sein Interesse für Chemie[15] sowie für Darwinismus[16], genauer gesagt, für Evolutionismus. In diesen und den nachfolgenden Kapiteln möchte ich einen Überblick anbieten, in dem Nietzsches Auseinandersetzung mit der Naturwissenschaft seiner Zeit – insbesondere mit der medizinischen Wissenschaft – systematisiert und kontextualisiert wird. Strukturierend für diese Teile dienen drei Hauptfragen: 1. Welche Fragestellungen motivieren Nietzsches Beschäftigung und Auseinandersetzung mit der physiologischen Medizin seiner Zeit? 2. Welche naturwissenschaftlichen und insbesondere medizinischen Quellen hat Nietzsche gelesen? und 3. Wie haben diese Werke in seinem moralkritischen Denken gewirkt? Angesichts dieser Fragestellungen ist es das Ziel dieses Untersuchungsteils, auf-

---

15    Mittasch, A. (1944): Friedrich Nietzsches Stellung zur Chemie, Verlag Chemie.

16    Brobjer, T. H. (1996): „Nietzsche's Reading and Private Library, 1888-1889". In: Journal for the History of Ideas 58, S. 663-693.

zuklären, welche Einflüsse Nietzsche von Seiten der medizinischen Wissenschaft erhielt, die er wiederum produktiv in seine moralkritische Philosophie integriert hat. Methodologisch sei zunächst darauf hingewiesen, dass es nicht immer einfach ist, zu erkennen, wen, was und wann Nietzsche gelesen hat. Es gibt unterschiedliche Wege, um diesen Fragen nachzugehen. Obwohl Nietzsche, wie Helmut Heit richtig feststellt,

> „die wissenschaftlichen Diskurse seiner Zeit aufmerksam verfolgt […][sind] [i]n den veröffentlichten Schriften […] diese Spuren oftmals verdeckt, aber mit Hilfe seiner Notate und Exzerpte und seines Briefwechsels sowie durch seine persönliche Bibliothek […] und das Verzeichnis seiner Bibliotheks-Ausleihen in Basel […] sind seine Lektüre gut erschlossen."[17]

Zur Rekonstruktion Nietzsches naturwissenschaftlicher Einflüsse wendet man sich in der Nietzsche-Forschung also den veröffentlichen Werken, dem Nachlass sowie den Briefen zu. In der Rekonstruktion sucht man nach Namen, Zitaten und Lektürelisten, und versucht damit, Nietzsche Lektüre festzustellen; dazu dienen auch Ausleihbelege von Bibliotheken – wann Nietzsche welche Bücher ausgeliehen hat – sowie die Bestände seiner persönlichen Bibliothek in Weimar. Selbst wenn man aber den zu untersuchenden Corpus bzw. Nietzsches „ideale Bibliothek" fest etabliert hat, bedeutet dies noch lange nicht, dass Nietzsche seine Bibliotheksexemplare oder Lektüreliste tatsächlich gelesen hat – geschweige denn wie intensiv er sich damit beschäftigt hat. Zudem findet die Suche nach Nietzsches Einflüssen noch weitere Hindernisse. Ein zentrales Problem hierzu verkörpert Nietzsches partikuläre Art, mit Quellen umzugehen. Nicht selten wird daher kritisiert, dass Nietzsche teilweise von anderen Autoren „abgeschrieben" habe (wie paradigmatisch im Fall von Paul Bourget und *Der Fall Wagner* 7[18]). Besonders in seinem Nachlass gibt es viele sogenannte „versteckte Zitate" und Exzerpte, das heißt Formulierungen von anderen Autoren, die sich Nietzsche angeeignet und produktiv in seine Philosophie integriert hat. Nicht zuletzt muss als eine weitere Schwierigkeit betrachtet werden, dass Nietzsches Werke, wie Walter Kaufmann sagt, „sich leichter lesen, aber schwerer verstehen [lassen]"[19].

---

17  Helmut, H. (2014): „Nietzsches Philosophie und das ‚Age of Science'". In: Heit H./Heller L. Handbuch Nietzsche und die Wissenschaften, De Gruyter, 19-45, S. 34.

18  Wolfgang Müller-Lauter kommentiert diese Polemik in einer Fußnote ausführlich: Vgl. Wolfgang Müller-Lauter, Über Freiheit und Chaos. Nietzsche-Interpretationen II; Berlin/New York; De Gruyter, 1999, S. 2-3, Fußnote 11.

19  Kaufmann, W. (1968³): Nietzsche. Philosopher, Psychologist, Antichrist. New York: Vintage, S. 84.

Nietzsches Zuwendung zu den Naturwissenschaften weist auf keine selbstverständliche Folge seiner Erziehung hin, sondern vielmehr auf eine bewusst getroffene Entscheidung. Denn in der Forschung ist inzwischen bekannt, dass Nietzsche sich nicht von Anfang an für naturwissenschaftliche Themen interessierte. Thomas Brobjer, der Nietzsches Beschäftigung mit den Naturwissenschaften intensiv verfolgt und herausgearbeitet hat, stellt fest, Nietzsches Kenntnis der Naturwissenschaften sei „limited and came to him relatively late in life".[20] Auch Dahkvist behauptet, dass sich Nietzsches Interesse für die Medizin langsam in seiner Arbeit herauskristallisiert: „Illness and health had been important themes in the early works as well, but in the 1880's they gradually cease to be mere metaphors."[21] Dies liegt sicherlich damit zusammen, dass Nietzsche während seiner Schülerzeit in der Elite-Landesschule Pforta bei Naumburg eine eher defizitäre naturwissenschaftliche Bildung erhalten hatte. Über seine dürftigen Kenntnisse über die modernen Naturwissenschaften seiner Zeit beschwert sich Nietzsche explizit in einigen Briefen. Seinem naturwissenschaftlichen Manko versucht er jedoch aktiv und auf unterschiedlichen Wegen entgegenzuwirken. Je nach Phase seines Denkens widmet sich Nietzsche mit abwechselnder Intensität der Lektüre naturwissenschaftlicher Werke.

Systematisch betrachtet, lassen sich a) persönliche (Nietzsches Pathographie), b) kulturelle (historischer Kontext) und c) philosophische Gründe (epistemologische Fragen) feststellen, weshalb Nietzsche der medizinischen Wissenschaft seiner Zeit besondere Aufmerksamkeit schenkte. Im Folgenden möchte ich diese drei Gründe im Einzelnen präsentieren:

### 1.1.1   Nietzsches Pathographie[22]

Die Umstände des Bezuges Nietzsches zu medizinischen Werken lassen sich zunächst auf einer pathographischen Ebene verstehen. Nietzsches Interesse für medizinisches Wissen bezieht sich zweifellos auf seine eigene Leidensgeschichte. Zwar trennt Nietzsche in *Ecce homo* sein Leben und seine Werke scharf voneinander: „Das Eine bin ich, das Andre sind meine Schriften. – Hier werde, bevor ich von

---

20   Brobjer T. H. (2004): Nietzsche's Reading and Knowledge of Natural Science: An Overview". In: T. H. Brobjer/G. Moore, Nietzsche and Science, Routledge; 21-50, S. 21.

21   Dahlkvist, T. (2014): „Nietzsche and Medicine". In: H. Heit/L. Heller (Hrsg.), Handbuch Nietzsche und die Wissenschaften, 138-154, S. 138.

22   Hierzu: Volz, P. D. (1990): Nietzsche im Labyrinth seiner Krankheit. Eine medizinisch-biographische Untersuchung. Würzburg: Königshausen u. Neumann; Volz, P. D. (2000): „Nietzsches Krankheit". In: Ottmann H. (Hrsg.) Nietzsche-Handbuch: Leben – Werk – Wirkung, Metzler Verlag; Stuttgart/Weimar, 57-8.

ihnen selber rede, die Frage nach dem Verstanden- oder Nicht-verstanden-werden dieser Schriften berührt".[23] Dennoch schreibt Nietzsche in einem Brief an Carl von Gersdorff vom Ende August 1882 gerade das Gegenteil: „Im Übrigen ist Briefschreiben Unsinn für mich, das weißt Du ja! Dafür erzählen meine Bücher so viel von mir, als hundert Freundschafts-Briefe nicht könnten."[24] Nietzsche gibt dabei also deutlich zu, dass es eine Verbindung zwischen seinem Denken und seinem Leben gibt. So haben auch einige Autoren auf die Bedeutung von Nietzsches eigenem Leiden für seine Philosophie aufmerksam gemacht. In diesem Sinne interpretiert Pia Volz Nietzsches Lehre einer „grosse[n] Gesundheit" als eine Manifestation von Nietzsches „kompensatorischen Gegenentwürfe[n]" aufgrund seines labilen Gesundheitszustandes.[25] Karl Jaspers weist 1950 wiederum darauf hin, dass Nietzsche die physischen Erkrankungen in seinem Leben „existenziell" interpretiert.[26] Und Nietzsches eigene Anmerkungen über den Wert der Krankheit für sein Leben sowie für sein Werk, lassen keine Zweifel bestehen, dass ihn das Problem der Krankheit/ Gesundheit nicht nur aus epistemologischen oder nur theoretischen Gründen interessiert, sondern fest mit seiner eigenen Biographie in Verbindung steht. Die Einbeziehung Nietzsches Pathographie zur Klärung und Kontextualisierung seines Interesses und seiner Beschäftigung mit der Medizin seiner Zeit soll aber nicht dazu dienen, zu erfragen, welche Ärzte Nietzsche tatsächlich konsultierte. Denn diese Aufgabe mag zwar interessant und wahrscheinlich für die Rekonstruktionsansprüche dieser Forschung durchaus wertvoll sein, doch eine solche Aufgabe würde den Rahmen dieser Arbeit bei Weitem sprengen.[27] Daher geht es hierbei vielmehr darum, generelle Aspekte seiner bisher erforschten Pathographie einzubeziehen,

---

23  Nietzsche, Ecce homo, KSA 6, 298.

24  Die Briefen Friedrich Nietzsches werden nach der Digitalen Kritischen Gesamtausgabe Werke (eKGWB: http://www.nietzschesource.org/#eKGWB) und Briefe auf der Grundlage der Kritischen Gesamtausgabe Werke, herausgegeben von Giorgio Colli und Mazzino Montinari, Berlin/New York, Walter de Gruyter, 1967 und Nietzsche Briefwechsel Kritische Gesamtausgabe, Berlin/New York, Walter de Gruyter, 1975ff, herausgegeben von Paolo D'Iorio zitiert (in: Hier: eKGWB/BVN-1882,294 – Brief an Carl von Gersdorff von: Ende August 1882.

25  Volz, P. D. (2000): „Nietzsches Krankheit". In: Ottmann H. (Hrsg.) Nietzsche-Handbuch: Leben – Werk – Wirkung, Metzler Verlag; Stuttgart/Weimar, S. 57.

26  Jaspers, K. (1950³): Nietzsche. Einführung in das Verständnis seines Philosophierens, Berlin: de Gruyter, S. 110.

27  Pia Volz hat die bisher meines Erachtens beste Monographie zum Thema Nietzsches Pathographie geschrieben. Vgl. Volz, P. D. (1990): Nietzsche im Labyrinth seiner Krankheit. Eine medizinisch-biographische Untersuchung. Würzburg: Königshausen u. Neumann.

insofern diese uns erlauben, ein allgemeines Bild von Nietzsches ersten Zugängen zum medizinischen Wissen seiner Zeit zu machen.

Bereits während seiner Schülerzeit in Naumburg leidet Nietzsche an Augen- und Kopfschmerzen, sodass er oft die Schule aufgrund der Beschwerden nicht besuchen kann. Er litt auch unter Myopie, welche sich mit der Zeit verschlechterte (in den späteren Jahren hatte Nietzsche minus 13 und minus 20 Dioptrien im linken Auge). Mitte der 60er Jahre schreibt er an Gersdorff in Göttingen:

> „Ich bin die letzten Wochn immer krank gewesen und habe viel zu Bett gelegen, sogar in jenen glühenden Tagen; mein Leiden ist ein heftiger Rheumatismus der aus den Armen in den Hals kroch, von da in die Backe und in die Zähne und gegenwärtig mir täglich die stechendsten Kopfschmerzen verursacht. Ich bin durch diese fortwähren- den Schmerzen sehr abgemattet, und meistens ganz apathisch gegen Außendinge."[28]

Auch Anfang der 1870er Jahre scheint Nietzsches Gesundheitszustand schwach zu sein. So schreibt er im März 1871 an Erwin Rohde:

> „Ach, wie sehr verlange ich nach Gesundheit! Man habe nur erst etwas vor, was etwas länger dauern soll als man selber – dann dankt man für jede gute Nacht, für jeden warmen Sonnenstrahl, ja für geregelte Verdauung! Bei mir sind aber irgendwelche inneren Organe des Unterleibes in Zerrüttung. Daher Nerven und Schlaflosigkeit, Hämorrhoiden und Blutgeschmack etc. Sei nur so freundlich, nicht etwa auch jenen vorhin geschilderten Geisteszustand auf das Gangliensystem zurückzuführen! Mir würde sonst um meine Unsterblichkeit bange. Denn ich habe noch nicht gehört, daß Blähungen philosophische Zustände erregen."[29]

Seit den 1860er Jahren leidet Nietzsche zunehmend unter gesundheitlichen Prob- lemen, die ihn ständig zwingen, von Arzt zu Arzt zu gehen sowie von Ort zu Ort zu pendeln. Aber erst gegen Mitte der 1870er Jahre erlebt Nietzsche seinen ersten ernsthaften gesundheitlichen Zusammenbruch – was übrigens parallel zu seiner persönlichen Krise sowie zu seinem Bruch mit Richard Wagner geschieht. Diese Situation zwingt Nietzsche später, im Jahr 1879, dazu, seine Basler Professur auf- zugeben. Nietzsche berichtet über insgesamt „118 schweren Anfallstage"[30] in jenem Jahr. 1875 wurde bei Nietzsche erstmals eine chronische Ader- und Regenbogen- hautentzündung (Uveitis) festgestellt, die bis zum Ende seines Lebens (und mit der Zeit auch beide Augen betreffend) bestand. Diese ist das wichtigste Indiz dafür, dass

---

28   eKGWB/BVN-1865,476 – Brief an Carl von Gersdorff: 04/08/1865.
29   eKGWB/BVN-1871, 130 – Brief an Erwin Rohde von 29. März 1871.
30   Volz, P. D. (2000): „Nietzsches Krankheit". In: Ottmann H. (Hrsg.) Nietzsche-Handbuch: Leben – Werk – Wirkung, Metzler Verlag; Stuttgart/Weimar, S. 53.

Nietzsche seit seiner Leipziger Zeit mit Syphilis infiziert war.[31] Nietzsches zunehmend zerbrechliche Gesundheit – konkret klagt er über verstärke Augenbeschwerden, mehrtätige Kopfschmerzen (begleitet von Übelkeit, Galle-Erbrechen, Lichtempfindlichkeit, etc.) und später über eine chronische Gastritis sowie eine bemerkenswerte Wetterfühligkeit – zwingt ihn zu Beginn des 1880er Jahren, Wander-Philosoph zu werden: Venedig, Nizza, Sizilien, Genua, Turin und Sils-Maria (Schweiz) werden zu den gewählten Heimatorten, in denen Nietzsche sich gesundheitlich am besten fühlt. So wählt Nietzsche 1881 seinen Lieblingsort vor allem aus gesundheitlichen Gründen: „Überhaupt ist Genua doch eigentlich mein glücklichster Griff, in Bezug auf Gesundheit und geistige Ungestörtheit."[32] Aufgrund der Magenbeschwerden versucht Nietzsche unzählige Diäten und unternimmt mehrere Kuren. Pia Volz hat zudem herausgestellt, dass Nietzsche auch die Homöopathie ausprobiert hat und sich teilweise selbst damit behandelte.[33]

1883 verschlechtert sich Nietzsches gesundheitlicher Zustand, allem voran seine „neurologische Symptomatik", in diesen Jahren diagnostizierte sich Nietzsche selbst als Neurastheniker. Wie bekannt erlebt Nietzsche zwischen 1888/9 einen Nervenzusammenbruch in Turin, von dem er sich nie wieder erholen wird. Man vermutet, dass, da Nietzsche falsch diagnostiziert wurde (zu der Zeit gab es noch keine sichere Diagnostik für Syphilis), sein kognitiver Verfall schnell voranschritt. Nachdem Nietzsche fast ein ganzes Jahr in einer Klinik in Jena ohne Besserung verbrachte, wurde er 1890 entlassen und von seiner Mutter bis zu ihrem Tod in Naumburg gepflegt. Nietzsches Erkrankung reichte von motorischen Behinderungen wie Gangstörung, Denkinkohärenz und Gemütsschwankung bis hin zu einer fortschreitenden Demenz zum Ende seines Lebens. Im Jahr 1900 stirbt Nietzsche in Weimar infolge einer Pneumonie.

Nietzsches Lektüre medizinischer Werke steht also im Zusammenhang mit seinem eigenen schwachen Zustand. Gregory Moore bringt dies teilweise auf den Punkt: „Nietzsche wanted to learn about his own sick body and to alleviate his suffering, if not cure his illnesses altogether. In other words, Nietzsche did not only read about medicine; in a rather misguided fashion he tried to practice it,

---

31  Volz, P. D. (2000): „Nietzsches Krankheit". In: Ottmann H. (Hrsg.) Nietzsche-Handbuch: Leben – Werk – Wirkung, Metzler Verlag; Stuttgart/Weimar, S. 53.

32  eKGWB/BVN-1881,181 – Brief an Franziska und Elisabeth Nietzsche von: 21/12/1881.

33  Vgl. Volz, P. D. (2000): „Nietzsches Krankheit". In: Ottmann H. (Hrsg.) Nietzsche-Handbuch: Leben – Werk – Wirkung, Metzler Verlag; Stuttgart/Weimar, S. 53 ; Volz, P. D. (1990): Nietzsche im Labyrinth seiner Krankheit. Eine medizinisch-biographische Untersuchung. Würzburg: Königshausen u. Neumann, S. 358.

too."[34] In der Tat wollte Nietzsche seine eigenen Beschwerden behandeln, doch anders als Moore denke ich, dass diese Versuche keineswegs „misguided fashion" waren, sondern enorm produktiv. Tobias Dahkvist denkt auch, dass Nietzsches Interesse für die Medizin auf der pragmatischen Absicht basiert, sein eigenes Leiden zu tilgen: „After Nietzsche's break with Wagner and Wagnerism in the late 1870's Nietzsche's search for an alternative outlook led him to the natural sciences."[35] Nietzsche reagiert auf seine gesundheitlichen Beschwerden wie es in seiner Zeit üblich war: „er konsultierte Ärzte, Spezialisten, Autoritäten, in der Meinung, diese würden nur auf Grund rationellen Wissens Behandlungen verordnen."[36] Da viele der für Nietzsche verordneten Behandlungen jedoch unwirksam waren, sieht Jaspers darin gegründet, dass „Nietzsche selbst die Therapie in die Hand[nahm]."[37] Dabei bezeichnet Jaspers als die „Leistung Nietzsches", „daß er sich trotzdem von der ständigen Beratung, Beschäftigung und Führung durch Ärzte befreite", wobei diese Selbstheilungsversuche zwar nicht den „organischen Prozeß" kontrollieren konnten, wohl aber „die Dauer allen hysterischen, neurotischen, ängstenden und Vielgeschäftigkeit bewirkenden Möglichkeiten."[38] Mit anderen Worten betont Jaspers die heilende Kräfte Nietzsches, die nicht auf der Regeneration oder auf konkreten Heilungsprozessen im Körper basieren, sondern auf der existentiellen Haltung Nietzsches, die er gegenüber seinen eigenen Erkrankungen einnimmt. In der Tat werden wir in der Untersuchung deutlich sehen, dass Nietzsche am eigenen Leibe erfahren hat, dass zwischen den naturwissenschaftlichen Forschritten der physiologischen Medizin und deren klinischer bzw. therapeutischer Anwendung ein tiefer Abgrund lag. Daraus lässt sich ein Paradoxon erklären: obwohl Mediziner inmitten eines physiologisch-naturwissenschaftlichen Medizinparadigma leben, sie *weiterhin* humoralpathologischen Anweisungen an ihren Patienten verordnen. Nietzsches medizinische Philosophie wollte deshalb, wie ich in diesem Buch deutlich zeigen werde, eine therapeutische Alternative zur damaligen Medizin und ihrem

---

34  Gregory Moore, (2004): „Nietzsche, medicine and meteorology". In: Nietzsche and science, Aldershot/Burlington, VT, 71-90, S. 72.

35  Dahlkvist, T. (2014): „Nietzsche and Medicine". In: Heit H./Heller L. (Hrsg.), Handbuch Nietzsche und die Wissenschaften, 138-154, S. 139.

36  Jaspers, K. (1950³): Nietzsche. Einführung in das Verständnis seines Philosophierens, Berlin: de Gruyter, S. 110.

37  Jaspers, K. (1950³): Nietzsche. Einführung in das Verständnis seines Philosophierens, Berlin: de Gruyter, S. 110.

38  Jaspers, K. (1950³): Nietzsche. Einführung in das Verständnis seines Philosophierens, Berlin: de Gruyter, S. 111.

fehlenden Praxisbezug anbieten, genauer gesagt, eine Alternative zum damaligen „therapeutischer Nihilismus".[39]

Nietzsches Interesse an der physiologischen Medizin seiner Zeit lässt sich jedoch nicht nur pathographisch erklären. Es gibt auch kontextuelle Gründe, welche Nietzsche zu einer Auseinandersetzung mit der Naturwissenschaft bewegen.

## 1.1.2   Der Aufschwung der Medizin als physiologische Naturwissenschaft

Neben pathographischen Gründen gibt es einen weiteren Aspekt zu berücksichtigen, der jenseits der individuellen Erfahrungen oder der Präferenzen eines Philosophen steht und für Nietzsches Aufmerksamkeit für die physiologische Medizin seiner Zeit spricht: *den kulturellen bzw. historischen Kontext.* Nietzsche selbst erkennt, dass er ein „Kind" seiner Zeit ist:

> „Was verlangt ein Philosoph am ersten und letzten von sich? Seine Zeit in sich zu überwinden, „zeitlos" zu werden. Womit also hat er seinen härtesten Strauss zu bestehn? Mit dem, worin gerade er das Kind seiner Zeit ist. Wohlan! Ich bin so gut wie Wagner das Kind dieser Zeit, will sagen ein *décadent*: nur dass ich das begriff, nur dass ich mich dagegen wehrte. Der Philosoph in mir wehrte sich dagegen."[40]

Nietzsche ist Zeuge eines Paradigmenwechsels in der Medizin, der sein Denken ab ca. 1870 deutlich beeinflusst. Die Entwicklung der Medizin des 19. Jahrhunderts steht ihrerseits sowohl im Zusammenhang mit gesellschaftlichen und politischen Veränderungen – wie dem Aufschwung des Liberalismus, des Individualismus und der Demokratie – als auch mit dem rasanten Fortschritt der physiologischen Naturwissenschaft dieser Zeit. Nietzsches Rezeption der Medizin seiner Zeit muss deshalb innerhalb des revolutionären Wandels der Medizin im 19. Jahrhunderts betrachtet werden. In Deutschland wird dieser Wandel besonders stark rezipiert, denn abgesehen von Claude Bernard und seinen Schülern in Frankreich übernimmt die Physiologie in Deutschland eine führende Rolle in der Naturwissenschaft.

Die enormen Fortschritte der Physiologie des 19. Jahrhunderts sind jedoch das Ergebnis eines langen Prozesses. Seit dem 17. Jahrhundert stehen der über 2000 Jahren lang vorherrschenden humoralpathologischen Lehre der Medizin anatomische Vorstellungen gegenüber. Ab Mitte des 19. Jahrhunderts tendiert die Medizin

---

39   Lesky, E., (1960): „Von den Ursprüngen des therapeutischen Nihilismus". In: *Sudhoffs Archiv für Geschichte der Medizin und der Naturwissenschaften* Bd. 44, H. 1, s. 1-20.

40   Nietzsche, Der Fall Wagner, KSA 6, S. 11.

zu einer dezidiert naturwissenschaftlichen Richtung. Somit setzen sich in diesem Jahrhundert die Entwicklungen der Medizin, und so auch der Physiologie, weiter fort, die seit dem 17. und dem 18. Jahrhundert die Medizin prägen. Besonders aber seit dem 18. Jahrhundert bezieht sich die Physiologie „auf die Wissenschaft von Lebens- und Organfunktionen etwa im heutigen Sinne".[41] Die Medizin beginnt sich dabei nicht mehr auf die klinische, diätetische Praxis zu beschränken, sondern wird zu einer naturwissenschaftlichen im Labor durchgeführten Erforschung von Funktionalität und Dysfunktionalität des Organismus. Nietzsche lebt in der Mitte jenes „Zeitalter[s] der Physiologie"[42], in dem die Vorstellung der Objektivierbarkeit des menschlichen Körpers zunehmend in den Vordergrund tritt. Ein entscheidender Gedanke der physiologischen Medizin seit der Entdeckung der Morphologie besteht in der Lokalisierung der Erkrankungen im menschlichen Körper. Spätestens ab 1850 will sich die Medizin primär über die aufstrebenden chemischen und physischen Naturwissenschaften definieren und so beginnt die, wie Rothschuh dies nennt, *physikalisch-chemische Periode* in der Physiologie".[43] In dieser Periode will die Physiologie die Körperfunktionen und- verfahren anhand chemischer und physischer Konzepte erklären: „Erst im 19. Jahrhundert löst sich die Physiologie weitgehend von der Anatomie und wird in den Händen vieler Physiologen, besonders den Müller- und Ludwig-Schüller eine Physik und Chemie der Körperfunktionen."[44]

Aufgrund ihrer materialistischen Ausrichtung vertritt die physiologische Medizin eine prinzipiell negative Einstellung gegenüber metaphysischen und spekulativen Erklärungen. Diese ablehnende Tendenz steht im Einklang mit einer wachsenden säkularisierten Weltanschauung, die die Autorität spekulativer Doktrinen und Erkenntnisse ablehnt. So radikalisiert die physiologische Wissenschaft des 19. Jahrhunderts die rationalisierende Orientierung der Aufklärung, die die natürlichen Phänomene und Vorgänge der Welt anhand rationaler Erklärungen zu deuten versucht. Nun sollen sowohl die Natur als auch die Geschichte anhand rationaler Mittel betrachtet werden.

Während im Altertum der Philosoph zugleich als Physiologe anzusehen war bzw. als derjenige, der das Phänomen des Lebens verstehen will, wie Jacalyn Duffin dies feststellt, übernimmt diese Aufgabe im 19. Jahrhundert ein Anatom oder ein

---

41    Rothschuh K. E. (1953): Geschichte der Physiologie, Springer Verlag, S. 2.

42    Prüll, C.-R. (2001): „Von der sichtbaren zur unsichtbaren Morphologie – der Körper in der naturwissenschaftlichen Medizin im 19. und 20. Jahrhundert". In: Illhardt, F. J. (Hg.), Die Medizin und der Körper des Menschen, Bern: Huber, S. 17-29.

43    Rothschuh K. E. (1953): Geschichte der Physiologie, Springer Verlag, S. 93.

44    Rothschuh K. E. (1953): Geschichte der Physiologie, Springer Verlag, S. 2.

Mediziner.[45] Zwar schreitet die Entwicklung der Physiologie als positiver Wissenschaft Anfang des 19. Jahrhundert zunächst etwas langsam voran. Denn sie vertritt immer noch eine vitalistische Ansicht, nach der ein „Lebensprinzip" hinter den organischen Phänomenen und Prozessen zu finden sei. Am Anfang des 19. Jahrhunderts orientieren sich die erkenntnistheoretischen Fragen in Deutschland stark an einer idealistischen Naturphilosophie, was als Folge der Romantik zu verstehen ist. Rothschuh hat in seinem Werk ausführlich ausgearbeitet, dass zu Beginn des 19. Jahrhundert noch die Spekulation vor dem Experiment das Wort hatte und das heißt auch, dass das Allgemeine vor dem Einzelnen stand. Dies kehrte sich jedoch ab Mitte des 19. Jahrhunderts mit der „Hinwendung zur Empirie" – und so auch zum Experimentellen – um.[46] Zunächst entwickelte sich diese empirische und experimentelle Richtung in Frankreich besonders mit der Figur von François Magendie; danach wird Johannes Müller und dessen Schule in Deutschland dies weiter vertreten. Für die Entwicklung der morphologischen Physiologie waren die vielen Experimente – vor allem die in Frankreich praktizierte Vivisektion – entscheidend, um die Bedeutung der Teile und deren Zusammenhänge im Organismus zu erkunden. Die neuen morphologischen Erkenntnisse werden aber erst gegen Mitte des 19. Jahrhunderts als chemische und physische Prozesse verstanden. Ab Mitte dieses Jahrhunderts steht ein klares Programm fest: „Die Physiologie soll eine auf dem lebenden Organismus angewandte Physik und Chemie sein."[47]

Wie Engelhardt und Schipperges dies nennen, ist es die „Ablehnung der idealistischen Philosophie und romantischen Medizinkonzepte", welche die physiologische Medizin des 19. Jahrhunderts „zu einer Überbetonung der naturwissenschaftlichen Grundlage der Medizin und einer Skepsis gegenüber den Möglichkeiten einer rationalen Therapie [führte]".[48] Im 19. Jahrhundert bedeutet Physiologie etwas ganz Konkretes:

> "Physiology is the study of the function of living beings. From a medical perspective, it stands both in relation and in opposition to anatomy, the study of structure. The word 'physiology', derived from Greek, means the study of nature. It was used

---

45  Vgl. Duffin, J. (2010²): History of Medicine: A Scandalously Short Introduction, University of Toronto Press, Scholarly Publishing Division, S. 43.

46  Rothschuh K. E. (1953): Geschichte der Physiologie, Springer Verlag, S. 93.

47  Rothschuh K. E. (1953): Geschichte der Physiologie, Springer Verlag, S. 119.

48  Von Engelhardt, D./Schipperges, H. (1980): Die inneren Verbindungen zwischen Philosophie und Medizin im 20. Jahrhundert, Darmstadt: WBG (Wiss. Buchges.), S. 91.

frequently in antiquity by Galen and others; however, in modern times, it has come to represent a separate discipline with well-defined methods."[49]

Die Physiologie versteht das Organische als eine komplexe Struktur, die von unterschiedlichen, voneinander mehr oder weniger unabhängigen physiologischen Grundfunktionen konzipiert ist, und will die wichtigsten Funktionen der organischen Prozesse herausstellen. Zu diesem Zweck konzentriert sich die Physiologie auf die Teilung und Analyse der eigenständigen organischen Prozesse. Die Ernährung illustriert dieses Vorgehen auf eine besondere Art: „nutrition can be divided into alimentation, mastication, swallowing, digestion, absorption, transportation, growth, repair, and excretion."[50] Erst nach der „bewußte[n] Lösung von der Morphologie" versuchte man „physikalische und chemische Prinzipien und Methoden" „auf physiologische Probleme anzuwenden".[51]

Die Popularisierung der Wissenschaft ist eines der Grundcharakteristika des 19. Jahrhunderts: „Die Wissenschaft wird das Idol dieses Jahrhundert, aber nicht mehr in den Salons adliger Damen, sondern auf den Straßen, in den Schulen und Fabriken."[52] Eine Reihe institutioneller Veränderungen findet im 19. Jahrhundert statt, die die medizinische Praxis und Forschung grundsätzlich betrifft: neue Fachlehrstühle an Universitäten werden eingerichtet,[53] die medizinische Forschung geschieht nun in Laboratorien von Universitäten und außeruniversitären Institutionen. Somit etabliert sich die Physiologie als eine neue Disziplin. Gleichzeitig werden auch Fachgesellschaften[54] und Fachjournale gegründet (Deutschland 1795; Archiv für Physiologie"; 1821 France Journal de physiologie, England 1896 Journal of Physiology[55]) und das medizinische Wissen popularisiert sich wie noch nie zuvor. Kongresse werden organisiert und viele Publikationen erscheinen. Nietzsche lebte also in einem Zeitalter, in dem der Gesundheit ein besonderer Stellenwert zukommt. Gesundheit scheint ein entscheidendes Thema in der viktorianischen

---

49   Duffin, J. (2010²): History of Medicine: A Scandalously Short Introduction, University of Toronto Press, Scholarly Publishing Division, S. 41.

50   Duffin, J. (2010²): History of Medicine: A Scandalously Short Introduction, University of Toronto Press, Scholarly Publishing Division, S. 41.

51   Rothschuh K. E. (1953): Geschichte der Physiologie, Springer Verlag, S. 93.

52   Rothschuh K. E. (1953): Geschichte der Physiologie, Springer Verlag, S. 91.

53   Vgl. Duffin, J. (2010²): History of Medicine: A Scandalously Short Introduction, University of Toronto Press, Scholarly Publishing Division, S. 43.

54   Vgl. Von Engelhardt, D./Schipperges, H. (1980): Die inneren Verbindungen zwischen Philosophie und Medizin im 20. Jahrhundert, Darmstadt: WBG (Wiss. Buchges.), S. 118.

55   Duffin, J. (2010²): History of Medicine: A Scandalously Short Introduction, University of Toronto Press, Scholarly Publishing Division, S. 53.

Zeit gewesen zu sein, da Krankheit überall zu sehen war. So interpretiert Gregory Moore das Interesse Nietzsches für die Medizin als eine Haltung, die viele seiner Zeitgenossen teilten:

"And just like Nietzsche, his friends and contemporaries flocked to coastal resorts, retreated to the Alps, experimented with various dietary regimes, swallowed pills of dubious medicinal value, took the waters, endured electrotheraphy and nasal douches, stretched their limbs in gymnastic exercises – all in the name of health."[56]

Aufgrund des enormen Fortschrittes der Medizin des 19. Jahrhunderts sowie auch des zunehmenden Zugangs zur diätetisch-medizinischen Literatur zur Erhaltung der Gesundheit, steht die Medizin im Mittepunkt des alltäglichen Lebens. Beispielsweise ist für das 19. Jahrhundert das Wort „Hygiene" zentral:

"Hygiene meant, above all, a systematic code of behavior with respect to diet, exercise and evacuation, sleep and sex – all the habits that govern the well-being of the body. Echoing the injunction of the Delphic Oracle, popular hygienists urged their readers to 'know thyself'."[57]

Gerade diese hygienische bzw. diätetische Orientierung der Medizin des 19. Jahrhunderts ist stets wichtig in Nietzsches medizinischer Philosophie.[58] So prägt das Medizinische überall Nietzsches philosophische Sprache. Nicht nur Worte wie „Hygiene", „Krankheit" und „Gesundheit" sind klare Beweise für den Einfluss der Medizin des 19. Jahrhunderts auf Nietzsches Denken, sondern auch viel spezifischere Begriffe wie „Vivisektion", „Dyspepsie", „Neurasthenie", „Neuropathologie", „Neurose", „Hysterie", „Verdauungsbeschwerde", „Epilepsie", oder sogar „Hammer". Denn auch die Metaphorik des „mit dem Hammer zu philosophieren" hat mit der medizinischen Erkenntnis zu tun.[59]

---

56   Moore, G. (2004): „Nietzsche, medicine and meteorology". In: Nietzsche and science, Aldershot/Burlington, VT, 71-90, S. 71.

57   Moore, G. (2004): „Nietzsche, medicine and meteorology". In: Nietzsche and science, Aldershot/Burlington, VT, 71-90, S. 72.

58   Siehe hier II Teil dieser Arbeit.

59   Gerhardt, V. (2006⁴): Friedrich Nietzsche, C.H.Beck, S. 14: „Denn gemeint ist vor allem der Auskultationshammer, mit dem der Arzt den Körper des Patienten behutsam abklopft; zu seinem Gebrauch gehört ein feines Ohr, das sich auf kleinste Abweichungen einstellt. Erst in zweiter Linie ist an das Werkzeug des Bildhauers gedacht oder an den Hammer, mit dem sich auch Gefängnismauern zum Einsturz bringen lassen."

## 1.1.3    Epistemologische Fragen: Materialismus versus Historismus

Nietzsches Zuwendung zu den Naturwissenschaften und so auch zu der physiologischen Medizin seiner Zeit erfolgt nicht nur aus pathographischen und kontextuellen Gründen. Es sind auch genuine philosophische Fragestellungen, die seine Auseinandersetzung mit den aufstrebenden Naturwissenschaften und deshalb auch mit der Medizin des 19. Jahrhunderts bedingen. Seine philosophischen Fragen entwickelt, wie wir genauer sehen werden, wandelt und verfeinert Nietzsche stets im Dialog mit der Naturwissenschaft, genauer, mit seiner Aneignung naturwissenschaftlicher Erkenntnisse.

Das 19. Jahrhundert war, wie Wilhelm Windelband in seinem faszinierenden *Lehrbuch der Geschichte der Philosophie* erzählt, „weit davon entfernt, ein philosophisches zu sein: es ist in dieser Hinsicht etwa mit dem 3. und 2. Jahrhundert v. Chr. oder mit dem 14. und 15. Jahrhundert n. Chr. zu vergleichen."[60] Dagegen zeichnet sich dieses Jahrhundert durch eine klare Dominanz der Naturwissenschaft gegenüber allen weiteren Wissensbereichen aus. Nietzsche befindet sich in einem Zeitalter, in dem eine Spannung zwischen dem Materialismus einerseits und dem Historismus andererseits herrscht. Die anti-platonischen, materialistischen Tendenzen der Naturwissenschaft entzünden eine philosophische Debatte, die sich um die Frage nach den Möglichkeiten und Grenzen der menschlichen Erkenntnis dreht. Die erkenntnistheoretischen Fragen entstehen im Rahmen einer Debatte um Materialismus, Darwinismus und Evolution. In jeder Phase seines Denkens nimmt Nietzsche Stellung – wenn auch nicht öffentlich – zu dieser Debatte; seine Standpunkte können hier nicht im Detail vorgestellt werden. Hierzu soll daher lediglich erörtert werden, welche wichtigsten erkenntnistheoretischen Fragestellungen sowie Ideen des 19. Jahrhunderts eine entscheidende Rolle in Nietzsches Denken spielen.

Obwohl das 19. Jahrhundert zu Recht als das Zeitalter der Physiologie anzusehen ist, bedeutet dies nicht, dass es nur eine einzige geltende Tendenz innerhalb der physiologischen Medizin gab. Ganz im Gegenteil: Das 19. Jahrhundert lässt sich durch deutlich entgegengesetzte Konzeptionen und widersprüchliche Auslegungen kennzeichnen: So streitet die Naturwissenschaft zunächst über Grundsätzliches und schwingt dabei zwischen Vitalismus und Materialismus. Für den Vitalismus ist das Lebendige durch seine inhärenten, eigenen Kräfte gekennzeichnet, wobei sich diese Kräfte auf keine physikalischen Prozesse zurückführen lassen. Gegen diese vitalistischen Tendenzen vom Anfang des Jahrhunderts versucht der Mechanismus

---

60    Windelband, W. (1957[15]): Lehrbuch der Geschichte der Philosophie, hrsg. von H. Heimsoeth, Mohr/Siebeck: Tübingen, S. 537.

die lebendigen Organismen auf physische und chemische Prozesse zu reduzieren. Damit ist eine materialistische Ansicht verbunden, nach der alles Organisches als die Summe von empirischen Komponenten aufzufassen sei. Der Streit verläuft aber nicht nur zwischen Materialismus und Vitalismus; sondern auch natürliche Prozesse werden bei einigen Wissenschaftlern noch teleologisch und bei anderen empirisch beschrieben und auch im Bereich der Methodik wird sich das Experiment nur langsam gegenüber der Spekulation etablieren können. Philosophisch gesehen

> „[war] „das entscheidende Moment in der philosophischen Bewegung des 19. Jahrhunderts [...] zweifellos die Frage nach dem Maß von Bedeutung, welches die naturwissenschaftliche Auffassung der Erscheinungen für die gesamte Welt – und Lebensansicht in Anspruch zu nehmen hat".[61]

Gegen Mitte des Jahres 1850, so Ernst Mayr in einer ausführlichen Arbeit zur *biologischen Gedankenwelt* der evolutionären Biologie, sind zumindest folgende Höhepunkte in Zeiten des sogenannten „Darwinismus" zu erwähnen:

> „Zu dieser Zeit erhielt die Embryologie einen erheblichen Anstoß durch die Arbeit von K.E. von Baer, entstand die Zytologie mit der Entdeckung des Zellkerns durch Brown und der Arbeit von Schwann, Schleiden und Virchow, nahm die neue Physiologie Gestalt an unter Helmholtz, Du Bois-Reymond, Ludwig und Bernard, legten Wöhler, Liebig und andere die Fundamente für die organische Chemie, stellten Johannes Müller, Siebold und Sars die Wirbellosenzoologie auf eine neue Grundlage und – schließlich und am wichtigsten – konzipierten Darwin und Wallace die neue Evolutionstheorie. Diese vielfaltigen Leistungen entsprangen keineswegs einer einheitlichen Bewegung, ja sie waren weitgehend voneinander unabhängig."[62]

Die Forschung ist sich aufgrund der Quellenforschung inzwischen darüber einig, dass Nietzsche von den von Mayr erwähnten Höhepunkten wenigstens folgende kannte: R. Virchow erwähnt Nietzsche explizit in *Zur Genealogie der Moral*; in seiner Privatbibliothek in Weimar findet man Bücher von Du Bois-Reymond (*Über eine Akademie der deutschen Sprache: Über Geschichte der Wissenschaft*, 1874 und *Über die Grenzen des Naturerkennens*, 1884) sowie von Hermann von Liebig (*Die Ernaehrungsgesetze Liebig's in neuester Fassung und das neue Nährmittel Malto-Leguminöse. Ein Nachtrag zu den Chemischen Briefen*, 1878.) Gerade in seiner

---

61   Windelband, W. (1957[15]): Lehrbuch der Geschichte der Philosophie, hrsg. von H. Heimsoeth, Mohr/Siebeck: Tübingen, S. 537.

62   Mayr, E. (1984): Die Entwicklung der biologischen Gedankenwelt. Vielfalt, Evolution und Vererbung. Aus dem Engl. übers, v. K. de Sousa Ferreira, Berlin/Heidelberg/New York/Tokyo, S. 104.

Privatbibliothek in Weimar findet man eine Reihe weiterer medizinischer und naturwissenschaftlicher Bücher, mit denen Nietzsche sich mit unterschiedlicher Intensität auseinandersetzte. Hierzu ist das Repertoire Nietzsches medizinischer Lektüre allerdings alles andere als homogen: Sie reicht von fachlichen, naturwissenschaftlichen Werken bis hin zu eher populären Texten und medizinischen Ratgebern. So findet man einige Hinweise, dass er populäre Ernährungs- und Gesundheitsratgeber wie etwa die Werke von Carl Ernst Bocks *Das Buch vom gesunden und kranken Menschen* (Leipzig. 1870), Luigi Cornaro, *Die Kunst ein hohes und gesundes Alter zu erreichen* (1881) oder Friedrich Kinkelin, *Ueber Ernährung* (1872), aber auch sachliche Literatur wie Moritz Wilhelm Drobisch, *Neue Darstellung der Logik nach ihren einfachsten Verhältnissen mit Rücksicht auf Mathematik und Naturwissenschaft.* (4te. Aufl. 1875), Maximilian Drossbach, *Ueber die scheinbaren und die wirklichen Ursachen des Geschehens in der Welt* (Halle 1884) und Michael Fosters, *Lehrbuch der Physiologie* (1881) gelesen hat. Zudem gibt es auch Hinweis auf eine intensive Lektüre Nietzsches von Charles Féré, *Dégénérescence et criminalité: essai physiologique* (1888) sowie von Francis Galtons, *Inquiries into human faculty and its development* (1883); um nur einige zu nennen.

Die Lektüre Nietzsches kann auch durch seine Wunschlisten bzw. -bestellungen weiter rekonstruiert und ergänzt werden. So schreibt Nietzsche am 21. Juni 1881 an Ernst Schmeitzner, seinen Verleger, einen Brief, in dem er folgende Bücher bestellt:

> „Roux, der Kampf der Theile im Organismus (W. Engelmann, Leipzig)/Schüssler, eine abgekürzte Therapie 7 Aufl. (Schulze, Oldenburg)/Kaltbrunner, der Beobachter (die erschienenen Lieferungen) (Wurster, Zürich)/Kunze, Compendium der praktischen Medicin (F. Emke, Stuttgart)/Johnston, Chemie des täglichen Lebens (die erschienenen Lieferungen) (Krabbe, Stuttgart)/Foster, Lehrbuch der Physiologie (C. Winter, Heidelberg oder Leipzig)/Horneman, Hygienische Abhandlungen (Vieweg, Braunschweig)/Katscher, Bilder aus dem chinesischen Leben (C.F. Winter, Leipzig)/ Caspari, Zusammenhang der Dinge (Trewendt, Breslau)/Post, Bausteine für eine allg. Rechtswissenschaft (Schulze, Oldenburg)/Buckle, Essays (C.F. Winter, Leipzig)."[63]

Auch bei seinem Freund Franz Overbeck bestellt Nietzsche im selben Jahr weitere naturwissenschaftliche Bücher:

> „Ich möchte ein paar Bücher durch Dich vom Buchhändler: 1. O. Liebmann, Analysis der Wirklichkeit. 2. O. Caspari, die Thomson'sche Hypothese (Stuttgart 1874 Horster.) 3. A. Fick, „Ursache und Wirkung". 4. J.G. Vogt, die Kraft. Leipzig, Haupt & Tischler 1878. 5. Leipzig, Haupt & Tischler 1878. 5. O. Liebmann, Kant und die Epigonen. Sodann hätte ich eins von meinen Büchern aus den Züricher Kisten sehr

---

63    eKGWB/BVN-1881,118 – Brief an Ernst Schmeitzner: 21/06/1881.

nöthig: Spir, Denken und Wirklichkeit – es ist uneingebunden, befindet sich also in der Kiste der Uneingebundenen und besteht aus 2 Bänden."[64]

Dieses Kapitel soll jedoch mehr sein als nur eine Auflistung dessen, was Nietzsche gelesen hat (oder nicht); es soll dazu dienen, die eine Frage zu beantworten: Welches sind die erkenntnistheoretischen Themenfelder, die Nietzsche dazu bewegt haben, physiologische und naturwissenschaftliche Texte weiter zu lesen? Die Antwort ist simpel: *seine Auseinandersetzung mit dem Materialismus.*[65] Diese Auseinandersetzung war natürlich auch durch den philosophischen (und nicht nur rein naturwissenschaftlichen) Kontext bedient. So war der sogenannte *Materialismusstreit* – auch als „Vogt-Wagnerscher Streit" oder „materialistischer Streit" bekannt[66] – eine naturwissenschaftlich-epistemologische Kontroverse, die gegen Mitte des 19. Jahrhunderts stattfand und die philosophische Welt, Nietzsche mit eingeschlossen, tief erschütterte. Seine Wirkung kann bis in das 20. Jahrhundert hinein beobachtet werden. Seit Ende der 1840er Jahre wollten materialistisch-naturalistische Interpretationen aus der Biologie und Naturwissenschaft auf die gesamte Welt, spekulative Entitäten wie etwa die Seele (aber auch den freien Willen oder Gott) so einwirken, dass diese auch kausal erklärbar werden sollten. Konkret führt die Polemik auf Carl Vogts materialistische und öffentlich präsentierte Thesen zurück, nach denen Gedanken und Gehirn auf eine Art Korrelation eins zu eins betrachtet werden sollten. Nach der Kritik konservativer Kreise – wie paradigmatisch von Rudolf Wagner aus Göttingen – unterstützen andere Physiologen, Naturwissenschaftler und Ärzte – wie Jakob Moleschott oder Ludwig Büchner – Vogts Appel an den Empirismus:

„Der Streit erreichte seinen Höhepunkt mit W[agners] Vortrag ‚Über Menschenschöpfung und Seelensubstanz' auf der 31. Naturforscher-Versammlung von 1854 in Göttingen. Im ersten Teil seines Vortrags versuchte Wagner, die christliche Lehre von der Abstammung des Menschengeschlechts von einem einzigen Paar mit wissenschaftlichen Argumenten zu untermauern. Im zweiten Teil wandte er sich gegen Vogts Reduktion des Psychischen auf bloße Gehirnfunktionen und warf die kritische Frage auf, ob die Naturwissenschaften überhaupt reif genug seien, die Frage nach der Natur der Seele zu beantworten."[67]

---

64  eKGWB/BVN-1881,139 – Brief AN Franz Overbeck: 20./21. August 1881.

65  Brown, R. S. G. (2004): „Nietzsche: 'That profound physiologist'". In: Brobjer, T. H. / Moore, G. Nietzsche and Science, Routledge, 51-69, S. 64.

66  Historisches Wörterbuch der Philosophie: Materialismusstreit. HWPh: Historisches Wörterbuch der Philosophie, S. 18552 (vgl. HWPh Bd. 5, S. 869).

67  Historisches Wörterbuch der Philosophie: Materialismusstreit. HWPh: Historisches Wörterbuch der Philosophie, S. 18551 (vgl. HWPh Bd. 5, S. 868).

So entzündet sich ein Streit zwischen einem reduktiven Materialismus und vitalistisch orientierten anti-materialistischen Positionen. Oder anders gesagt, es ging dabei, um einen Streit zwischen „Materialismus contra Christentum, Spiritualismus und Idealismus"[68] – einen Streit nämlich, der Nietzsches gesamte Philosophie prägt. In diesem Zeitalter ging es deshalb vor allem

> „um die Frage, in welchem Sinne und in welchen Grenzen das *Seelenleben* der naturwissenschaftlichen Erkenntnisweise unterworfen werden kann: denn an diesem Punkte zuerst muß über das Anrecht dieser Denkformen auf philosophische Alleinherrschaft entschieden werden."[69]

Nietzsche kannte Vogts Werke nicht nur, sondern wurde durch diese und den Materialismusstreit deutlich in seinem Denken beeinflusst.

Wann beginnt aber Nietzsche genau, sich für den Materialismus zu interessieren? Diese Frage fordert zugleich eine Datierung seines Interesses für die naturwissenschaftliche Lektüre. Der Beginn von Nietzsches Beschäftigung mit den physiologischen Naturwissenschaften seiner Zeit wird in der Regel auf Mitte der 1870er Jahre datiert, das heißt in der sogenannten „mittlere[n] Periode" seines Denkens. Brobjer unterscheidet zwischen drei Phasen, in denen Nietzsches Auseinandersetzung mit den Naturwissenschaften stattfindet: Auf das Jahr 1873 datiert er eine erste Begegnung, die Nietzsche zur Vertiefung des vorsokratischen Denkens verhelfen sollte[70]. Da Nietzsche viele Vorsokratiker liest, wie Demokrit, Heraklit, Parmenides, Anaximander, etc., und diese Naturphilosophen als die ersten Materialisten gelten, versteht man von hier aus seine Zuwendung zur Naturwissenschaft. Diese Datierung Brojers wird auch durch ein wichtiges Ereignis bestätigt: Anfang 1873 schreibt Nietzsche in einem Brief an Carl von Gersdorff, dass er eine Schrift mit dem Titel *Der Philosoph als Arzt der Kultur* verfassen will. Eine zweite Begegnung mit den Naturwissenschaften geschieht nach Brobjer zwischen 1875-76. Während dieser Zeit las Nietzsche etliche naturwissenschaftliche Bücher, um seine mangelnden Kenntnisse zu verbessern. Seine ernsthafte Beschäftigung mit der Physiologie begann jedoch erst 1880-81 und wurde immer intensiver bis zu seinem geistigen

---

68    Historisches Wörterbuch der Philosophie: Materialismusstreit. HWPh: Historisches Wörterbuch der Philosophie, S. 18553 (vgl. HWPh Bd. 5, S. 869).

69    Windelband, W. (1957¹⁵): Lehrbuch der Geschichte der Philosophie, hrsg. von H. Heimsoeth, Mohr/Siebeck: Tübingen, S. 538.

70    Brobjer T. H. (2004): „Nietzsche's Reading and Knowledge of Natural Science: An Overview". In: T. H. Brobjer, T. H. / Moore, G: Nietzsche and Science, Routledge; 21-50, S. 21.

Zusammenbruch in Turin im Jahr 1889. 1881 berichtet Nietzsche seinem Freund Franz Overbeck über sein zunehmendes Interesse für die medizinische Physiologie:

> „Nein, Littré's Buch werde ich gewiß nicht lesen, und ebenso wenig komme ich zu Keller's „grünem Heinrich": meine Augen erlauben mir solche „Luxusausgaben der Sehkraft" nicht mehr. Im Vertrauen gesagt: das Wenige, was ich mit den Augen arbeiten kann, gehört jetzt fast ausschließlich physiologischen und medizinischen Studien (ich bin so schlecht unterrichtet! – und muß so Vieles wirklich *wissen*!).["71]

Zu den drei erwähnten Phasen möchte ich jedoch auch auf eine vierte, chronologisch gesehen, vorgängige Phase von Nietzsches Bezug zur Naturwissenschaft aufmerksam machen: die Leipziger Jahre. Die sogenannte Leipziger Zeit betrifft die Jahre zwischen 1865 und 1869, als Nietzsche sein Studium der Philosophie von Bonn nach Leipzig verlegte – aufgrund der Berufung seines Philologieprofessors Friedrich Ritschl nach Leipzig. Obwohl Nietzsche die meisten naturwissenschaftlichen Bücher in Weimar zwischen 1875 und 1882 erwarb, wird jedoch kaum erwähnt, dass Nietzsche bereits in der Leipziger Zeiten naturwissenschaftliches Studium plante – obwohl er dies nie vollziehen wird. Diese Absicht schrieb Nietzsche in einem Brief an Erwin Rohde aus dem Jahr 1868:

> „Wir sind doch recht die Narren des Schicksals: noch vorige Woche wollte ich Dir einmal schreiben und vorschlagen, gemeinsam Chemie zu studieren und die Philologie dorthin zu werfen, wohin sie gehört, zum Urväter-hausrath. Jetzt lockt der Teufel „Schicksal" mit einer philologischen Professur.["72]

Kurz vor der Annahme der Basler Professur überlegt Nietzsche also, das philologische Studium aufzugeben und sich der Chemie zu widmen. Während dieser Zeit liest er zwar einige philosophische Werke, die jedoch naturwissenschaftlichen Themen behandelten – wie etwa das Buch Friedrich Albert Langes *Geschichte der Materialismus*. Zudem äußert Nietzsche zwischen April und Mai 1868 den Wunsch, eine naturphilosophische Dissertation entweder zum Thema „Der Begriff des Organischen seit Kant" oder zum Thema „Teleologie nach Kant" zu verfassen.[73] Nietzsche bezeichnete diese geplante Arbeit in einem Brief an Paul Deussen als

---

71   eKGWB/BVN-1881,139 – Brief an Franz Overbeck: 20./21. August 1881.

72   eKGWB/BVN-1869,608 – Brief an Erwin Rohde: 16/01/1869.

73   Brobjer T. H. (2004): „Nietzsche's Reading and Knowledge of Natural Science: An Overview". In: T. H. Brobjer, T. H. /Moore, G: Nietzsche and Science, Routledge; 21-50, S. 27. Dies wird auch in eKGWB/BVN 1868-365 – Brief an Rohde von 3.4.1868 und in eKGWB/BVN 1868-368 – Brief an Paul Deussen von Ende April/Anfang Mai.1868 belegt.

„halb philosophisch, halb naturwissenschaftlich".[74] Im Hinblick darauf gibt es also gute Gründe, um Brobjers These zu unterstützen, dass Nietzsches Entdeckung der Naturwissenschaft vor allem auf dem Wege der Philosophie geschieht.[75] Nietzsches Interesse für naturwissenschaftliche Werke scheint nicht wissenschaftlich, sondern primär philosophisch motiviert zu sein.

Während der Leipziger Zeit liest Nietzsche vor allem Schopenhauer, Lange und Kant, was die Philosophie betrifft. Langes Buch hatte dabei eine zentrale Rolle. So berichtet Nietzsche in einem Brief an Hermann Mushacke November 1866:

> „Das bedeutendste philosophische Werk, was in den letzten Jahrzehnten erschienen ist, ist unzweifelhaft Lange, Geschichte des Materialismus, über das ich eine bogenlange Lobrede schreiben könnte. Kant, Schopenhauer und dies Buch von Lange – mehr brauche ich nicht."[76]

Einige Monate früher schrieb Nietzsche an Carl von Gersdorff: „Drei Dinge sind meine Erholungen, aber seltene Erholungen, mein Schopenhauer, Schumannsche Musik, endlich einsame Spaziergänge."[77]

Anhand Langes Buch erwarb Nietzsche Erkenntnisse über den Atomismus Demokrits sowie über den Darwinismus. Sein Interesse an der Chemie, welches Nietzsche während der Leipziger Zeit äußert, kann also sowohl zu seiner Auseinandersetzung mit dem Atomismus sowie zum Einfluss Schopenhauers zurückgefolgt werden (denn Schopenhauer hat trotz seines philosophischen Vitalismus auch diese Disziplin besonders beachtet[78]). In der Tat denkt Nietzsche bereits Anfang der 1870er Jahre über die Atom-Theorie nach. Hier ist der Einfluss der Lehre des Philosophen Roger Josef Boscovich entscheidend, den Nietzsche seit 1858 kannte. In einem Fragment aus dem Nachlass schrieb Nietzsche 1884:

> „Wenn ich an meine philosophische Genealogie denke, so fühle ich mich im Zusammenhang mit der antiteleologischen, d. h. spinozistischen Bewegung unserer Zeit, doch mit dem Unterschied, daß ich auch „den Zweck" und „den Willen" *in uns* für

---

74  eKGWB/BVN-1868,568 – Brief an Paul Deussen: Ende April/Anfang Mai 1868.

75  Brobjer T. H. (2004): „Nietzsche's Reading and Knowledge of Natural Science: An Overview". In: T. H. Brobjer, T. H. /Moore, G: Nietzsche and Science, Routledge; 21-50, S. 22: „In fact, Nietzsche's view on, and knowledge of, natural science were probably influenced more by philosophers and thinkers such as Arthur Schopenhauer, F. A. Lange and Otto Liebemann than by purely scientific books, and for this reason they will figure prominently in the discussion below."

76  eKGWB/BVN-1866,526 – Brief an Hermann Mushacke: November 1866.

77  eKGWB/BVN-1866,500 – Brief an Carl von Gersdorff von: 07/04/1866.

78  Mittasch, A. (1944): Friedrich Nietzsches Stellung zur Chemie, Verlag Chemie, S. 5.

eine Täuschung halte; ebenso mit der mechanistischen Bewegung (Zurückführung aller moralischen und aesthetischen Fragen auf physiologische, aller physiologischen auf chemische, aller chemischen auf mechanische) doch mit dem Unterschied, daß ich nicht an „Materie" glaube und Boscovich für einen der großen Wendepunkte halte, wie Copernicus; daß ich alles Ausgehen von der Selbstbespiegelung des Geistes für unfruchtbar halte und ohne den Leitfaden des Leibes an keine gute Forschung glaube. Nicht eine Philosophie als *Dogma*, sondern als vorläufige Regulative der *Forschung*."[79]

Der Vergleich zu Copernicus lässt deutlich zeigen, dass Nietzsche Boscovich bewunderte und dass er kein Vertreter eines reduktiven Naturalismus ist. Wie Boscovich denkt auch Nietzsche, dass „*Atome [...] Kraftpunkte ohne Ausdehnung,* Leibnizenz Monaden ähnlich zu denken [sind]*."[80] Nach Mittasch lässt sich in Nietzsches Materialismus eine dynamische Dimension erkennen, auf welche seine spätere Konzeption von Kraft und Energie zurückzuführen ist: „Bei allen Unstimmigkeiten im Einzelnen geht durch Nietzsches Atomismus ein *großer dynamischer Zug*, der an die beste Überlieferung der deutschen Philosophie anschließt."[81] Mittasch verbindet diesen „dynamische[n] Zug" mit der deutschen Tradition, da diese oft die natürlichen Phänomene innerhalb der vitalistischen Theorien interpretiert hatte. Es wird aber immer dringlicher für Nietzsche, so Mittasch, einen nicht vitalistischen und genaueren Zugang zur Materie zu finden: „Der Materiebegriff wird im Denken aufgelöst in den Kraftbegriff; einer späteren Zeit ist es überlassen geblieben, diese energetische Auflösung auch experimentell zu begründen."[82] Mittasch geht sogar einen Schritt weiter und interpretiert die Bedeutung und den Einfluss der Chemie in Nietzsches Denken derart, dass diese auch als Quelle für Nietzsches Lehre des Willens zur Macht zu sehen ist. Die These ist plausibel, insofern „Atome [...] Kraftzentren [sind]", sodass sie „zugleich *Willenszentren, Willenseinheiten* [sind], in einer gegenseitigen Wechselwirkung stehend, die als Kampf, als Wettkampf um die Macht ausgelegt werden kann."[83] Es gibt aber auch weitere naturwissenschaftliche Einflusse, wie insbesondere der Evolutionismus sein wird, die für Nietzsches Entwicklung der Lehre der Willen zur Macht prägend sind.

So führt Nietzsche in seinem späteren Denken eine immer intensivere Auseinandersetzung mit dem Darwinismus, genauer gesagt, mit der Evolutionismus-Diskussion. Dies war eine Debatte, die das intellektuell und kulturell vorherrschende Thema in Nietzsches Zeit darstellte. In den Jahren nach 1866 beginnt Nietzsche sich

79  Nietzsche, Nachlaß 1884-1885, KSA11, S. 266.
80  Mittasch, A. (1944): Friedrich Nietzsches Stellung zur Chemie, Verlag Chemie, S. 22.
81  Mittasch, A. (1944): Friedrich Nietzsches Stellung zur Chemie, Verlag Chemie, S. 27.
82  Mittasch, A. (1944): Friedrich Nietzsches Stellung zur Chemie, Verlag Chemie, S. 27.
83  Mittasch, A. (1944): Friedrich Nietzsches Stellung zur Chemie, Verlag Chemie, S. 33.

zunehmend mit wissenschaftlichen Themen zu beschäftigen und zwar so tiefsinnig, dass er der Philosophie eine von Grund aus neue Aufmerksamkeit bezüglich Methode, Vokabular und Ausprägung schenken wird.

## 1.2    Die physiologische und medizinische Lektüre: Von der philosophischen Kunst zur wissenschaftlichen Philosophie

Da Nietzsche seine zunehmend intensivere Auseinandersetzung mit der medizinischen Wissenschaft seiner Zeit ab ca. 1875-76 beginnt, also in der Zeit der Abfassung der *Unzeitgemäße[n] Betrachtungen* (1873-1876), auf deren Basis wiederum seine spätere ernsthafte Auseinandersetzung mit der Physiologie (ab 1880-81 bis zu seinem Zusammenbruch im Jahr 1889) aufbaut, beziehe ich mich im Folgenden prinzipiell auf die medizinische und naturwissenschaftliche Lektüre Nietzsches ab diesem Jahr. Dass Nietzsches Hinwendung zur Naturwissenschaft ab Mitte der 1870er Jahre erfolgt, geht mit zwei persönlichen Ereignissen im Leben Nietzsches einher, die jedoch wichtige philosophische Konsequenzen haben: Zunächst tritt in dieser Zeit seine erste ernsthafte gesundheitliche Krise auf. Zudem und parallel dazu, findet sein Bruch mit Richard Wagner statt. Diese Tatsache ist bedeutsam, da die wichtigsten intellektuellen Figuren und Einflüsse auf Nietzsches Denken zwischen 1865 und 1775 gerade Schopenhauer, Lange und Wagner waren.[84]

Bereits in der *Geburt der Tragödie* (1872) ist eine medizinische Metaphorik präsent. So spricht Nietzsche von „Gesundheit" und „Krankheit", von „Neurosen der Gesundheit", von einer „gesunden schöpferischen Naturkraft" der Kultur, von „Volkskrankheit" oder sogar von „Universalmedizin". Dabei verwendet er die Begriffe zwar als Metaphern für andere Themen, hier findet sich jedoch die Keimzelle von Nietzsches Philosophie der Medizin. Zweifellos handelt es sich dabei *nur* um den Anfang, gerade weil sich noch keine deutlichen Spuren einer ernsthaften Aneignung naturwissenschaftlicher und medizinischer Quellen finden lassen. In der Tat bezieht sich Nietzsches frühe Anwendung einer medizinischen Metaphorik mehr auf den Einfluss der griechischen (Natur)Philosophie als der medizinischen Wissenschaft seiner Zeit. Letztere wird auch bestätigt, wenn man bedenkt, dass Nietzsche Anfang der 1870er Jahre stark von der Figur des Empedokles beeinflusst wurde, der

---

84    Vgl. hier: Brobjer T. H. (2004): „Nietzsche's Reading and Knowledge of Natural Science: An Overview". In: T. H. Brobjer, T. H. /Moore, G: Nietzsche and Science, Routledge; 21-50, S. 29.

unter anderem auch Arzt war.[85] So setzt die medizinische Sprache in *Der Geburt der Tragödie* einen deutlichen Akzent in der therapeutischen Wirkung der Kunst:

> „In den genannten, die mühevolle Entstehungsgeschichte der *Geburt* interpungierenden Texten (KSA 1, 913) bleibt Nietzsche daher besonders um *Diagnose, Anamnese* und *Therapie* des – die Physiognomie der Gegenwart entstellenden – Krankheitsbildes besorgt."[86]

Eine medizinisch-philosophische Überzeugung jedoch, die bis zum Ende seines Denkens als Leitmotiv besteht, wird bereits in der *Geburt der Tragödie* angekündigt: *Die heilende Kraft des Mangels und der Krankheit.*[87] So endet auch die *Geburt* mit den Worten „Sage aber auch dies, du wunderlicher Fremdling: wie viel musste dies Volk leiden, um so schön werden zu können!".[88] In seiner künstlerisch-kritischen Phase stellt Nietzsche deutlich klar, dass die Krankheit, der Mangel und das Leiden eine positive, plastische und heilende Funktion haben. Dies hat auch Kaufmann konstatiert und präzise ausgedrückt:

> „Die Thesen, daß das Werk eines gesunden Künstlers *eo ipso* schön ist, während das eines kranken häßlich sein muß, sind absurd: Keats war schwindsüchtig, Byron hatte einen Klumpfuß, Homer war blind, Beethoven war taub. Nietzsche glaubte, daß selbst Shakespeare und Goethe einen gravierenden Mangel erfahren haben müssen: künstlerisches Schaffen wird durch etwas angeregt, das dem Künstler fehlt, mehr durch leiden als durch eine unerschütterlich gute Gesundheit, durch „Krankheiten" als große Stimulantia seines Lebens".[89]

Unter Kunst versteht Nietzsche alle möglichen schöpferischen Tätigkeiten sowohl im Sinne der sogenannten schönen Künste als auch im Bereich des philosophischen Denkens. Dadurch bedeutet für Nietzsche die Kunst eine ursprüngliche Tätigkeit, die sich auf die Tragik des Lebens bezieht. Deshalb interpretiert auch Kaufmann nicht ohne Grund die ästhetische Philosophie des jungen Nietzsches im medizinischen Sinne: „Gesundheit ist nicht das zufällige Fehlen einer Infektion, sondern die Fähigkeit von Überwindung von Krankheiten."[90] Nach Kaufmann stellt Nietzsche

---

85   Vgl. Söring, J. (2010): „Nietzsches Empedokles-Plan". In: Band 19:176–211, S. 176.

86   Söring, J. (2010): „Nietzsches Empedokles-Plan". In: Band 19: 176–211, S. 176.

87   Siehe II. Teil dieser Untersuchung.

88   Nietzsche, Die Geburt der Tragödie, KSA 2, S. 156.

89   Kaufmann, W. (1968³): Nietzsche. Philosopher, Psychologist, Antichrist. New York: Vintage, S. 151.

90   Kaufmann, W. (1968³): Nietzsche. Philosopher, Psychologist, Antichrist. New York: Vintage, S. 153.

in der *Geburt* deutlich vor, dass die Schönheit als eine „Reaktion eines im Grund gesunden, durch eine Erkrankung herausgeforderte Organismus" zu verstehen ist,[91] was seiner Meinung nach Lamarcks Thesen ähnelt.[92]

Obwohl Nietzsche bereits in der *Geburt der Tragödie* die Spannung von Krankheit und Gesundheit mit der apollinischen Kraft zu lösen suchte, versteht er dabei diese Phänomene noch nicht in einer entscheidenden naturalistischen bzw. physiologischen Form. Nietzsche beginnt erst gegen Mitte der 1870er Jahre, vom „klassi[schen] Philologen" und „politische[n] Wagnerianer"[93] zum philosophischen Arzt zu werden.

Auch im späteren Text *Vom Nutzen und Nachteil der Historie für das Leben* (1874), wie auch in anderen, geht es für Nietzsche darum, das Verhältnis von Kunst, Kultur und Leben sowie die „Historie" und ihre „monumentalische" Bedeutung für das Leben und so auch indirekt für die Gesundheit, zu klären. Es geht aber noch nicht, wie später deutlich wird, um die medizinische bzw. physiologisch-psychische Gesundheit des Einzelnen, sondern um die eines Volkes oder einer Kultur. Seine Selbstdarstellung als möglicher „Arzt der Cultur" sieht er vor allem auf metaphorische Weise.

Mitte der 1870er Jahre distanziert sich Nietzsche jedoch deutlich sowohl vom philosophischen Projekt Schopenhauers als auch von den künstlerisch-politischen Ideen Wagners. Während der junge Nietzsche noch im Duktus einer mit politischen und historischen Wirkungen ästhetisierten Philosophie denkt, die im Dienste einer großen Aufgabe steht, wendet er später dieser Vorstellung den Rücken zu – nicht ohne jedoch seine Enttäuschung zu verstecken. Denn davor und „wie Hegel", wie Kaufmann dies treffend deutet, „beschäftigte sich Nietzsche vor allem mit dem Reich des Absoluten Geistes, das heißt mit Kunst, Religion und Philosophie".[94] Diese großen Bereiche lässt Nietzsche nun langsam beiseite. Hierzu erscheint es mir wichtig, die Interpretation Andreas Urs Sommers zu benennen. Sommer stellt fest, dass die Ernährungsthematik in Nietzsches Denken „erst mit den sich mehrenden Zweifeln an der Zweckmäßigkeit der großen Antworten auf die großen Fragen, mit den sich mehrenden Zweifeln an der Sinnhaftigkeit der vorgeblich großen Fragen

---

91   Kaufmann, W. (1968³): Nietzsche. Philosopher, Psychologist, Antichrist. New York: Vintage, S. 153.

92   Vgl. Kaufmann, W. (1968³): Nietzsche. Philosopher, Psychologist, Antichrist. New York: Vintage, S. 154.

93   Gerhardt, G. (2006⁴): Friedrich Nietzsche, C. H. Beck, S. 36.

94   Kaufmann, W. (1968³): Nietzsche. Philosopher, Psychologist, Antichrist. New York: Vintage, S. 143.

selbst in den Vordergrund treten (konnte)".[95] Meines Erachtens ist es aber gerade dieses Zweifeln „an den großen Antworten" und den „großen Fragen", wie Sommer dies nennt – was im Grunde Nietzsches neue Skepsis gegenüber den großen Projekten Schopenhauers und Wagners darstellt – welches erlaubt, dass Nietzsche nicht nur beginnt, an das Thema der Ernährung zu denken, sondern in meinen Augen *generell*, sich sein Denken immer mehr in Richtung der Naturwissenschaft orientiert. So beginnt Nietzsche sich anhand naturwissenschaftlicher Mittel mit dem einzelnen Individuum, genauer, mit seiner Existenz zu beschäftigen. Bei seiner Beschäftigung mit der Naturwissenschaft handelt es sich deshalb, wie Müller-Lauter feststellt, „nicht um Erkenntnis als solche, sondern um deren Bedeutung für die Existenz des Menschen."[96]

Die Zuwendung zur Naturwissenschaft sowie zur physiologischen Medizin gründet nicht zuletzt auch auf der speziellen Methode der Wissenschaft, die sich vom metaphysischen Universalismus radikal unterscheidet: denn sie ist *experimentell*. Demzufolge fängt sie erst von dem positiven Einzelnen, dem Individuum an, und nicht vom allgemeinen Spekulativen. In den folgenden Seiten werde ich einige Höhepunkte seiner Auseinandersetzung mit der Natur- und physiologischen Medizin seiner Zeit systematisieren und kontextualisieren. Hier geht es also weniger um eine Quellenforschung als um eine interpretative Rekonstruktion Nietzsches produktivem Verhältnis zu den medizinischen Wissenschaften zu präsentieren, die für das Verständnis von Nietzsches medizinisch-moralischer Philosophie hilfreich ist.

## 2.3   Nietzsche und Darwin(ismus)

Für die Etablierung des Materialismus in der Naturwissenschaft sowie in Nietzsches Philosophie spielt Darwins Evolutionstheorie eine zentrale Rolle. Darwin bringt eine bahnbrechende Erkenntnis, die mit der revolutionären Wirkung der kopernikanischen Wende vergleichbar ist: Der Mensch verliert seine Sonderstellung auf der Erde. Durch die Evolutionstheorie wird alle organische Vielfalt, der Menschen mit eingeschlossen, auf eine gemeinsame organische Abstammung zurückgeführt. Das Lebendige ist nicht mehr das Resultat einer geistigen, teleo-

---

95   Sommer, A. U. (2012): „Inwiefern ist Ernährung ein philosophisches Problem?. Ludwig Feuerbach und Friedrich Nietzsche als Relativierungsdenker". In: Perspektiven der Philosophie 38 (1):319-342, S. 329.

96   Müller-Lauter, W. (1974): „Nietzsches Lehre vom Willen zur Macht". In: Nietzsche-Studien 3, 1-60, S. 198.

logisch gedachten Planung, sondern das Ergebnis biologischer, lang andauernder Prozesse. Anstelle spekulativer Erklärungen natürlicher Vorgänge entsteht nun ein Bedürfnis nach Empirismus und Positivismus in der Naturwissenschaft. Die Evolutionstheorie Darwins löste jedoch nicht nur eine neue Diskussion innerhalb der Naturwissenschaften und der Philosophie aus, sondern sie war zugleich für neue Weltanschauungen und politische Ideologien verantwortlich.

Obwohl in Deutschland die Physiologie zweifellos eine führende Rolle in der Naturwissenschaft einnimmt,[97] konnten evolutionstheoretische Gedanken aufgrund der idealistischen und romantischen Tradition der Naturphilosophie (vor allem durch den Einfluss des Vitalismus und der Naturphilosophie Schellings) nur langsam Fuß fassen. Zudem war Darwins Theorie, wie er sie in *On the Origin of Species by Means of Natural Selection, or the Preservation of Favoured Races in the Struggle for Life* (1859) präsentierte, keine einheitliche Theorie, die auf einer einzigen Hauptthese basierte. Vielmehr stellte Darwin eine Reihe unterschiedlicher Thesen auf, die auch früher von anderen Autoren vertreten wurde (wie im Falle der Abstammungslehre), etwa die These der Entwicklung der Arten, die Lamarck ebenfalls teilte, oder die Selektionstheorie. Das Buch beinhaltet mehrere Thesen, darunter sind die wichtigsten die Thesen der Veränderlichkeit der Arten, der Abstammungslehre (Deszendenzlehre), des Radikalismus, der Kampf um das Dasein, der Vermehrung der Arten in Form von Populationen und der natürlichen Selektion.

Die Nietzsche-Forschung weiß seit Langem von der enormen Bedeutung Darwins und des Darwinismus für Nietzsches Denken, sodass ein umfassender Überblick über die bisher gesammelte Literatur zum Verhältnis Nietzsches zu dieser Theorie eine eigenständige Forschung fordern würde.[98] Da letzteres den Rahmen dieser zu

---

97   Vgl. Von Engelhardt, D./Schipperges, H. (1980): Die inneren Verbindungen zwischen Philosophie und Medizin im 20. Jahrhundert, Darmstadt: WBG (Wiss. Buchges.), S. 118: „Die äußeren Bedingungen medizinischer Forschung unterschieden sich von Land zu Land; auch das Interesse an reiner Forschung war nicht in alle Ländern gleich ausgeprägt. Deutschland übertraf in der naturwissenschaftlichen und medizinischen Forschung im 19. Jahrhundert Frankreich und England; die Vereinigten Staaten standen im Hintergrund." Dazu auch: Rothschuh K. E. (1953): Geschichte der Physiologie, Springer Verlag, S. 93.

98   Zu Nietzsches Verhältnis zu Darwin bzw. zum Darwinismus siehe: Ewald, O. (1909): „Darwin und Nietzsche", Zeitschrift für Philosophie und philosophische Kritik, Ergänzungsband 1, 159–79; Richter, C. (1911): Nietzsche et les théories biologiques contemporaines, Paris: Mercure de France; Haas, L. (1932): „Der Darwinismus bei Nietzsche", Doktorarbeit, University of Gießen; Mittasch, A. (1952): Friedrich Nietzsche als Naturphilosoph, Stuttgart: Alfred Kröner Verlag; Mostert, P. (1979): „Nietzsche's Reception of Darwinism'" Bijdragen tot de Dierkunde 49, 235–46; Moles, A. (1990): Nietzsche's Philosophy of Nature and Cosmology, New York: Peter Lang, 1990.

anderen Zwecken verfassten Studie bei Weitem sprengen würde, möchte ich im Folgenden eine Auswahl der wichtigsten epistemologischen und kontextuellen Aspekte zum Verhältnis zwischen Nietzsche und Darwin präsentieren, die zum Verständnis von Nietzsches Aneignung physiologischer und medizinischer Konzepte und Methoden beiträgt.

Die Forschung geht davon aus, dass Nietzsche Darwins Werke nicht direkt gelesen hat, sondern den Darwinismus durch sekundärliterarische Quellen sowie durch seine Interpreten zu lesen bekam.[99] Es gibt einige Briefe, die belegen, dass Nietzsche bereits in seiner Schul- und Studienzeit von der Lehre der Abstammung aller Lebewesen wusste, was sich jedoch, wie bereits erwähnt, nicht nur auf Darwins Evolutionstheorie beziehen musste. Beispielsweise schreibt Nietzsche in einem Brief an seine Mutter und Schwester am 29. Mai 1866 von der „Abstammung des Menschen vom Affen.“[100] Die Bedeutung Darwins, genauer, des Evolutionismus für Nietzsches Denken ist zweifellos enorm – auch wenn sich Nietzsche selbst als ein „Anti-Darwinist“ profiliert. Bereits in einer Rezension des Buches *Zur Genealogie der Moral*, die zu Nietzsches Lebzeiten erschien und die der Philosoph in einem Brief an Koselick als „intelligente und nicht unsympathische Besprechung meiner „Genealogie““ bezeichnete,[101] betont der Rezensent den Einfluss Darwins auf das Werk: „Es ist im Grunde die Darwin'sche Theorie von der Entwicklung aus dem niederen zu immer höheren Organismen, die, wie vielen andern Bestrebungen unserer Zeit, so auch denen Nietzsches zu Grunde liegt.“[102] Wie Stegmaier feststellt, schenkte Nietzsche den naturwissenschaftlichen Prinzipien der Evolutionstheorie Darwins besondere Aufmerksamkeit, „weil sie seiner Philosophie entsprachen, und er begriff sie philosophisch.“[103] In der Forschung Nietzsches streitet man jedoch nicht ohne Grund darüber, ob Nietzsche ein Darwinist oder ein Anti-Darwinist

---

99  Vgl. Stegmaier, W. (1987): „Darwin, Darwinismus, Nietzsche. Zum Problem der Evolution“. In: Nietzsche-Studien 16, 264-287, S. 264; Sommer, A. U. (2010): „Nietzsche mit und gegen Darwin in den Schriften von 1888“. In: Nietzscheforschung. Jahrbuch der Nietzsche-Gesellschaft, Bd. 17: Nietzsche, Darwin und die Kritik der Politischen Theologie, Berlin, 31-44, S. 31.

100  eKGWB/BVN-1866,507 – Brief an Franziska und Elisabeth Nietzsche von: 29/05/1866. Dazu auch: eKGWB/BVN-1865,479 – Brief an Raimund Granier von zweiter Septemberhälfte 1865.

101  eKGWB/BVN-1888,1007– Brief an Heinrich Koselick von 21.3.1888.

102  Michaelis, P. (1888): Rezension Zur Genealogie der Moral. In: Nationalzeitung. Berlin, Bd. 42, Morgenausgabe Nr. 64 vom 11.3.1888, S. 1-3.

103  Stegmaier, W. (1987): „Darwin, Darwinismus, Nietzsche. Zum Problem der Evolution“. In: Nietzsche-Studien 16, 264-287, S. 264.

gewesen sei.[104] Gewiss lassen sich mehrere Anti-Darwinistische Ansätze in seinem Denken finden. Beispielsweise kritisiert Nietzsche an unterschiedlichen Stellen Darwinisten wie Spencer, Haeckel und Darwin selbst. Nietzsche war jedoch kein „Gegner des wissenschaftlichen Darwinismus", sondern ein Gegner dessen Moralisierung.[105] Unumstritten bleibt aber der gewaltige Einfluss Darwins auf sein Denken – was auch Nietzsche erkennt.

Die Äußerungen Nietzsches zum Darwinismus, und generell zur Evolutions- und Selektionstheorie, sind im Laufe seines Denkens verschieden und sollten daher mit Bezug auf die jeweilige Entwicklungsphase seines Denkens betrachtet werden. Andreas Urs Sommer unterscheidet hierzu zwischen drei klaren Stationen in Nietzsches Auseinandersetzung mit Darwin:[106] Erstens datiert Sommer ab dem Jahr 1866, das heißt nach seiner Lektüre von Langes *Geschichte des Materialismus*, „eine kontinuierliche Beschäftigung mit Literatur [...], die den Darwinismus zum Gegenstand hat."[107] Aber nicht nur die Lektüre von Langes Buch hat Nietzsches spätere Beschäftigung mit Darwin und dem Darwinismus vorbereitet, sondern auch weitere Quelle wie Arthur Schopenhauer, Ralph Waldo Emerson und Empedokles – mit dem Langes Buch sich beschäftigt – waren zentral.[108] Zweitens lässt sich in Nietzsches mittlerer Periode ein positives Bild Darwins erkennen, das wahrscheinlich unter dem Einfluss seines damaligen darwinistischen Freundes, dem Arzt Paul Reé, sowie der Gespräche mit dem Herausgeber der Zeitschrift *Mind* Robertson steht.[109] Und drittens differenziert Sommer im Spätwerk eine eher kritische Haltung Nietzsches zu Darwins Theorie, wobei Nietzsche nicht nur wichtige Aspekte des Darwinismus bestreitet, sondern sogar seine Philosophie als „Konkurrenzmodell zu der aus dem Darwinschen Naturverständnis entwickelten ,Lehre' des ,Willens

104  Für eine Zusammenfassung dieser Positionen siehe: Skowron, M. (2008): „Nietzsches „Anti-Darwinismus"". In: Nietzsche-Studien 37: S. 160-194.
105  Stegmaier, W. (1987): „Darwin, Darwinismus, Nietzsche. Zum Problem der Evolution". In: Nietzsche-Studien 16, 264-287, S. 264.
106  Vgl. Sommer, A. U. (2010): „Nietzsche mit und gegen Darwin in den Schriften von 1888". In: Nietzscheforschung. Jahrbuch der Nietzsche-Gesellschaft, Bd. 17: Nietzsche, Darwin und die Kritik der Politischen Theologie, Berlin, 31-44, S. 32.
107  Sommer, A. U. (2010): „Nietzsche mit und gegen Darwin in den Schriften von 1888". In: Nietzscheforschung. Jahrbuch der Nietzsche-Gesellschaft, Bd. 17: Nietzsche, Darwin und die Kritik der Politischen Theologie, Berlin, 31-44, S. 32.
108  Stegmaier, W. (2010): „ohne Hegel kein Darwin" Kontextuelle Interpretation des Aphorismus 357 aus dem V. Buch der Fröhlichen Wissenschaft, in: Nietzscheforschung 17, 65-82, S. 77.
109  Brobjer, T. H. (2000): „Darwinismus". In: Ottmann H. (Hrsg.), Nietzsche-Handbuch: Leben – Werk – Wirkung, Metzler Verlag; Stuttgart/Weimar, 212-215, S. 213.

zur Macht""[110] versteht. In den 1880er Jahren intensiviert Nietzsche seine Lektüre zum Darwinismus und zur Evolutionstheorie – diese beinhaltet die Werke von Espinas, Semper, Hellwald, die Zeitschrift *Kosmos*, Schneider, Caspari, Liebmann, Roux, Dreher, Rolph, Nägeli, Höffding und Jacoby.[111] Nicht nur die Aspekte der antimetaphysischen, anti-teleologischen Tendenzen des Darwinismus sowie deren naturalistische Orientierung erweckten Nietzsches philosophische Aufmerksamkeit für diese naturwissenschaftliche Lektüre. Denn ebenso gibt es auch spezifische philosophisch gesehen relevante Aspekte und Gesichtspunkte in der Theorie Darwins und generell im Evolutionismus, die erklären, weshalb Nietzsche sich so lange und so intensiv damit beschäftigen und auseinandersetzen musste. Diese möchte ich im Folgenden auflisten und kurz darstellen:

## 1.3.1 Struggle for life und Agonalität bei Nietzsche

Eine der wichtigsten Ideen des Darwinismus, die Nietzsche zur Kenntnis nahm, war die Idee des „Kampf ums Dasein" – *struggle for life*. In Deutschland, wie Moore feststellt, war der Gedanke vom „Kampf ums Dasein" viel stärker als in England: „It has often been said that Darwinism, though born in England, ‚found its spiritual home in Germany'; it was here more than any other country that evolutionary theory achieved the status of ‚a kind of popular philosophy'."[112]

Die darwinistische, genauer gesagt, die evolutionstheoretische Bedeutung des „Kampfes" als Mittel zur Transformation und in gewissem Sinne auch zur Optimierung, stimmte im Prinzip mit Nietzsches eigenem Verständnis des Kampfes überein. Nietzsche interpretiert den Kampf im Sinne Heraklits. In einem Stück aus seinem Nachlass stellt Nietzsche fest:

> „Was uns ebenso von Kant, wie von Plato und Leibnitz trennt: wir glauben an das Werden allein auch im Geistigen, wir sind *historisch* durch und durch. Dies ist der große Umschwung. Lamarck und Hegel – Darwin ist nur eine Nachwirkung. Die

---

110  Sommer, A. U. (2010): „Nietzsche mit und gegen Darwin in den Schriften von 1888". In: Nietzscheforschung. Jahrbuch der Nietzsche-Gesellschaft, Bd. 17: Nietzsche, Darwin und die Kritik der Politischen Theologie, Berlin, 31-44, S. 32

111  Vgl. Brobjer, T. H. (2000): „Darwinismus". In: Ottmann H. (Hrsg.), Nietzsche-Handbuch: Leben – Werk – Wirkung, Metzler Verlag; Stuttgart/Weimar, 212-215, S. 213.

112  Moore, G. (2002): Nietzsche, Biology and Metaphor, Cambridge: Cambridge University Press, S. 26.

Denkweise *Heraklit's* und *Empedokles'* ist wieder erstanden. Auch Kant hat die contradictio in adjecto „reiner Geist" nicht überwunden: wir aber."[113]

Im Herakleischen Kampf, in diesem besonderen Polemos also, findet eine positiv geschätzte Agonalität statt, aus der eine Verbesserung und sogar Selbstüberwindung geschehen kann. Wo ein Kampf stattfindet, da sind Gegensätze präsent. So schreibt Nietzsche bereits Anfang der 70er Jahre:

> „Das Wahre und das Wirkende gilt für identisch, man beugt sich der Gewalt auch hier. Wie kommt es dann, daß ein logisches Wahrheitsbeweisen überhaupt stattfand? *Im Kampf von „Wahrheit" und „Wahrheit"* suchen sie die Alliance der Reflexion. *Alles wirkliche Wahrheitsstreben ist in die Welt gekommen durch den Kampf um eine heilige Überzeugung*, durch das πάθος des Kämpfens: sonst hat der Mensch kein Interesse für den logischen Ursprung."[114]

Nietzsche erkennt in Darwins Evolutionstheorie eine ähnliche wie bei ihm positive Rolle des Kampfes, der dem Individuum – aber davon abgeleitet auch der Gemeinschaft – einen Vorteil verschafft. So schreibt Nietzsche an Erwin Rohde über sich selbst: *„Kampf, Kampf, Kampf!* Ich brauche den Krieg."[115] Zudem stimmt die Vorstellung eines „Kampfes ums Dasein" als führende Kraft des Menschen mit Nietzsches anthropologischer Ansicht überein, dass wir durch eine natürliche und „gesunde" Aggressivität charakterisiert sind. Obwohl für Nietzsche die Idee des Kampfes attraktiv erscheint, kritisiert er deren evolutionstheoretischen Inhalt:

> „Der kränkere Mensch zum Beispiel wird vielleicht, inmitten eines kriegerischen und unruhigen Stammes, mehr Veranlassung haben, für sich zu sein und dadurch ruhiger und weiser zu werden, der Einäugige wird Ein stärkeres Auge haben, der Blinde wird tiefer in's Innere schauen und jedenfalls schärfer hören. Insofern scheint mir der berühmte *Kampf* um's Dasein nicht der einzige Gesichtspunct zu sein, aus dem das Fortschreiten oder Stärkerwerden eines Menschen, einer Rasse erklärt werden kann."[116]

In diesem Zitat kritisiert Nietzsche die Vorstellung des evolutionären Fortschritts im Sinne eines „Stärkerwerden", insofern diese nur biologische Aspekte beinhaltet und nicht betrachtet, dass der Mensch trotz biologischer oder anatomischer Hindernisse auch stark werden kann.

---

113  Nietzsche, Nachlaß 1884-1885, KSA 11, S. 442.

114  Nietzsche, Nachlaß 1869-1874, KSA 7, S. 433.

115  eKGWB/BVN-1872,223 – Brief An Erwin Rohde von 27.05.1872.

116  Nietzsche, Menschliches Allzumenschliches, KSA 2, S. 188.

Wenn man Nietzsches Kampfverständnis genauer analysiert, erscheint dieses nun näher an William Henry Rolphs Abundanztheorie zu sein als an Darwins Kampfverständnis. Denn Rolph stellt fest (was Nietzsche in seinem Exemplar des Buches unterstrichen hat, steht im Folgenden kursiv):

> „Während es also für den Darwinisten überall da *keinen Daseinskampf* gibt, wo die Existenz des Geschöpfes *nicht bedroht* ist, ist für mich der Lebenskampf ein allgegenwärtiger: Er ist eben primär ein Lebenskampf, ein Kampf um Lebens*mehrung*, aber kein Kampf um's Leben!"[117]

Wie für Rolph – und anders als für Darwin – ist für Nietzsche der Kampf ein Phänomen, das nicht prinzipiell und nicht nur aus Bedrohungen entsteht; anders als Rolph sieht Nietzsche jedoch diesen Kampf nicht im Sinne einer moralischen Verbesserung der Gattung. Ganz im Gegenteil, Nietzsche wiederholt häufig den Gedanken, dass der Kampf ums Leben (als Überleben) nicht zugunsten der „besseren" Individuen geschieht, sondern nur zugunsten der Mittelmäßigen und Schwächeren. Dies bringt uns zum zweiten Punkt.

## 1.3.2 Natürliche Selektion, survival of the fittest und Mittelmäßigkeit

Zweifellos hatten Darwins Gedanken der natürlichen Selektion einen gewaltigen Einfluss auf Nietzsches Denken. In der Selektionstheorie vertritt Darwin die These, dass die Arten durch einen Prozess der natürlichen Selektion entstehen. Dieser Prozess der Selektion geschieht im Laufe von Generationen, in denen das Entscheidende jedoch nicht das Überleben von Individuen, sondern von Arten sei. Insofern die Genetik sich als Fachdisziplin später, um 1900, etablierte, waren Darwins Überlegungen zur natürlichen Selektion zunächst spekulativer Natur, da sie noch nicht bewiesen werden konnten.

Die Evolutionstheorie, mit ihren Selektionsprozessen, entsprach Nietzsches eigenem Verständnis der Selektion – jedoch nicht eins zu eins.[118] In der Tat hatten

---

117  Rolph, W. H. (1884²): Biologische Probleme zugleich als Versuch zur Entwicklung einer rationellen Ethik. Leipzig, S. 97. Das Buch findet man in Nietzsches Bibliothek und enthält viele Lesespuren (Vgl. Campioni G./D'Iorio P./Fornari M. C./Fronterotta F./ Orsucci A. (Hrsg.) (2003): Nietzsches persönliche Bibliothek, Berlin, New York, 504 f.

118  Vgl. Sommer, A. U. (2010): „Nietzsche mit und gegen Darwin in den Schriften von 1888". In: Nietzscheforschung. Jahrbuch der Nietzsche-Gesellschaft, Bd. 17: Nietzsche, Darwin und die Kritik der Politischen Theologie, Berlin, 31-44, S. 31

viele Darwinisten, wie etwa Ernst Haeckel (durch ihn hatte Nietzsche viel über den Darwinismus gelernt), „doubts about the sufficiency of natural selection as a means of accounting for organic change."[119] Der Begriff *survival of the fittest* wurde zunächst von Herbert Spencer geprägt und später auch von Darwin in der *Origin* eingeführt. Die Formel soll sagen, dass die natürliche Selektion das Überleben der am besten Angepassten garantiert. An diesem Selektionsverständnis kritisiert Nietzsche, dass diese nur das Überleben der angepassten Mehrheit, der größten Zahl also, betreffen würde; nicht aber die eigentlich „Besseren", jene, die Nietzsche stets als „Ausnahmen" betrachtet. In diesem Sinne folgt Nietzsche, wie Stegmaier feststellt, „zwar Darwins Entwicklungsgedanken, weise aber die Theorie der Selektion für den Menschen zurück." (Fußnote S[120]) Wenn dies stimmt, bezieht sich Nietzsches Lehre des Übermenschen nicht auf Darwins Vorstellung der Selektion. Denn der Übermensch stellt für Nietzsche stets einen Ausnahmefall dar, das heißt ein Wesen, das gerade nicht der Mehrheit entspricht.[121] Von hier aus gesehen, ist Stegmaiers Interpretation auch treffend: „Der Übermensch könne keine höhere Art und darum kein Selektionsprodukt sein, und die Evolutionstheorie dürfe nicht auf den Menschen übertragen werden." (Fußnote S[122]) Diesen Punkt hat auch Sommer formuliert: „Um etwaigen Missverständnissen vorzubeugen, zu denen namentlich der ‚Übermensch' im *Zarathustra* Anlass gegeben hatte, wird klargestellt, die Evolution des Menschen zu einer neuen Gattung sei nicht intendiert."[123] Der Übermensch ist für Nietzsche also nicht eine andere, bessere Gattung im Reich der menschlichen Natur; bei Nietzsches Übermensch geht es um etwas anderes.

Obwohl Nietzsche das Verständnis Darwins der natürlichen durch die am besten geeignete Anpassung geführte Selektion kritisiert, lässt sich zweifellos ein enger Bezug zwischen Nietzsches aristokratischer Ethik und dem Einfluss von Darwins Evolutionstheorie erkennen. Wenn die darwinistische Wahrheit stimmt, dass alle Menschen biologisch gesehen nah am Tier liegen, was Nietzsche für

---

119  Moore, G. (2002): Nietzsche, Biology and Metaphor, Cambridge: Cambridge University Press, S. 24.

120  Stegmaier, W. (1987): „Darwin, Darwinismus, Nietzsche. Zum Problem der Evolution". In: Nietzsche-Studien 16, 264-287, S. 265.

121  D. A.: „Das Posthumane und Nietzsches Übermensch: Eine Blasphemie gegen Gott". In: S. L. Sorgner (Hrsg.), Zeitschrift Aufklärung und Kritik 2/2015, Frankfurt am M., 88-97.

122  Stegmaier, W. (1987): „Darwin, Darwinismus, Nietzsche. Zum Problem der Evolution". In: Nietzsche-Studien 16, 264-287, S. 265.

123  Vgl. Sommer, A. U. (2010): „Nietzsche mit und gegen Darwin in den Schriften von 1888". In: Nietzscheforschung. Jahrbuch der Nietzsche-Gesellschaft, Bd. 17: Nietzsche, Darwin und die Kritik der Politischen Theologie, Berlin, 31-44, S. 42.

wahr hält, dann scheint es so zu sein, als ob es im Menschen nichts Besonderes gäbe. Daran schließt sich Nietzsche an und plädiert energisch für die Überwindung des bloßen „Menschseins". Diese Überwindung darf nicht missverstanden werden. Es geht für Nietzsche um eine Entwicklung *des* Menschen; um das Ziel, höchste Exemplare der Gattung zu erziehen, oder in Nietzsches Termini gesagt, zu „züchten". Dieses Sonderexemplar „Mensch" macht eine qualitative und nicht nur quantitative Differenz aus, die für Nietzsche extrem wichtig ist. Hierzu wird klar, dass in Nietzsches kritischer Anthropologie der Wert des Menschen nicht primär aus seiner Nähe zur animalitas resultiert, sondern aus seiner eigenen Fähigkeit, sich selbst zu überwinden, sich plastisch gestalten zu können und womöglich durch Erziehung eine neue „Gattung" zu erschaffen. Im Hintergrund seiner Kritik der Selektionstheorie Darwins steht ohne Zweifel das, was Kaufmann als „Ethik der Selbstverwirklichung"[124] bezeichnete. Denn das Entwicklungsdenken Nietzsches will ein Doppeltes hervorbringen: Zunächst ruft uns Nietzsche zur Selbsterkenntnis und zur Übernahme des gegebenen Selbst auf, damit wir in einem zweiten Schritt dieses gegebene Selbst zu einem *stärkeren* Selbstsein transformieren. Ein solcher Prozess der Selbsterkenntnis, Übernahme und Stärkung des Selbstseins ist gerade der Schlüssel für eine gelungene „Selbstverwirklichung". Dieses bedeutet im Grunde gerade *nicht* das Sein, was man sich selbst vorgestellt hat oder willkürlich wünscht, zu sein, sondern Selbstverwirklichung betrifft für Nietzsche die *stolze* Übernahme dessen, was man ist. Anpassung an sich selbst, wenn ich das so ausformulieren darf, aber gerade nicht an äußere Umstände.

### 1.3.3 Anpassung an äußere Umstände

Nietzsche kritisiert Darwins Theorie der Anpassungen an äußere Umstände aus seiner eigenen Aktivitätstheorie. Anpassungen seien nach Nietzsche keine eigentlichen Aktionen oder Aktivitäten, sondern bloße Reaktionen, die einen ursprünglich passiven und minderwertigen Charakter beweisen. Wirkliche Aktionen und Aktivitäten, wie Nietzsche diese positiv wertet, können nicht aus der einfachen Auflösung von Gegensätzen oder Konfrontationen stammen, was Darwins Theorie implizit vorschlägt. Wie wir bereits gesehen haben, sieht Nietzsche nur in der Figur des Kampfes, der Agonalität, einen Spielraum der charakterlichen Verbesserung sowie der eigenen Grenzüberschreitung.

---

124 Kaufmann, W. (1968³): Nietzsche. Philosopher, Psychologist, Antichrist. New York: Vintage, S. 184.

Die Nietzsche-Forschung hat inzwischen gezeigt, dass aus seiner intensiven Auseinandersetzung mit dem Buch *Biologische Probleme*[125] von William Henry Rolph, insbesondere mit Rolphs Kritik an Darwin, Nietzsche weitere, naturwissenschaftliche Argumente gewinnt, um seine philosophischen Ansichten zu stärken.[126] Rolph war überzeugt, dass die organische Natur nicht prinzipiell das Über- und Weiterleben will, sondern eine Art „Mehrerwerb", ein Bedürfnis, dass jedoch nicht aus äußeren Umständen entsteht:

> „Dann aber spielt sich freilich der Daseinskampf nicht mehr um's Dasein ab, er ist kein Kampf um Selbsterhaltung, kein Kampf um die ‚*Erwerbung der unentbehrlichsten Lebensbedürfnisse*', sondern ein Kampf um Mehrerwerb. Dann ist er auch nicht bedingt durch die Existenz von Umständen, die das Leben des Geschöpfes beeinträchtigen, sondern er ist constant, er ist ewig; er kann nie erlöschen, denn eine Anpassung an die Unersättlichkeit giebt es nicht, selbst nicht bei äusserster Abundanz."[127]

Rolphs Gedanke, dass das Leben einen „Kampf um Mehrerwerb" führt, findet in Nietzsches Denken Resonanz. Denn wie Rolph sieht auch Nietzsche, dass sich im Leben eine Tendenz ausbreitet, die aber Nietzsche im Sinne einer Machtsteigerung deutet. Machsteigerung steht zweifellos in Vordergrund Nietzsches Lehre des „Willen zur Macht", in der *Genealogie* lässt Nietzsche keinen Platz für Missverständnisse:

> „Damit ist aber das Wesen des Lebens verkannt, sein *Wille zur Macht*; damit ist der principielle Vorrang übersehn, den die spontanen, angreifenden, übergreifenden, neu-auslegenden, neu-richtenden und gestaltenden Kräfte haben, auf deren Wirkung erst die „Anpassung" folgt; damit ist im Organismus selbst die herrschaftliche Rolle der höchsten Funktionäre abgeleugnet, in denen der Lebenswille aktiv und formgebend erscheint. Man erinnert sich, was Huxley Spencern zum Vorwurf gemacht

---

125  Rolph, W. H. (1884²): Biologische Probleme zugleich als Versuch zur Entwicklung einer rationellen Ethik. Leipzig.

126  So nimmt dieser Teil vor allem die folgenden, detaillierten Texten zur Bedeutung Rolphs in Nietzsches Kritik an Darwin: Sommer, A. U. (2010): „Nietzsche mit und gegen Darwin in den Schriften von 1888". In: Nietzscheforschung. Jahrbuch der Nietzsche-Gesellschaft, Bd. 17: Nietzsche, Darwin und die Kritik der Politischen Theologie, Berlin, 31-44, S. 34; Heinrich Rickert, Die Philosophie des Lebens, 96 f. Gregory Moore, Nietzsche, Biology and Metaphor, Cambridge 2002.

127  Rolph, W. H. (1884²): Biologische Probleme zugleich als Versuch zur Entwicklung einer rationellen Ethik. Leipzig, S. 97. (Nietzsche hat einige Stellen unterstrichen, was hier kursiv erscheint)

hat, – seinen „administrativen Nihilismus": aber es handelt sich noch um *mehr* als um's „Administriren"..."[128]

Die Machtsteigerung, der Wille zur Macht also, drückt sich für Nietzsche im Sinne einer aktiven, spontanen Aktion des Organismus aus, als eigentliche Aktivität. Dagegen ist beispielsweise das „Ressentiment" prinzipiell reaktiv, das Gefühl, jenen, „denen die eigentliche *Reaktion*, die der That versagt ist, die sich nur durch eine imaginäre Rache schadlos halten."[129] Nietzsche kritisiert, dass anstelle der „eigentlichen *Aktivität*" sich also „die „Anpassung" in den Vordergrund" stellt, „das heisst eine Aktivität zweiten Ranges, eine blosse Reaktivität, ja man hat das Leben selbst als eine immer zweckmässigere innere Anpassung an äussere Umstände definirt (Herbert Spencer)."[130] Wenn eine Aktion, eine Tat von Grund aus *reaktiv ist,* ist diese für Nietzsche nicht *aus eigener Kraft*, ja bedeutet gar keine Darstellung von Macht. Das bringt uns zum letzten Punkt.

## 1.3.4 Überleben versus Machtsteigerung

In seiner späteren Auseinandersetzung mit Darwin besitzt Nietzsche ein verfeinertes Verständnis von Natur als in den 70er Jahren. Die lebendige Natur kämpft nicht nur ums Dasein, wie Nietzsche in einigen seiner früheren Schriften ausgedrückt hat. In der Natur geht es nicht nur und nicht prinzipiell ums Überleben, sondern um *Macht*, ja genauer, *Machtsteigerung*. Nietzsche sieht, dass die Formel des „Kampfes ums Dasein" unbeachtet lässt, was die organische Natur eigentlich motiviert: *den Willen zur Macht*. In seinem berühmten Text mit dem Titel „Anti-Darwin" aus der *Götzen-Dämmerung* stellt Nietzsche seine Kritik an Darwin an diesem Punkt deutlicher vor als an anderen Stellen:

> „Anti-Darwin. – Was den berühmten »Kampf ums *Leben*« betrifft, so scheint er mir einstweilen mehr behauptet als bewiesen. Er kommt vor, aber als Ausnahme; der Gesamt-Aspekt des Lebens ist *nicht* die Notlage, die Hungerlage, vielmehr der Reichtum, die Üppigkeit, selbst die absurde Verschwendung – wo gekämpft wird, kämpft man um *Macht*..."[131]

---

128 Nietzsche, Zur Genealogie der Moral, KSA 5, S. 316.
129 Nietzsche, Zur Genealogie der Moral, KSA 5, S. 350.
130 Nietzsche, Zur Genealogie der Moral, KSA 5, S. 316.
131 Nietzsche, Götzen-Dämmerung, KSA 6, S. 120.

Nietzsche sieht den „Kampf ums Daseins" also nicht als Etwas, das aus dem Mangel entsteht, sondern aus der Fülle von Ressourcen. Man kämpfe demgemäß nicht, um zu überleben, sondern um Macht auszubreiten.
Und danach geht die Stelle weiter:

> „Man soll nicht Malthus mit der Natur verwechseln. – Gesetzt aber, es gibt diesen Kampf – und in der Tat, er kommt vor –, so läuft er leider umgekehrt aus, als die Schule Darwins wünscht, als man vielleicht mit ihr wünschen *dürfte*: nämlich zu Ungunsten der Starken, der Bevorrechtigten, der glücklichen Ausnahmen. Die Gattungen wachsen *nicht* in der Vollkommenheit: die Schwachen werden immer wieder über die Starken Herr – das macht, sie sind die große Zahl, sie sind auch *klüger*... Darwin hat den Geist vergessen (– das ist englisch!), *die Schwachen haben mehr Geist*... Man muß Geist nötig haben, um Geist zu bekommen – man verliert ihn, wenn man ihn nicht mehr nötig hat. Wer die Stärke hat, entschlägt sich des Geistes (– »laß fahren dahin!« denkt man heute in Deutschland »– das *Reich* muß uns doch bleiben«...). Ich verstehe unter Geist, wie man sieht, die Vorsicht, die Geduld, die List, die Verstellung, die große Selbstbeherrschung und alles, was *mimicry* ist (zu letzterem gehört ein großer Teil der sogenannten Tugend)."[132]

Die „Schule Darwins", so Nietzsche, steht „zu Ungunsten der Starken, der Bevorrechtigten, der glücklichen Ausnahmen", das heißt gerade entgegen dem, was Nietzsche in der Figur des „Übermenschen" hervorzuheben versucht. Diese Übermenschen entwickeln sich zwar innerhalb eines Prozesses, doch dieser folgt keiner natürlichen Teleologie im Sinne einer Gattungsverbesserung. Dass die „Schwachen [...] immer wieder über die Starken Herr [werden]",[133] bedeutet, dass der Normalfall, der durchschnittliche, sozialisierte und moralisierte Mensch sich als Autorität etabliert, wobei der Raum für autonome Individuen, die Starken, die die Normen am Maßstab ihres Lebens konstruieren (und nicht umgekehrt), verschwindet. Und wenn sich Nietzsche bei den „Schwachen" auf Klugheit bezieht, und behauptet, dass sie *„mehr Geist"* haben, versteht er hier Klugheit und Geist nicht im Sinne des schöpferischen Geistes eines Künstlers, sondern im Sinne des rechnenden, planenden Geistes; einen Geist, der den Mensch durch sittliche Normen domestiziert hat. Sommer interpretiert das gesamte „Anti-Darwin"- Zitat zutreffend, als Nietzsches Versuch nämlich, eine „alternative Auffassung von Evolution, ein alternatives Verständnis von Natur" vorzustellen.[134] Diese Einsicht wird auch von weiteren Nietzsche-Forschern geteilt.

---

132  Nietzsche, Götzen-Dämmerung, KSA 6, S. 120-1.
133  Nietzsche, Götzen-Dämmerung, KSA 6, S. 120.
134  Sommer, A. U. (2010): „Nietzsche mit und gegen Darwin in den Schriften von 1888". In: Nietzscheforschung. Jahrbuch der Nietzsche-Gesellschaft, Bd. 17: Nietzsche, Darwin und die Kritik der Politischen Theologie, Berlin, 31-44, S. 33.

Interessant ist für unsere Zwecke hier, darauf zu achten, dass Nietzsches Kritik des Darwinismus nicht nur philosophische Gründe mit philosophischen Argumenten anführt, sondern er sich hierzu auch naturwissenschaftlicher Argumente bedient. Implizit verwendet Nietzsche Argumente, die auch bei Rolphs Kritik an Darwin verwendet wurden. Für Rolph, was für Nietzsche zentral ist, stellt der Kampf ums Dasein „keinen *Vertheidigungskampf,* sondern einen *Angriffskrieg"* dar, wobei „Wachsthum", „Vermehrung" und sogar „Vervollkomnung" „die *Folgen* jenes erfolgreichen *Angriffskrieges"* sind.[135] Für Nietzsche geht es deshalb um „Machtkampf bei Ressourcenüberfülle anstelle eines Lebenskampfes bei Ressourcenknappheit",[136] wobei Letzteres Darwins Szenario entspricht.

## 1.4  Ernährung als philosophisches Problem

Wie Feuerbachs ist auch Nietzsches philosophisches Interesse für das Phänomen der Ernährung durch den historischen und wissenschaftlichen Kontext geprägt.[137] Anders als in Feuerbachs Denken nimmt das Problem der Ernährung in Nietzsches Philosophie jedoch nicht nur eine marginale Stelle[138] ein, sondern ist in vielen seiner philosophischen Überzeugungen fest verankert. Nach Nietzsches früherer Phase, in der sein Denken vor allem nach den Einflüssen der Philosophie Schopenhauers und des politisch-künstlerischen Projekts Wagners gestaltet wird, wendet sich der Philosoph der Naturwissenschaft zu, das heißt auch zu einer deutlichen materialistischen Denkorientierung. Im 19. Jahrhundert basiert das Paradigma des menschlichen Körpers auf einer maschinellen Vorstellung. Seit Hermann von Helmholtz' Gesetzen von 1847 zur Konservation der Energie, nach welchen die natürlichen Kräfte Formen einer einzigen universellen Kraft sind, die

---

135  Vgl. Rolph, W. H. (1884²): Biologische Probleme zugleich als Versuch zur Entwicklung einer rationellen Ethik. Leipzig, S. 97. (Nietzsche hat einige Stellen unterstrichen, was hier kursiviert erscheint)

136  Sommer, A. U. (2010): „Nietzsche mit und gegen Darwin in den Schriften von 1888". In: Nietzscheforschung. Jahrbuch der Nietzsche-Gesellschaft, Bd. 17: Nietzsche, Darwin und die Kritik der Politischen Theologie, Berlin, 31-44, S. 35.

137  Sommer, A. U. (2012): „Inwiefern ist Ernährung ein philosophisches Problem? Ludwig Feuerbach und Friedrich Nietzsche als Relativierungsdenker". In: Perspektiven der Philosophie 38 (1): S. 319-342.

138  Dazu: Sommer, A. U. (2012): „Inwiefern ist Ernährung ein philosophisches Problem?. Ludwig Feuerbach und Friedrich Nietzsche als Relativierungsdenker". In: Perspektiven der Philosophie 38 (1):319-342, hier S. 338-341.

weder gemacht noch zerstört werden kann, entwickeln Mediziner und Physiologen eine „new language of thermodynamics",[139] um physische Prozesse zu beschreiben. So auch Nietzsche: „Wer die *Ernährung* z. B. oder die Heizung studirt, lernt eine Menge Verhaltungsmaßregeln."[140] Letzterer Aspekt ist entscheidend dafür, dass die Thematik der Ernährung zu einem zunehmend wichtigen Gegenstand naturwissenschaftlicher Forschung wurde. Moore stellt diesbezüglich fest, dass Naturwissenschaftler „the foundation of an experimental physiology based on the study of metabolism"[141] zu gründen versuchten.

Nietzsches enthusiastischer Aufruf aus der *Fröhlichen Wissenschaft*, die „moralischen Wirkungen der Nahrungsmittel" ernst zu nehmen oder sogar eine „Philosophie der Ernährung" zu begründen,[142] hat in den letzten Jahren zunehmend Aufmerksamkeit gewonnen.[143] So sieht etwa Lemke in Nietzsches philosophischer Aufmerksamkeit für die Ernährungsproblematik eine Forderung, „keine beiläufige, aus seiner Krankheitsgeschichte resultierende Idee". Vielmehr ziele Nietzsche, so Lemke, „auf eine wesentliche Praxisform einer nicht nur vernünftigen, sondern ebenso lustvollen Lebensweise und neuen Kultur."[144] Die Interpreten mögen zwar über die genaue Rolle der Thematik innerhalb Nietzsches Werken streiten, doch ihre Bedeutung sollte man nicht bezweifeln. So interpretiert zum Beispiel Klass Nietzsches Diätetik im Rahmen von Nietzsches Willen zur Macht,[145] während Sommer die Ernährungsthematik gerade unabhängig von ontologischen Projekten

---

139  Moore, G. (2004): „Nietzsche, medicine and meteorology". In: Nietzsche and science, Aldershot/Burlington, VT, 71-90, S. 73.

140  Nietzsche, Nachlaß 1880-1882, KSA 9, S. 593.

141  Moore, G. (2004): „Nietzsche, medicine and meteorology". In: Nietzsche and science, Aldershot/Burlington, VT, 71-90, S. 73.

142  Nietzsche, Die fröhliche Wissenschaft, KSA 3, S. 379.

143  Vgl. Dazu: Lemke, H. (2007): Ethik des Essens: Eine Einführung in die Gastrosophie, Akademie Verlag, 405-434; Onfray, M. (1991): Der Bauch der Philosophen. Kritik der diätetischen Vernunft, Frankfurt/Main , New York : Campus-Verl., Paris : Ed. de la Maison des Sciences de l'Homme, S. 105-120; Klass, T. N. (2008): „Wie man wird, was man isst. Nietzsches Diätetik". In A. U. Sommer (Hrsg.). Nietzsche Philosoph der Kultur(en); Berlin /New York: Walter de Gruyter, S. 411-421; Large, D. (2008): „Ernährung". In: Sorgner S. L./Birx H. J./Knoepffler N. (Hrsg.)Wagner und NietzscheKultur – Werk – Wirkung. Ein Handbuch, Rowohlt Taschenbuch Verlag, S. 288-296.

144  Lemke, H. (2011[2]): „Ernährung". In: Niemeyer, C. (Hrsg.)Nietzsche-Lexikon, WBG (Wissenschaftliche Buchgesellschaft), S. 98.

145  Sommer, A. U. (2012): „Inwiefern ist Ernährung ein philosophisches Problem?. Ludwig Feuerbach und Friedrich Nietzsche als Relativierungsdenker". In: Perspektiven der Philosophie 38 (1):319-342, S. 339.

deutet – und dennoch bildet die Ernährung für Nietzsche, so Sommer, ab 1880 „eines der Zentren der multizentrischen Denkbewegung Nietzsches".[146]

Geleitet durch eine tiefe Ablehnung der spekulativen Orientierung der dualistisch-metaphysischen Philosophie findet Nietzsche nun in der physiologischen Wissenschaft seiner Zeit, ein neues materialistisches Paradigma, das er in seinem Denken zu integrieren versucht.

Anhand Nietzsches philosophischer Auseinandersetzung mit der Ernährungsthematik finden wir einen paradigmatischen Beweis dafür, dass Nietzsches physiologisch-medizinische Erkenntnisse und Konzepte aus den erwähnten drei Quellen entstammen: aus seiner eigenen wissenschaftlichen bzw. epistemologischen Neugier, aus dem kulturellen Kontext und zuletzt aus seiner mit vielen Leiden geprägten Pathographie. In der Tat hat sich Nietzsche in einem großen Teil seines Lebens darum gekümmert, eine bzw. *seine* richtige Ernährung zu finden. Die Frage nach den richtigen Nahrungsmitteln ist daher für Nietzsche ohne Zweifel aus einem „existenziellen Bedürfnis"[147] heraus zu verstehen. Nietzsches Selbst-Diagnostizierung und -Behandlung steht aber zusätzlich im Zusammenhang mit dem kulturellen Kontext des 19. Jahrhunderts, das heißt mit einer Zeit enormer Erweiterung medizinischer und biologischer Erkenntnisse sowie deren Popularisierung anhand diätetischer Ratgeber zur Hygiene bzw. zur Pflege der Gesundheit – Nietzsche liest achtsam einige davon. Genauer gesagt, liest Nietzsche viele Werke unterschiedlicher Sachlichkeit, das heißt Texte, die vom populären Gesundheits- und Ernährungsratgeber bis hin zu wissenschaftlichen Sachbüchern der Physiologie reichen. Bezüglich der genauen Quellen sind folgende in der Forschung bekannt: Leopold Löwenfeld, *Die moderne Behandlung der Nervenschwäche (Neurasthenie), Hysterie und verwandter Leiden*....Wiesbaden 1887; Carl Ernst Bock, *Das Buch vom gesunden und kranken Menschen*, Leipzig 1870[8]; Michael Foster, *Lehrbuch der Physiologie*, Heidelberg 1881; Luigi Cornaros, *Die Kunst ein hohes und gesundes Alter zu erreichen*, neue hrsg. von Paul Sammbach, Berlin 1881; Pierre Foissac, *Metereologie mit Rücksicht auf die Lehre vom Kosmos und in ihren Beziehungen zur Medicin und allgemeinen Gesundheitslehre*, 1859; Friedrich Kinkelin, *Ueber Ernährung.* Vortrag gehalten im Jahr 1872; Carl Ferdinand Kunze, *Compendium der praktischen Medicin*, 1881; Liebig, Hermann von, *Die Eraehrungsgesetze Liebigs in neuerster Fassung und das neue*

---

146 Sommer, A. U. (2012): „Inwiefern ist Ernährung ein philosophisches Problem?. Ludwig Feuerbach und Friedrich Nietzsche als Relativierungsdenker". In: Perspektiven der Philosophie 38 (1):319-342, S. 328.

147 Sommer, A. U. (2012): „Inwiefern ist Ernährung ein philosophisches Problem?. Ludwig Feuerbach und Friedrich Nietzsche als Relativierungsdenker". In: Perspektiven der Philosophie 38 (1):319-342, S. 327.

*Nährmittel Malto-Leguminöse* 1878; Julius Robert Mayer, *Die organische Bewegung in ihrem Zusammenhänge mit dem Stoffwechsel.* Ein Beitrag zur Naturkunde, 1845. C. A Meinert, *Wie ernährt man sich gut und billig? Ein Beitrag zur Ernährungsfrage,* 1882; Edward Smith, *Die Nahrungsmittel.* 1874; Wiel, Josef, *Diätetisches Koch-Buch mit besonderer Rücksicht auf den Tisch für Magenkranke,* 1873, etc.

Obwohl Nietzsche sich vielleicht zuerst aus pathographischen Gründen für die Ernährungsthematik interessieren konnte, erscheint das Thema Ernährung als klares philosophisches Problem in Nietzsches Werken vor allem zwischen Ende der 1870er und Ende der 1880er Jahre.[148]

Sommer differenziert zwischen zwei Phasen im Ernährungsdenken Nietzsches: Zunächst verwendet Nietzsche den Begriff „Ernährung" sehr allgemein (zuweilen auch nur metaphorisch); in den späteren Texten aber spricht Nietzsche in einer immer präziseren physiologischen Form davon.[149] Ernährung bedeutet also am Anfang so viel wie jede „Form von Außenweltrezeption",[150] die ein Individuum benötigt. Was ein Individuum aus seiner Umwelt erhält, dient ihm als Nahrung. Insbesondere in den Texten aus den 1870er Jahren entfaltet Nietzsche die diäte-tische Sprache in Bezug auf sein Denken über die Pflanzen.[151] Danach beschreibt Nietzsche die Ernährung immer differenzierter bzw. im dezidierten physiologischen Sinn. Ernährung steht hierbei nicht nur als ein Wort für die Einverleibung und Wachstum von organischen Entitäten, sondern als Oberbegriff für tatsächliche metabolische Prozesse. Nietzsche stellt 1883 eine Ähnlichkeit zwischen dem Stoffwechsel als Assimilation bzw. Einverleibung und der integrativen Rolle der sinnlichen Eindrücken fest: „es handelt sich um die *Ernährung* wie bei der *Zelle*: um Assimilation und Umstellung des Ungleichartigen".[152]

In *Morgenröthe* beschreibt Nietzsche eine unzureichende oder mangelhafte Ernährung aus unserer ebenfalls mangelhaften Selbsterkenntnis über die uns kon-

---

148  Vgl. Sommer, A. U. (2012): „Inwiefern ist Ernährung ein philosophisches Problem?. Ludwig Feuerbach und Friedrich Nietzsche als Relativierungsdenker". In: Perspektiven der Philosophie 38 (1):319-342, S. 328.

149  Sommer, A. U. (2012): „Inwiefern ist Ernährung ein philosophisches Problem?. Ludwig Feuerbach und Friedrich Nietzsche als Relativierungsdenker". In: Perspektiven der Philosophie 38 (1):319-342, S. 331.

150  Sommer, A. U. (2012): „Inwiefern ist Ernährung ein philosophisches Problem?. Ludwig Feuerbach und Friedrich Nietzsche als Relativierungsdenker". In: Perspektiven der Philosophie 38 (1):319-342, S. 331.

151  Hierzu: Vanessa Lemm, „What we can learn from Plants about the Creation of Values" Online erschienen: 24.11.2015|DOI: https://doi.org/10.1515/nietzstu-2015-0112 (11.1.2018).

152  Nietzsche, Nachlaß 1882-1884, KSA 10, S. 253.

stitutiven Triebe. So bleiben „die Gesetze ihrer *Ernährung*" „ganz unbekannt" und sind deshalb „ein Werk des Zufalls". Dadurch geschieht nach Nietzsche ein ständiges Hin und Her der Extreme – „die Verhungern und Verkümmern der einen und die Überfütterung der anderen". Dies hat für Nietzsche gravierende Konsequenzen: „Jeder Moment unseres Lebens lässt einige Polypenarme unseres Wesens wachsen und einige andere verdorren, je nach der Nahrung, die der Moment in sich oder nicht in sich trägt." Dabei ist offenkundig, dass Nietzsche Ernährung im breiten Sinne versteht, was er wortwörtlich ausdrückt – so sind „[u]nsere Erfahrungen" nach Nietzsche nichts anderes als unsere „Nahrungsmittel".[153]

In Nietzsches Ernährungsdenken geht es prinzipiell darum, eine naturwissen-schaftliche Maxime zu befolgen: Jeder soll mit der eigenen Diät experimentieren, um dadurch sein individuelles Optimum zu gestalten. Diesen Gedanken äußert Nietzsche deutlich in der *Genealogie*":

> „Jedes Thier, somit auch la bête philosophe, strebt instinktiv nach einem Optimum
> von günstigen Bedingungen, unter denen es seine Kraft ganz herauslassen kann und
> sein Maximum im Machtgefühl erreicht; jedes Thier perhorreszirt ebenso instink-
> tiv und mit einer Feinheit der Witterung, die „höher ist als alle Vernunft", alle Art
> Störenfriede und Hindernisse, die sich ihm über diesen Weg zum Optimum legen
> oder legen könnten (– es ist *nicht* sein Weg zum „Glück", von dem ich rede, sondern
> sein Weg zur Macht, zur That, zum mächtigsten Thun, und in den meisten Fällen
> thatsächlich sein Weg zum Unglück)."[154]

Dieses Optimum wird zum großen Teil durch die richtige Ernährung ermöglicht, wobei jenes Optimum nicht überindividuell festzustellen ist, sondern innerhalb der subjektiven Differenzen entdeckt werden soll. Nietzsche stellt gerade die Resultate seines diätetischen Experimentierens[155] in seinem (biographischen) Werk *Ecce homo* vor. In diesem Buch geht es Nietzsche darum, zu zeigen, und zwar anhand seines Lebens als Beispiel, dass er durch seine, am ebenfalls eigenen Leib erprobt diätetischen Verordnungen nicht nur sein Gegebensein bzw. seinen natürlichen Zustand bestimmt, sondern diesen sogar dadurch optimiert. Seine Ernährung, so stellt Nietzsche unmissverständlich fest, hat zur Verbesserung seiner Physis geführt.

Anfangs des 19. Jahrhundert entwickelt Helmholtz, wie bereits erwähnt, seine Energieerhaltungsgesetze auch dank der Erforschung des „Stoffwechsel[s] und

---

153  Nietzsche, Morgenröthe, KSA 3, S. 112.
154  Nietzsche, Zur Genealogie der Moral, KSA 5, S. 350.
155  Vgl. Moore, G. (2004): „Nietzsche, medicine and meteorology". In: Nietzsche and
     science, Aldershot/Burlington, VT, 71-90, S. 71.

der Wärmeentwicklungen bei Muskeltätigkeiten".[156] Diese Gesetze wurden in den
1840er Jahren im Bereich der metabolischen Prozesse ebenfalls entdeckt, sodass
sie aus der Perspektive der Thermodynamik zu deuten waren. Aus dieser Sicht war
der Mensch eine „Wärmemaschine", die Ernährung zur Erzeugung von Kraft und
Energie umwandelte: „so fand ein unvergleichlich *größeres Suchen* nach Nahrung
und *Assimilation* statt, weil der *Glaube*, daß etwas zur Nahrung zu finden sei, viel
öfter erregt wurde – ein großer Vortheil im Wachsthum des Organischen!".[157]

Dadurch war Ernährung auch ein Mittel zum Wachstum und daher nahe an
Rolphs Verständnis der Ernährung in seinem Buch *Biologische Probleme*. Auch seine
Lektüre von Julius Robert Meyer, *Mechanik der Wärme* 1867, sowie von Wilhelm
Roux, *Der Kampf der Theile im Organismus* 1881, dürfte in Nietzsches Verständnis
vom Zusammenhang zwischen Kraft, Assimilation und Leiblichkeit gewirkt haben.[158]

Im Nachlass aus dem Jahr 1881 beschreibt Nietzsche die „Assimilation" als eine
„Form von Loben Tadeln Abhängigmachen Anderer von sich, dazu Verstellung
List, Lernen, Gewöhnung, Befehlen Einverleiben von Urtheilen und Erfahrungen"
und die „metabolische Kraft" als ein „zeitweilig verehren bewundern sich abhängig
machen einordnen, auf Ausübung der anderen organischen Eigenschaften fast
verzichten, sich zum „Organe" umbilden, dienen-können."[159]

Nietzsche sieht in einer mangelhaften Ernährung die Ursache vieler möglicher
Erkrankungen, wie etwa der Depression.[160] Im 19. Jahrhundert gab es einige Mode-
diagnosen; besonders häufig war es (wahrscheinlich auch aufgrund der Entdeckung
des Verdauungsapparates) eine Magenkrankheit zu diagnostizieren: „Like nervous-
ness, dyspepsia was regarded as one of the diseases of civilization, an inevitable
byproduct of the unnatural practices of modern life."[161] Die „Dyspepsei"[162] war in
der Tat eine Krankheit, die Nietzsche kannte und schon 1882 erwähnte. Später stellt
Nietzsche in *Jenseits von Gut und Böse* bezüglich dieser Krankheit fest:

---

156  Eckardt, W. U. /Grandmann, M. (Hrsg.) (2006³): Ärzte Lexikon. Von der Antike bis
       zur Gegenwart, Springer, S. 160.

157  Nietzsche, Nachlaß 1880-1882, KSA 9, S. 563.

158  Vgl. Müller-Lauter, W. (1978): „Der Organismus als innerer Kampf. Der Einfluß von
       Wilhelm Roux auf Friedrich Nietzsche". In: Nietzsche-Studien 7, 189-223, S. 202-3;
       Zittel, C. (2000): „Naturwissenschaft". In: Ottmann H. (Hrsg.), Nietzsche-Handbuch:
       Leben – Werk – Wirkung, Metzler Verlag; Stuttgart/Weimar, 404-9, hier S. 406-8.

159  Nietzsche, Nachlaß 1880-1882, KSA 9, S. 510.

160  Vgl. Nietzsche, Nachlaß 1880-1882, KSA 9, S. 482.

161  Moore, G. (2004): „Nietzsche, medicine and meteorology". In: Nietzsche and science,
       Aldershot/Burlington, VT, 71-90, S. 77.

162  Nietzsche, Die fröhliche Wissenschaft, KSA 3, S. 358.

„Wir haben wahrscheinlich Alle schon an Tischen gesessen, wo wir nicht hingehörten; und gerade die Geistigsten von uns, die am schwersten zu ernähren sind, kennen jene gefährliche *dyspepsia*, welche aus einer plötzlichen Einsicht und Enttäuschung über unsre Kost und Tischnachbarschaft entsteht, – den *Nachtisch-Ekel.*"[163]

Die Ernährung stellt für Nietzsche gegen 1880 einen integrativen Prozess dar, eine Assimilation, die prinzipiell ermöglicht, sich unterschiedliche, äußerliche Elemente einzuverleiben. Dadurch ist die Ernährung aber auch dafür verantwortlich, etwas *Neues* zustande zu bringen. So spricht Nietzsche von der Ernährung im Zusammenhang mit der Generation:

„„Generation ist die Wiederholung einer Zelle durch sich selber, eine Verlängerung und Reproduktion" eine Art *Überfülle*, wo ein Theil der vollkommen und reichlich ernährten Masse sich trennt und oft folgt eine Fortsetzung der *Ernährung* auch nach der Abtrennung."[164]

Beeindruckt durch die Entdeckung der Zelle und ihrer metabolischen Prozesse, versteht Nietzsche „Generation" als eine „Folge der *Ernährung*".[165] Weil Ernährung gerade nährt und so zum Wachstum beiträgt, führt sie zu einer Erweiterung der organischen Kraft. In dieser „Überfülle" oder in den Exzessen sieht Nietzsche die Bedingung dafür, dass etwas Neues entsteht. Bereits 1877 schreibt Nietzsche in seinem Nachlass über diätetische Maßnahmen zur Pflege nicht nur der eigenen Gesundheit, sondern auch diejenigen der Nachkommen:

„Da die neue Erziehung den Menschen eine viel größere Gehirnthätigkeit zumuthet, so muß die Menschheit viel energischer nach *Gesundheit* ringen, um nicht eine nervös überreizte, ja verrückte Nachkommenschaft zu haben […]: also durch Paarung gesunder Eltern, richtige Kräftigung der Weiber, gymnastische Übungen, die so sehr gewöhnlich und begehrt sein müssen wie das tägliche Brod, Prophylaxis der Krankheiten, rationelle *Ernährung*, Wohnung, überhaupt durch Kenntnisse der Anatomie usw."[166]

Obwohl Nietzsche von einer „*rationelle[n] Ernährung*" spricht, bleibt leider hierzu unklar, ob er Graf Lippes Buch, *Die rationelle Ernährung des Volkes* (Leipzig 1866) tatsächlich kannte oder gelesen hat. Eine „rationelle Ernährung" scheint jedoch für Nietzsche eine ausgewogene Diät zu implizieren, die nicht nur für den Betroffenen, sondern auch für dessen Nachkommenschaft Konsequenzen haben kann – ein

---

163 Nietzsche, Jenseits von Gut und Böse, KSA 5, S. 230-1.
164 Nietzsche, Nachlaß 1880-1882, KSA 9, S. 236.
165 Nietzsche, Nachlaß 1880-1882, KSA 9, S. 236.
166 Nietzsche, Nachlaß 1875-1879, KSA 8, S. 459.

Gedanke, der mit der aktuellsten Entwicklung der Epigenetik im Einklang steht.[167] Interessant ist dabei, zu beachten, dass für Nietzsche die Ernährung eine wichtige verbessernde Funktion übernimmt. Aufgrund dieser Verbesserung der Gattung durch eine gute Ernährung spricht Sommer von einer „Darwinismus-Travestie" in Nietzsches diätetischem Denken. Denn durch die Wahl dessen, was einem gut tut, findet eine Art Selektion statt, die zu einer Verbesserung bzw. Optimierung des eigenen Selbst sowie der Gattung führt.[168]

## 1.5    Organismus und Wille zur Macht

Im Jahr 1978 machte ein Artikel von Müller-Lauter auf den enormen Einfluss des Buches *Der Kampf der Theile im Organismus* (1881) von Wilhelm Roux auf Nietzsches Werke aufmerksam. Das Exemplar gehört zur Nietzsches Bibliothek in Weimar und soll von Nietzsche spätestens seit dem Jahr 1884 sehr aufmerksam gelesen worden sein. Müller-Lauter stellte in seinem Text erstmals eine detaillierte Arbeit mit der These vor, dass Nietzsche in Roux' Organismus-Theorie eine naturwissenschaftliche Begründung für seine philosophischen Ideen fand, insbesondere für die Ausarbeitung der Lehre vom Willen zur Macht. Nach Müller-Lauter dürften Vokabeln wie „Selbstregulierung", „überreichlicher Ersatz" oder „Lebensreiz" auf den Einfluss Roux' zurückzuführen zu sein.[169] In der Nietzsche-Forschung ist dieser Einfluss inzwischen akzeptiert und weiter erforscht. Es ist unumstritten, dass Nietzsches Organismus-Verständnis ebenfalls durch andere Autoren geprägt wurde – wie etwa durch Darwin, Rolph, Virchow sowie Bourget.[170] In diesem Teil möchte ich mich vor allem auf die Interpretation Müller-Lauters beschränken und, wenn möglich, diese

167  Vgl. Landeckera, H. (2011): „Food as exposure: Nutritional epigenetics and the new metabolism". In: Biosocieties. 2011 Jun; 6(2): 167–194; Burton, T./ Metcalfe, N. B. (1785): „Can environmental conditions experienced in early life influence future generations?". In: Proc Biol Sci. 2014 Jun 22; 281.

168  Vgl. Sommer, A. U. (2012): „Inwiefern ist Ernährung ein philosophisches Problem?. Ludwig Feuerbach und Friedrich Nietzsche als Relativierungsdenker". In: Perspektiven der Philosophie 38 (1):319-342, S. 340

169  Müller-Lauter, W. (1978):„Der Organismus als innerer Kampf. Der Einfluß von Wilhelm Roux auf Friedrich Nietzsche, Nietzsche-Studien, 7, S. 189–223, S. 192.

170  Nietzsches Organismusverständnis wird auch durch Bourgets Decadence-Theorie geprägt. Bourgets, wie im Teil über die Decadence erörtert wird, beschreibt eine funktionierende Gesellschaft nach physiologischen Grundsätze und spricht von einer „Gesellschaft gleich dem Organismus" und vom Individuum als „die Zelle der Gesellschaft".

ergänzen, da Nietzsches Aneignung von Roux' Organismus-Theorie paradigmatisch
zeigt, wie sehr sein Denken durch die Wissenschaft seiner Zeit geprägt wurde.
Wilhelm Roux (1850-1924) war Anatom, Schüler von C. Gegenbauer, E. Haeckel und R. Virchow. Roux ist in der Medizingeschichte als einer der Begründer
der experimentellen Embryologie bekannt.[171] Seine morphologische Entwick-
lungsforschung nannte er 1884 „Entwicklungsmechanik". Roux will die Lehre
Darwins ergänzen und erweitern. Entgegen Darwin spricht er von einer internen
Selbstregulierung des Organismus, die ebenfalls zu dessen Selbstdifferenzierung
führt. Nach Roux differenziert sich ein Organismus dank eines mechanischen
Miteinanderkampfes, der zwischen seinen konstituierenden Teilen stets stattfindet.
Interessant ist hier, was auch für Nietzsche entscheidend sein wird, dass nach Roux
in diesem Miteinanderkämpfen ein Teil über einen anderen Teil dominiert bzw.
einer von anderen bedrängt wird. Ein Aspekt ist für Nietzsche besonders wichtig,
den er selbst notiert: „Der Kampf um Nahrung und Raum findet in der Zelle statt,
sobald eine Ungleichheit in den Bestandtheilen ist."[172] Auch da notiert Nietzsche
wortwörtlich den Namen und die Ideen Roux': „Über die thatsächliche vorhandene
Ungleichheit *Roux*."[173] Besonders wichtig ist für Nietzsche gerade Roux' Vorstellung
vom Organismus als einer Ganzheit, die aus dem Kampf von Einzelteilen entsteht.
Wie im Teil zum Thema „Nietzsches Verhältnis zu Darwin" erklärt wurde, lehnt
Nietzsche entschieden zwei darwinistische Vorstellungen ab: sowohl das darwinistische Verständnis vom Kampf als den Kampf eines Organismus gegen einen
anderen, als auch die Vorstellung, dass ein Organismus sich dank des Einflusses
äußerer Umstände fortentwickelt. Dagegen vertritt Nietzsche die These, dass ein
Organismus weder zunächst in einer harmonischen Einheit oder in einer vorgege-
benen Zweckmäßigkeit besteht, noch dass er danach gegen andere Organismen ums
Überleben kämpft, sondern vielmehr trägt jeder Organismus stets einen inneren
Kampf aus – mit und in sich. So notiert er auch von Roux:

> „7[196] der aktiven quantitativen und qualitativen *Nahrungs-Auswahl* der Zellen,
> welche die ganze Entwicklung bestimmen, entspricht, daß der Mensch sich auch
> die Ereignisse und Reize *auswählt*, also aktiv verfährt unter all dem zufällig auf ihn
> Eindringenden – gegen Vieles also *abwehrt*. *Roux* p. 149."[174]

---

171  Eckardt, W. U. /Grandmann, M. (Hrsg.) (2006³): Ärzte Lexikon. Von der Antike bis
     zur Gegenwart, Springer, S. 284.
172  Nietzsche, Nachlaß 1882-1884, KSA 10, S. 274.
173  Nietzsche, Nachlaß 1882-1884, KSA 10, S. 274.
174  Nietzsche, Nachlaß 1882-1884, KSA 10, S. 304.

Nach Nietzsche entsteht die organische Einheit aus einem inneren Kampf der agonalen Kräfte (etwa Instinkte oder Triebe), die eben nicht von Außen, sondern von Innen kommen. Erst durch diesen Kampf wird die Ganzheit des Organismus ermöglicht.

Nach Nietzsche sind Organismen keine teleologisch vorprogrammierten Einheiten, sondern sie agieren erst dank einer Kontingenz, die sie zu bewältigen haben. So ist für Nietzsche ratsam, „Vorsicht vor *überflüssigen* teleologischen *Principien!*"[175] zu haben. Gerade deshalb bietet Roux' Organismus-Theorie des „inneren Kampfes" für Nietzsche eine naturwissenschaftliche Begründung seines eigenen Verständnis von Leben und, wie später gezeigt wird, dessen Bezug zur Macht. Nirgendwo sonst als in *Zur Genealogie der Moral* betont Nietzsche so prägnant, dass den inneren Kräften ein viel höherer Wert als den äußeren zusteht. Nietzsche beschreibt in diesem Werk die eigentliche Aktivität, wie im vorigen Teile des Kapitels bereits erörtert, im Sinne einer spontanen Kraft und Ausübung von inneren Trieben und Instinkten, die im Gegenteil zu den reaktiven Aktionen (wie das Ressentiment) stehen. In der Tat legt Nietzsche „den Akzent auf die Aktivität in der Reizverarbeitung."[176] So beschreibt Nietzsche gerade in der *Genealogie* die eigentliche Aktivität der „Herren" und „Stärken" in Bezug auf die Ausübung ihrer instinktmäßigen und inneren Kräfte, die gerade angesichts der Konflikte und Hindernisse nicht reduziert, sondern sogar stimuliert werden.

Im Bezug auf Roux' Einfluss wird deshalb einerseits deutlich, weshalb die 1880er Jahre zurecht als die physiologische Periode in Nietzsches Schaffen zu bezeichnen sind, und andererseits, dass seine philosophisch-physiologischen Erforschungen immer klarere Konsequenzen im Bereich der Moralität zeigen. So vertritt Nietzsche in dieser Phase etwa die Überzeugung, dass uns die inneren Motive für eine Handlung stets verborgen bleiben und dies nicht nur, weil diese Motive absichtlich versteckt werden können (zum Beispiel durch eine Lüge), sondern auch, weil diese Motive auch *für uns selbst* unklar bleiben. Letzteres basiert auf dem Gedanken, dass viele unserer Handlungen durch unbewusste Mechanismen geführt werden. So sagt Nietzsche, dass „unsere moralischen Urtheile und Werthschätzungen nur Bilder und Phantasien über einen uns unbekannten physiologischen Vorgang sind, eine Art angewöhnter Sprache gewisse Nervenreize zu bezeichnen."[177]

---

175  Nietzsche, Jenseits von Gut und Böse, KSA 5, S. 27-8.
176  Müller-Lauter, W. (1978): „Der Organismus als innerer Kampf. Der Einfluß von Wilhelm Roux auf Friedrich Nietzsche". In: Nietzsche-Studien 7, 189-223, S. 204.
177  Nietzsche, Morgenröte, KSA 3, S. 113.

Hier wird das deutlich, was man Nietzsches „Naturalisierung der Moral"[178]
nennen kann, das heißt die Vorstellung, dass die Moral (bewusst oder nicht) im
Dienste physiologischer Funktionen und vitaler Prozesse steht. Nietzsche sagt
dies unmissverständlich: „Alle Handlungen müssen erst mechanisch als möglich
vorbereitet sein, bevor sie gewollt werden. Oder: der ,Zweck' tritt im Gehirn *zumeist*
erst auf, wenn alles vorbereitet ist zu seiner Ausführung. Der Zweck ein innerer
,Reiz' – nicht mehr."[179]

Zu diesem Punkt soll Müller-Lauters Feststellung zu den Notizen Nietzsches über
Roux 1883 verstanden werden: „Immer wieder werden physiologische Sachverhalte
von ihm ,moralisch gewendet'."[180] So versteht Nietzsche den Kampf des Organismus
im Sinne eines moralischen Problems.[181] Dies wird verständlich, insofern Nietzsche
die Moral im Sinne eines Herrschaftsverhältnisses versteht, wobei zu diesem stets
die Agonalität gehört. Im Hintergrund dieser Moral steht aber das Organische, das
Leben also, das sich stets (bewusst oder nicht) manifestiert. Hier sieht Müller-Lauter
eine kleine wichtige Veränderung in Nietzsches Verständnis der Moral und des
organischen Lebens: „Applizierte Nietzsche noch 1883 die mechanistische Physiologie auf die Probleme der Moral, so dient diese nunmehr umgekehrt zur Erklärung
der physiologischen Vorgänge."[182] Wie Roux in seiner Organismus-Theorie denkt
auch Nietzsche, dass das Agonale als Stimulus für die Weiterentwicklung (später
„Machtsteigerung" genannt) fungiert. So vergleicht Nietzsche bereits im Jahr 1881
den freien Menschen mit einem gesund funktionierenden Organismus:

> „Ein starker freier M<ensch>? empfindet gegen alles Andere die Eigenschaften des
> Organismus 1) Selbstregulirung: in der Form von Furcht vor allen fremden Eingriffen,
> im Haß gegen den Feind, im Maßhalten usw. 2) überreichlicher Ersatz: in der Form
> von Habsucht Aneignungslust Machtgelüst 3) Assimilation an sich: in der Form von
> Loben Tadeln Abhängigmachen Anderer von sich, dazu Verstellung List, Lernen,
> Gewöhnung, Befehlen Einverleiben von Urtheilen und Erfahrungen 4) Sekretion
> und Excretion: in der Form von Ekel Verachtung der Eigenschaften an sich, die ihm
> nicht mehr nützen; das Überschüssige mittheilen Wohlwollen 5) metabolische Kraft:
> zeitweilig verehren bewundern sich abhängig machen einordnen, auf Ausübung der

---

178  Mehr dazu ziehe II. Teil dieser Untersuchung.
179  Nietzsche, Nachlaß 1882-1884, KSA 10, S. 663.
180  Müller-Lauter, W. (1978): „Der Organismus als innerer Kampf. Der Einfluß von Wilhelm
      Roux auf Friedrich Nietzsche". In: Nietzsche-Studien 7, 189-223, S. 204.
181  Vgl. Nietzsche, Nachlaß 1884-1885, KSA 11, S. 576-9.
182  Müller-Lauter, W. (1978): „Der Organismus als innerer Kampf. Der Einfluß von Wilhelm
      Roux auf Friedrich Nietzsche". In: Nietzsche-Studien 7, 189-223, S. 220.

anderen organischen Eigenschaften fast verzichten, sich zum „Organe" umbilden, dienen-können 6) Regeneration: in der Form von Geschlechtstrieb, Lehrtrieb usw."[183]

Und so fährt Nietzsche auch fort:

> „Diese gerathen später mit einander in Kampf und Relation, wenn das Band der Gesellschaft zerfällt: er muß in sich die Nachwirkungen des gesellschaftlichen Organismus ausleiden, er muß das Unzweckmäßige von Existenzbedingungen Urtheilen und Erfahrungen, die *für ein Ganzes* paßten, abbüßen und endlich kommt er dahin, *seine Existenzmöglichkeit als Individuum* durch Neuordnung und Assimilation Excretion der Triebe in sich zu schaffen".[184]

Roux' Organismus-Theorie bietet also Nietzsche einen naturwissenschaftlichen Boden für seine eigene Theorie des Organischen, genauer, des menschlichen Leibes. Nach Müller-Lauter „findet Nietzsche zunächst, daß Roux' Beschreibungen der physiologischen Zusammenhänge zu einem ‚Bild' des menschlichen Leibes führt, das wesentlich von unserer durch affektive Erfahrungen bestimmten Vorstellungen unterschieden ist."[185] So prägt der Gedanke Roux', dass eine vorgegebene Ungleichheit den Kampf zwischen den Teilen stiftet, Nietzsches eigenes Verständnis vom menschlichen Leib und auch vom Leben zutiefst. Die Teile im Organismus sind nach Roux nicht nur verschieden, sondern auch gewissermaßen selbstständig. Nach Müller-Lauter geht gerade „Roux' Gedanke der organischen Selbstregulation ohne vorgegebene Zweckmäßigkeit […] in Nietzsches Auslegung der Leiblichkeit ein."[186] Diese These ist berechtigt, da Nietzsche den Leib als eine (nicht nur) organische Ganzheit versteht, die sich selbst beim Kampf zwischen den eigenen physiologischen Impulsen zu regulieren hat. Diese Selbstregulierung deutet Nietzsche aber nicht nur wie Roux im physiologischen Sinne, sondern auch auf der psychologischen Ebene. Der Leib als jene Schnittstelle zwischen organischen Mechanismen und psychologischen Prozessen stellt den Spielraum dar, in welchem unser Selbstsein gerade durch den Kampf der miteinander konkurrierenden Kräfte entsteht. Insofern die organischen Kräfte angeboren sind, ist daher die Selbstregulierung des Organismus für Nietzsche im Grunde eine Übernahme dessen, was den Organismus

---

183　Nietzsche, Nachlaß 1880-1882, KSA 9, S. 509-10.

184　Nietzsche, Nachlaß 1880-1882, KSA 9, S. 511.

185　Müller-Lauter, W. (1978): „Der Organismus als innerer Kampf. Der Einfluß von Wilhelm Roux auf Friedrich Nietzsche". In: Nietzsche-Studien 7, 189-223, S. 197.

186　Müller-Lauter, W. (1978): „Der Organismus als innerer Kampf. Der Einfluß von Wilhelm Roux auf Friedrich Nietzsche". In: Nietzsche-Studien 7, 189-223, S. 202.

zu seinem Optimum führt und zwar so, dass dieses uns keine psychologischen Hindernisse verursacht.

Gegen Mitte der 1880er Jahre in Übereinstimmung mit der Phase Nietzsches Denken, die bisher gezeigt wurde, verwendet er Roux' Konzeptionen, um seine alternative Formulierung des Organischen aus evolutionstheoretischer Sicht zu ergänzen. So nähert sich Nietzsche Roux zwar in der Wichtigkeit der Ernährung für die Selbstregulierung an, doch geht Nietzsche zugleich auf Distanz. Die Fortentwicklung des Organismus kann nicht nur an der richtigen Ernährung liegen (wenngleich diese für Nietzsche zentral ist), denn er legt auch Wert auf andere Aktivitäten. So sagt Nietzsche selbst im Nachlass: „Die Fortentwicklung des Organischen ist *nicht* an die Ernährung angeknüpft."[187] Nun führt Nietzsche ein weiteres Verhältnis ein, wie etwa das „Befehlen und Beherrschen können."[188] Dies ist entscheidend für Nietzsche, so Müller-Lauter treffend, insofern Befehlen und Herrschen auf einen Willen hinweisen. Beide Aktivitäten interpretiere Nietzsche als Anreiz:

> „Der vom Befehlenden ausgehende Anreiz bewirkt, daß die Gehorchenden *von sich aus* eine Veränderung ihrer selbst vollziehen. Nietzsche treibt mit dieser Erklärung der Willenswirkung seinen Gedanken der Spontaneität des ‚Von-Innen-her' auf die Spitze. Das Unterworfene kann die ihm zudiktierte Funktion nur ausüben, wenn es sie aus sich selbst heraus übernimmt."[189]

In diesem Sinne betont Müller-Lauter den Bezug zwischen Nietzsches Lehre vom Willen zur Macht gegen Ende der 1880er Jahre und der Organismus-Lehre Roux'.[190] Dass Nietzsche seine Theorie des Organischen, wie Müller-Lauter und seine Schüler auch weiterhin zeigten,[191] auf den Willen zur Macht gründet und sie als eine Alternative zu den zu seiner Zeit geltenden naturwissenschaftlichen Theorien vorstellt, lässt sich auch anhand des folgenden Zitates gut belegen:

> „die organischen Funktionen zurückübersetzt in den *Grundwillen*, den Willen zur Macht, – und aus ihm abgespalten. 2. denken, fühlen, wollen in allem Lebendigen

---

187  Nietzsche, Nachlaß 1884-1885, KSA 11, S. 221.

188  Müller-Lauter, W. (1978): „Der Organismus als innerer Kampf. Der Einfluß von Wilhelm Roux auf Friedrich Nietzsche". In: Nietzsche-Studien 7, 189-223, S. 209.

189  Müller-Lauter, W. (1978): „Der Organismus als innerer Kampf. Der Einfluß von Wilhelm Roux auf Friedrich Nietzsche". In: Nietzsche-Studien 7, 189-223, S. 215.

190  Müller-Lauter, W. (1978): „Der Organismus als innerer Kampf. Der Einfluß von Wilhelm Roux auf Friedrich Nietzsche". In: Nietzsche-Studien 7, 189-223, S. 221-3.

191  Vgl. Kerger, H. (1993): „Wille Als Reiz. Nietzsches Beitrag zur Verhaltensforschung der Gegenwart". In: Nietzsche-Studien, Walter de Gruyter: Berlin/New York, 22: 331-354.

was ist denn Lust anderes als: eine Reizung des Machtgefühls durch ein Hemmniß (noch stärker durch rhythmische Hemmungen und Widerstände) – so daß es dadurch anschwillt: Also in aller Lust ist Schmerz einbegriffen. – Wenn die Lust sehr groß werden soll, müssen die Schmerzen sehr lange, und die Spannung des Bogens ungeheuer werden. 3 der Wille zur Macht sich *spezialisirend* als Wille zur Nahrung, nach Eigenthum, nach *Werkzeugen*, nach Dienern – Gehorchen und Herrschen: der Leib. – der stärkere Wille dirigirt den schwächeren. Es giebt gar keine andere Causalität als die von Willen zu Willen."[192]

Das vielleicht bedeutsamste Resultat, das aus Nietzsches Auseinandersetzung mit der Organismus-Theorie seiner Zeit, insbesondere mit der Lehre Roux', thematisiert werden sollte, ist die erwähnte Naturalisierung der Moral. Denn Leben als organisches Geschehen ist für Nietzsche in all seinen Variationen *zunächst* eine *prinzipiell* physiologische, aus der traditionellen Sicht gesehen, a-moralische Aktivität, die jedoch durch äußere Umstände, wie etwa aus sozialen Gründen oder auch aufgrund einer physiologischen Beeinträchtigung, *moralisiert* wird. Daher ist die Verbindung zwischen Moral und Physiologie für Nietzsche so eng wie für keinen anderen Philosophen vor ihm. Moore sieht hierin eine entscheidende Konsequenz: „If morality is, as he believes, merely an abstract and misleading interpretation of organic processes, a semiotics of unconscious bodily impulses, the any changes in diet and climate, in physical exercise, will bring with it a change in morals."[193] Nietzsche meinte genau dies, wenn er die scheinbar einfachen Fragen stellte:

> „Kennt man die moralischen Wirkungen der Nahrungsmittel? Giebt es eine Philosophie der Ernährung? [...] Sind die Erfahrungen über das Zusammenleben, zum Beispiel die Erfahrungen der Klöster, schon gesammelt? Ist die Dialektik der Ehe und Freundschaft schon dargestellt?"[194]

Nietzsche wusste, wie kein Denker vor ihm, dass alle diese „Existenz-Bedingungen"[195] keine existenzielle Akzidenzen sind, sondern den verborgenen Ursprung aller Moralität darstellt.

---

192  Nietzsche, Nachlaß 1884-1885, KSA 11, S. 513-4.
193  Moore, G. (2004): „Nietzsche, medicine and meteorology". In: Nietzsche and science, Aldershot/Burlington, VT, 71-90, S. 87.
194  Nietzsche, Die fröhliche Wissenschaft, KSA 3, S. 378-379.
195  Nietzsche, Die fröhliche Wissenschaft, KSA 3, S. 378-379.

## 1.6    Experimentelle Wissenschaft als Paradigma für die Philosophie

Ein weiterer wichtiger Aspekt, den Nietzsche aus der Naturwissenschaft seiner Zeit rezipierte, gründet in ihrem experimentellen Charakter. Zwar nimmt Nietzsche eine kritische Haltung gegenüber der Wissenschaft ein, wie Helmuth Heit dies vertritt: „Die Wissenschaft kann vielerlei sein, vielerlei Zwecken dienen, aber sie ist kein Vehikel zu letzten Wahrheiten."[196] Nietzsches Ablehnung der objektiven naturwissenschaftlichen Erkenntnisse drückt aber nur eine Seite seines Verständnisses von Wissenschaft aus. Denn die andere Seite ist voller Bewunderung und zwar insbesondere für ihren experimentellen Charakter. Wie in der damaligen Wissenschaft das Experimentieren ein fester Bestandteil ihrer erkenntnistheoretischen Praxis geworden war, wollte Nietzsche eine ähnliche Praxis in die Philosophie einführen. Der Weg zum perspektivistischen Wissen – auf welchen Nietzsche eben aufmerksam machen will – soll endlich aufhören, sich in metaphysischen Spekulationen zu verlieren. Dagegen soll das positive, empirische Experimentieren genügen, um die Perspektivität der Wahrheit(en) und so auch der Werte zu beweisen.

Mitte des 19. Jahrhunderts waren Claude Bernard (1813-1878) in Frankreich (Paris) und Karl Friedrich Wilhelm Ludwig (1816-1895) in Deutschland (Leipzig) die berühmtesten Physiologen dieser Zeit. Ihre größte Leistung bestand darin, die experimentellen Methoden in der Physiologie – Bernard vor allem durch Vivisektionen – einzuführen.

Es gibt Hinweise, dass Nietzsche Bernard kannte. Ein sehr bedeutsames Element, das Nietzsche aus seiner Lektüre Bernards rezipiert hatte und bereits von Georges Canguilhem bemerkt wurde,[197] besteht in Bernards gradueller Auffassung des Pathologischen.[198] Nach Bernard gibt es keinen qualitativen Unterschied zwischen dem Physiologischen und dem Pathologischen, sodass die Medizin diese Unterschiede nur anhand von Experimenten etablieren kann. Der Gedanke Bernards, dass das Normale und das Pathologische zusammen gehören, ist eine der Grundüberzeugungen in Nietzsches Philosophie der Medizin.[199] So gibt es ein Exzerpt über Bernard in Nietzsches Nachlass, von dem jedoch, wie Brusotti feststellt, nicht

---

196  Borsche, T. (2012): „Wozu Wissenschaft?" In: Heit H. /Abel G. /Brusotti M. (Hrsg.), Nietzsches Wissenschaftsphilosophie Hintergründe, Wirkungen und Aktualität, De Gruyter, 465-480, S. 466.

197  Canguilhem, G. (1974): Das Normale und das Pathologische, München, S. 24.

198  Cobos Arteaga, F. (1998): Carácter social y enfermedad. La metáfora médica y las ciencias sociales, Universidad de Castilla-La Mancha (Dissertation).

199  Hierzu siehe den II Teil dieser Arbeit.

nachgewiesen ist, dass „Nietzsche das Zitat direkt den *Leçons [Leçons sur la chaleur animale* von Bernard, DA] entnimmt":[200]

> „Thatsächlich giebt es zwischen diesen beiden Arten des Daseins nur Gradunterschiede: die Übertreibung, die Disproportion, die Nicht-Harmonie der normalen Phänomene constituiren den krankhaften Zustand. Claude Bernard. / So gut das *Böse* betrachtet werden kann als Übertreibung, Disharmonie, Disproportion, so gut kann *das Gute* eine Schutzdiät gegen die Gefahr der Übertreibung, Disharmonie und Disproportion sein Die *erbliche Schwäche*, als *dominirendes* Gefühl: Ursache der obersten Werthe."[201]

Experimente sind, so könnte Nietzsche von Bernard übernommen haben, nicht wirklich eine Methode, um bestimmte abnormale Eigenschaften im Organismus zu entdecken, sondern um diese zu schaffen. Experimente verlieren dadurch ihren bloß instrumentellen Charakter und beginnen, einen eigenen epistemischen Wert zu bekommen.

Nietzsche versteht ja seine eigene Philosophie im Sinne einer „Experimen-tal-Philosophie":

> „Der Irrthum ist eine *Feigheit* ... jede Errungenschaft der Erkenntniß *folgt* aus dem Muth, aus der Härte gegen sich, aus der Sauberkeit gegen sich... Eine solche Experi-mental-Philosophie, wie ich sie lebe, nimmt versuchsweise selbst die Möglichkeiten des grundsätzlichen Nihilismus vorweg: ohne daß damit gesagt wäre, daß sie bei einem Nein, bei einer Negation, bei einem Willen zum Nein stehen bliebe."[202]

Dieses Zitat aus dem Nachlass stammt aus dem Jahr 1888. Dabei betont Nietzsche, dass angesichts des Nihilismus, das heißt angesichts des Mangels an Sinnhaftigkeit und Lebensorientierung sowie der damaligen Wertlosigkeit, das mutige Experimen-tieren und Ausprobieren nötig sei, und zwar als Bedingung für neue Erkenntnisse. Gerade diesen Nihilismus sieht Nietzsche nicht im Dienste eines „Willen zum Nein", sondern ganz im Gegenteil im Dienste eines positiven und durchaus produktiven Willens zum Abenteuer und zu Selbstentwürfen. Das Selbst-Experimentieren ist somit ein Anruf an die Selbstbestimmung und dadurch eine emanzipatorische Möglichkeit für das Individuum, alte moralische, religiöse oder gesellschaftliche

---

200  Brusotti, M. (2012): „Reagieren, schwer reagieren, nicht reagieren. Zu Philosophie und Physiologie beim letzten Nietzsche". In: Nietzsche-Studien 41 (2012), S. 104-126, S. 122, Fußnote 33.

201  Nietzsche, Nachlaß 1887-1889, KSA 13, S. 250.

202  Nietzsche, Nachlaß 1887-1889, KSA 13, S. 492.

Dogmen zu brechen. In *Morgenröte* sagt Nietzsche entschieden: „Wir dürfen mit uns selber experimentiren! Ja die Menschheit darf es mit sich!"[203]

Laut Helmuth Heit spricht Nietzsche im Nachlass nur einmal von „Experimental-philosophie." Es ist aber so, dass dieses Motiv sein ganzes Denken prägt.[204] In der Tat führt Nietzsche die experimentelle Methode überall ein: in der Politik sowie in der Moral, aber auch in der Erkenntnis oder sogar in den Willensakten – „Jede That (Willensakt) ist ein Experiment, ob unser Urtheil (im Willen) richtig war."[205] Für Nietzsche bedeutet „etwas wollen", „ein Experiment [zu] machen, um zu erfahren, was wir können; darüber kann uns allein der Erfolg oder Mißerfolg belehren."[206] Dies geht mit dem Gedanken einher, dass das Leben im Sinne eines Versuches verstanden werden soll:

> „jenseits von Liebe und Haß, auch von Gut und Böse, ein Betrüger mit gutem Ge-
> wissen, grausam bis zur Selbstverstümmlung, unentdeckt und vor aller Augen, ein
> Versucher, der vom Blut fremder Seelen lebt, der die Tugend als ein Experiment liebt,
> wie das Laster."[207]

Nietzsche spricht vom Experimentellen bereits Anfang der 1870er Jahre. So schreibt Nietzsche 1873 nach seiner Lektüre des Buches Zöllners *Über die Natur der Cometen* (1872):

> „Was *Zöllner* beklagt, das unendliche Experimentiren und der Mangel an logisch-
> deductiver Kraft, ist ebenfalls in den historischen Disciplinen zu sehen – Unter-
> schätzung der classischen im Gegensatze zu den antiquarischen: so geht der Sinn
> der historischen Wissenschaft verloren, alles verflacht sich."[208]

Nietzsche unterstützt Zöllner in seiner scharfen Kritik an der Wissenschaftspraxis seiner Zeit sowie in vielen seiner Vorwürfe (Zöllners Buch hatte ja eine große Polemik erweckt).[209] Eines der wichtigsten Probleme, die Zöllner sieht, bestand in der

---

203  Nietzsche, Morgenröthe, KSA 3, S. 294.

204  Heit, H. (20112): „Experimentalphilosophie". In: Niemeyer, C. (Hrsg.) Nietzsche-Lexikon, WBG (Wissenschaftliche Buchgesellschaft), S. 109.

205  Nietzsche, Nachlaß 1880-1882, KSA 9, S. 35.

206  Nietzsche, Nachlaß 1880-1882, KSA 9, S. 86.

207  Nietzsche, Nachlaß 1880-1882, KSA 9, S. 622.

208  Nietzsche, Nachlaß 1869-1874, KSA 7, S. 635.

209  Siehe hierzu: Small, R. (2009): „Nietzsche, Zöllner, and the Fourth Dimension". In: Archiv für Geschichte der Philosophie. Band 76, Heft 3, S. 278–301.

exzessiven Bedeutung der induktiven Haltung in der experimentellen Wissenschaft, daher plädiert er für eine „deduktive [...] Erkenntnis der Welt".[210]

In einer Notiz aus *Nutzen und Nachteil der Historie für das Leben* (1874) bezieht Nietzsche das Experimentelle wieder auf Zöllner:

> „Deshalb aber ganze Völker incommodiren und mühsame Arbeitsjahre darauf wenden hiesse doch nichts Anderes, als in den Naturwissenschaften Experiment auf Experiment häufen, nachdem aus dem vorhandenen Schatze der Experimente längst das Gesetz abgeleitet werden kann: an welchem sinnlosen Uebermaass des Experimentirens übrigens nach Zöllner die gegenwärtige Naturwissenschaft leiden soll."[211]

Für Nietzsche gibt es also auch so etwas wie „das unsinnige Experimentiren, über das Zöllner in den Naturwissenschaften klagt".[212] Dagegen plädiert Nietzsche aber für ein Experimentieren, das kein bloßes, wiederholtes Sammeln von Erfahrungen sein sollte, sondern ein kreatives, schaffendes Handeln; ein Handeln, das nicht nur offen für Fehler sein kann, sondern auch naiv genug sein soll, um neue Werte zu schaffen. Daher ist das Experimentieren nichts anderes als der langsame Weg zum Übermenschen: „Ich lebe, damit ich erkenne: ich will erkennen, damit der Übermensch lebe. Wir experimentiren für ihn!"[213]

So sagt Nietzsche deshalb entschieden:

> „Ich bin nicht absolut verpflichtet, so *leicht* ist es mir nicht gemacht. Wir experimentiren mit unseren Tugenden und guten Handlungen und wissen nicht sicher, daß es die nothwendigen sind, in Hinsicht auf das Ziel. Wir müssen den Zweifel aufrichten und alle moralischen Vorschriften anzweifeln."[214]

Und in *Der Antichrist* wird der Bezug zwischen dem Wertschaffenden und dem Experimentellen noch radikalisiert: „Was folglich vor allem jetzt zu verhüten ist, das ist das Noch-Fort-Experimentiren, die Fortdauer des flüssigen Zustands der Werthe, das Prüfen, Wählen, Kritik-Üben der Werthe in infinitum."[215]

Mit Worten wie „Experiment" oder „Experimentelles" will Nietzsche also nicht bloß eine metaphorisch naturwissenschaftliche Rhetorik verwenden. Vielmehr weist das Experimentelle auf eine Grundmethode in Nietzsches Philosophie hin,

---

210  Zöllner, F. (1872): Über die Natur der Cometen, Leipzig, S. LXX.

211  Nietzsche, Vom Nutzen und Nachtheil der Historie für das Leben, KSA 1, S. 292.

212  Nietzsche, Nachlaß 1869-1874, KSA 7, S. 672.

213  Nietzsche, Nachlaß 1882-1884, KSA 10, S. 174.

214  Nietzsche, Nachlaß 1880-1882, KSA 9, S. 202.

215  Nietzsche, Der Antichrist, KSA 6, S. 241.

die aber insofern solch eine Philosophie zugleich eine *ars vivendi* darstellt, eine Grundstruktur für die persönliche Lebensführung impliziert. Als paradigmatischer Exponent dieses experimentellen Lebens steht Nietzsche selbst: der Philosoph experimentiert mit unterschiedlichen diätetischen Verordnungen (wie in *Ecce homo* deutlich wird) und mit therapeutischen Selbstversuchen.

Seit *Die fröhliche Wissenschaft* versteht Nietzsche das Leben nicht mehr als eine Tragödie wie in seinen früheren Werken, sondern als eine Komödie, die einen zum Lachen bringen soll.

> „Von Jahr zu Jahr finde ich es vielmehr wahrer, begehrenswerther und geheimnissvoller, – von jenem Tage an, wo der grosse Befreier über mich kam, jener Gedanke, dass das Leben ein Experiment des Erkennenden sein dürfe – und nicht eine Pflicht, nicht ein Verhängniss, nicht eine Betrügerei! – Und die Erkenntniss selber: mag sie für Andere etwas Anderes sein, zum Beispiel ein Ruhebett oder der Weg zu einem Ruhebett, oder eine Unterhaltung, oder ein Müssiggang, – für mich ist sie eine Welt der Gefahren und Siege, in der auch die heroischen Gefühle ihre Tanz- und Tummelplätze haben. *„Das Leben ein Mittel der Erkenntniss"* – mit diesem Grundsatze im Herzen kann man nicht nur tapfer, sondern sogar *fröhlich leben und fröhlich lachen!*"[216]

## 1.7    *Décadence* und Physiologie

Gegen Ende der 1880er Jahre und vor seinem geistigen Zusammenbruch in Turin intensiviert Nietzsche seine Lektüre und Erforschung physiologischer Untersuchungen. Er liest etwa Werke von französischen Physiologen wie Charles Férés oder Alexandre Herzen. Von Férés liest Nietzsche *Dégénérescence et criminalité* sowie das Werk *Sensation et mouvement,* wobei letzteres allerdings nicht in Nietzsches Weimarer Bibliothek zu finden ist. Seinerseits las er von Alexandre Herzen *Le cerveau et l'activité cérébrale.* Herzen war ein – im biologischen Sinne gesehen – Determinist, der nicht an den freien Willen des Menschen glaubte. Dieser Meinung ist bekanntermaßen auch Nietzsche; so fand dort die Nietzsche-Forschung auch einige Bezugspunkte.[217] Zudem beschäftigt sich Nietzsche weiterhin mit Werken deutscher Physiologen, wie etwa mit Leo Löwenfelds *Die moderne Behandlung*

---

216   Nietzsche, Die fröhliche Wissenschaft, KSA 3, S. 552-3.

217   Hierzu: Wahrig-Schmidt, B. (1988): „Irgendwie, jedenfalls physiologisch". Friedrich Nietzsche, Alexandre Herzen (fils) und Charles Féré 1988". In: Nietzsche-Studien 17, 435-464; Lampl, H. E., (1986): „Ex obvlione: Das Féré-Palimpsest". In: Nietzsche-Studien 15, 225-264; Dahlkvist, T. (2014): „Nietzsche and Medicine". In: Heit H./Heller L. (Hrsg.), Handbuch Nietzsche und die Wissenschaften, S. 138-154.

der *Nervenschwäche*, in dem Löwenfeld die *Weir-Mitchell-Kur* – die Nietzsche in
*Zur Genealogie der Moral* erwähnte – ausführlich erklärt,[218] sowie auch andere
Störungen – wie Hysterie und Neuroasthenie –, die Nietzsche auch gut kannte.
Besonders aufmerksam liest Nietzsche zu dieser Zeit physiologische Untersuchungen
zur Psychiatrie sowie zur Neuropsychologie. So gibt es auch gute Gründe, um zu
vermuten, dass Nietzsche auch die sogenannte *Ecole de anthropologie criminelle*
kannte, deren Hauptvertreter der Psychiater Cesare Lambroso war.[219]

Nach Bettina Wahrig-Schmidt, die den Einfluss der Physiologie auf Nietzsches
Spätdenken als Pionierin untersuchte, gewinnt Nietzsche dank dieser Lektüre eine
naturwissenschaftliche Basis um seine Theorie der *décadence* zu entwickeln. Interpreten wie Dahlkvist und Moore gehen einen Schritt weiter und behaupten sogar,
dass der Einfluss Férés auf Nietzsches *décadence* Theorie viel wichtiger sei als der
Bourgets.[220] Insofern aber Bourget sich nicht nur als Psychologe, nach Nietzsche,
sondern auch wie Campioni sagt, als „Arzt" profiliert – der „in der Absolutheit
der katholischen Moral und Tradition das Heilmittel für die „soziale Krankheit"
gefunden hat"[221] –, kommt Bourget auch eine physiologische Dimension zu. Die
physiologische Bedeutung des Begriffes *décadence* wird gerade anhand eines anderen Begriffes verständlicher, nämlich jenes der *Degeneration*. In der Tat sind beide
Begriffe eng miteinander verbunden. Der Begriff *Degeneration* ist ein genuiner
medizinischer Begriff, der vor dem Jahr 1860 kaum verwendet wurde.[222] Popularisiert wurde dieser Begriff gerade in Frankreich, um ein literarisches Phänomen
zu beschreiben. „Degeneration" wurde dabei *décadence* genannt. Paul Bouget
versteht unter *décadence* eine Lebensmüdigkeit, die sich auch als Pessimismus
und Sinnlosigkeit seiner Generation äußert. Zentral für Nietzsche sind die Werke

---

218  Wahrig-Schmidt, B. (1988): „Irgendwie, jedenfalls physiologisch". Friedrich Nietzsche,
     Alexandre Herzen (fils) und Charles Féré 1988". In: Nietzsche-Studien 17, 435-464,
     S. 463.

219  Vgl. Lampl, H. E., (1986): „Ex obvlione: Das Féré-Palimpsest". In: Nietzsche-Studien 15,
     225-264, S. 226-7. Dazu auch: Dahlkvist, T. (2014): „Nietzsche and Medicine". In: Heit
     H./Heller L. (Hrsg.), Handbuch Nietzsche und die Wissenschaften, 138-154, S. 142.

220  Vgl. Lampl, H. E., (1986): „Ex obvlione: Das Féré-Palimpsest". In: Nietzsche-Studien 15,
     225-264, S. 226-7. Dazu auch: Dahlkvist, T. (2014): „Nietzsche and Medicine". In: Heit
     H./Heller L. (Hrsg.), Handbuch Nietzsche und die Wissenschaften, 138-154, S. 143.

221  Campioni, G. (2011²): „Borget, Paul". In: Niemeyer, C. (Hrsg.) Nietzsche-Lexikon, WBG
     (Wissenschaftliche Buchgesellschaft), 56-57, S. 56.

222  „Degeneration" wird heute wie folgt definiert: „Vorgang der Entstehung struktureller
     Schäden oder Funktionseinbuße von Molekülen, Zellen, Organen und Organsysteme."
     Speckmann/Wittkowski, et a. (Hrsg.), (2012¹⁹): Handbuch Anatomie. Bau und Funktion
     des menschlichen Körpers, München: H. F. Ullmann, S. 476.

Paul Bourgets *Essais de psychologie contemporaine* (1883) und *Nouveaux Essais de psychologie contemporaine* (1885), die Nietzsche in seiner Bibliothek hatte und aufmerksam las.

Seit ca. 1883/4 gewinnt das Thema der *décadence* für Nietzsche aufgrund seiner Auseinandersetzung mit dem Werk *Essais de psychologie contemporaine* (1883) von Bourget zunehmend an Relevanz. Obwohl zum Begriff der *décadence* in Nietzsches Denken unmissverständlich eine moral- und kulturkritische Dimension gehört, möchte ich in diesem Teil kurz zeigen, dass dieser Begriff ebenfalls eine physiologische Rückseite besitzt, die durch Nietzsches physiologische Erkenntnisse und Lektüre geprägt wurde. Zwar verwendet Nietzsche bereits 1876/7 zum ersten Mal den Begriff *décadence*, wenn er von „*Decadence* der spanischen Cultur"[223] spricht. Aber erst gegen 1884, dank der Lektüre von Bourgets *Essais*, wird dieser zum Schlüsselbegriff in Nietzsches Spätdenken. Zunächst verwendet Nietzsche den Begriff in Bezug auf seine Kritik und Auseinandersetzung mit Wagner, etwa wenn er von der „Decadence-Form der Musik"[224] redet; danach wird *décadence* jedoch zu einem Grundbegriff einer viel allgemeineren Kultur- und Moralkritik. Im Nachlass 1888 schreibt Nietzsche über die *décadence*:

> „die décadence *überhaupt*. Wenn *Lust* und *Unlust* sich auf das Gefühl der Macht beziehen, so müßte Leben ein Wachsthum von Macht darstellen, so daß die Differenz des „Mehr" ins Bewußtsein träte … Ein Niveau von Macht festgehalten: würde sich die Lust nur an Verminderungen des Niveaus zu messen haben, an Unlustzuständen,–*nicht* an Lustzuständen … Der Wille zum Mehr liegt im Wesen der Lust: daß die Macht wächst, daß die Differenz in's Bewußtsein tritt …/ Von einem gewissen Punkte an, bei der décadence tritt die *umgekehrte Differenz* ins Bewußtsein, die Abnahme: das Gedächtniß der starken Augenblicke von ehedem drückt die gegenwärtigen Lustgefühle herab,–der Vergleich *schwächt* jetzt die Lust …"[225]

Das Wort *Decandence* bedeutet zunächst nichts anderes als Verfall; im kulturgeschichtlichen Sinne Kulturverfall. In Zeiten Baudelaires bekommt der Begriff in Frankreich auch eine positive Bedeutung, an die auch Bourgets Theorie anknüpft. Diesem zunächst ästhetischen und kulturgeschichtlichen Begriff fügt Nietzsche nun auch eine physiologische Dimension hinzu: „N[ietzsche] historisiert und re-

---

223 Nietzsche, Nachlaß 1875-1879, KSA 8, S. 454.
224 Nietzsche, Nachlaß 1887-1889, KSA 13, S. 136.
225 Nietzsche, Nachlaß 1887-1889, KSA 13, S. 278-9.

lativiert die ästhetischen Normen vom Standpunkt der „Physiologie" aus, die für ihn Grundlage der Moral wie der Ästhetik ist."[226]

Lampl stellt in seiner umfassenden Forschung zu Nietzsches Auseinandersetzung mit Féré fest:

> „Numerisch am stärksten sowie inhaltlich am explosivsten erfolgt die Mobilmachung der Begriffe „Degenereszenz" („Degeneration") und „decadence" [...] Die Übernahme des erstgenannten Terminus ist auf Feres *Degenefescence et criminatite* rückführbar. „Decadence" schillert demgegenüber in onomasiologischer Mehrdeutigkeit. Dieser Ausdruck wird zunächst (wie schon seit 1884) eher im Sinne von Stil- und Kulturkritik gebraucht und bedeutet Niedergang/Verfall usw. Allmählich reichert er sich mit medizinisch-psychiatrischen Bedeutungen an und nimmt häufig die Gestalt eines Wechselbegriffs zur „degenerescence" ein. Wir konnten feststellen, daß der weitgehend synonyme Gebrauch der Begriffe, den Nietzsche gleichfalls bei Féré vorfand, im damaligen Medizinerjargon gang und gäbe war."[227]

Hier kann ich nicht in extenso auf Nieztsches Rezeption von Féré eingehen, die Lampls Text eindrucksvoll thematisiert. Es soll jedoch für die Zwecke dieser Arbeit genügen, auf einige wichtige Aspekte hinzuweisen. Eines davon ist nämlich Férés Verständnis von Altruismus. Für Féré hat der Altruismus, physiologisch gesehen, einen selbstsüchtigen Ursprung. Letzteres ist gerade eine Ansicht, die Nietzsche durchaus teilt und die für seine allgemeine Umwertungstheorie von Nutzen ist. Denn Nietzsche sieht ebenfalls im Egoismus den Ursprung des Altruismus. So wie für Nietzsche sind die „konträren Antriebe" auch für Féré, wie Lampl dies beschrieb, „voneinander unablösbar". Beide stellen das Ego als physiologisches Fundament altruistischer Handlungen dar. In diesem Sinne steht Lampl Férés Interpretation des Altruismus Nietzsches genealogischer Erforschung der Moral „am Leitfaden des Leibes" sehr nah.[228] Ein weiteres Beispiel besteht in Férés Konzeption des Krankhaften, Morbiden und des „Normalen" und Gesunden. Ähnlich wie im Fall des Verhältnisses zwischen Altruismus und Egoismus sieht auch Féré den gesunden, „normalen" Zustand innerhalb eines Kontinuums mit dem Morbiden und Degenerierten integriert. Entscheidend für die gesunde Funktion der Muskulatur und des Körpers ist dementsprechend die regelmäßige geistige, ja mentale Arbeit – und umgekehrt. Nach Féré fördert die Muskelarbeit zugleich die Intelligenz und das

---

226  Borchmeyer, D. (2011²): „Decadence". In: Niemeyer, C. (Hrsg.) Nietzsche-Lexikon, WBG (Wissenschaftliche Buchgesellschaft), 72-74, S. 73.

227  Lampl, H. E., (1986): „Ex obvlione: Das Féré-Palimpsest". In: Nietzsche-Studien 15, 225-264, S. 236, Fußnote 17.

228  Nietzsche, Nachlaß 1884-1885, KSA 11, S. 249. Vgl. Lampl, H. E., (1986): „Ex obvlione: Das Féré-Palimpsest". In: Nietzsche-Studien 15, 225-264, S. 245.

Denkvermögen, und das Gleiche geschieht in umgekehrter Richtung. Wenn man das eine vernachlässigt, degeneriert der betroffene Teil. Hierzu passt gut eine Stelle aus dem Nachlass, wie Lampl dies ebenfalls hervorhebt, die ein Exzerpt Nietzsches eines anderen Physiologen – Henri Jolys und sein Werk *Psychologie des grands hommes* (1883) – beinhaltet und die das innige Verhältnis zwischen geistiger und körperlicher Tätigkeit zu betonen versucht:

> „Beethoven componirte gehend. Alle genialen Augenblicke sind von einem Überschuss an Muskelkraft begleitet. Das heißt in jedem Sinne der Vernunft folgen. Ford<ert> erst jede geniale Erregung eine Menge Muskel-Energie, – sie *erhöht* das Kraft-Gefühl überall. Umgekehrt steigert ein starker Marsch die geistige Energie, bis zum Rausch."[229]

Unter Degeneration wird im 19. Jahrhundert das Gegenteil des evolutionären Fortschritts verstanden. Letzteres wurde vor allem von einigen Psychiatern, Juristen und Anthropologen wie Féré, Strickers (*Physiologie des Rechts* 1884), Galton (von dem viele Exzerpte und Paraphasen im Nachlass nachgewiesen wurden; obwohl Galton nicht beim Namen genannt wird[230]) und anderen vertreten – Autoren, die Nietzsche kannte. Der Begriff wurde vor allem verwendet, um eine paradoxale Situation zu erklären: die klaren gesellschaftlichen Vorteile des wissenschaftlichen, ökonomischen und kulturellen Fortschrittes der modernen Menschheit auf der einen Seite, und die gerade daraus entstehenden neuen gesellschaftlichen Pathologien wie etwa der Wahnsinn und die Kriminalität auf der anderen Seite. Wie Moore in Bezug auf das Körperverständnis der Medizin des 19. Jahrhunderts sagt:

> "Overworking the brain could damage digestion or hinder reproduction. Even worse, the will was fatally weakened, allowing victims to succumb to all manner of vicious, even criminal, behavior. Exhaustion – and especially nervous exhaustion or neuroasthenia – was the great fear of the nineteenth century, a fear which Nietzsche shared."[231]

Bereits Anfang der 1880er Jahre hatte sich Nietzsche auf den Weg zur psychologischen Untersuchung über die Psychiatrie gemacht und kannte daher die Werke von Rée, Maudsley, Bain, Ribot (obwohl es unklar bleibt, ob er seine Schlüsseltexte tatsächlich kannte[232]), Bourget, Krauss, etc. So liest er bereits 1881 Henry Mauds-

---

229  Nietzsche, Nachlaß 1885-1887, KSA 12, S. 372.

230  Haase, M. L. (1989): „Friedrich Nietzsche liest Francis Galton". In: Nietzsche Studien 19: 1-19.

231  Moore, G. (2004): „Nietzsche, medicine and meteorology". In: Nietzsche and science, Aldershot/Burlington, VT, 71-90, S. 74.

232  Stingelin, M. (2000): „Psychologie". In: Ottmann H. (Hrsg.), Nietzsche-Handbuch: Leben – Werk – Wirkung, Metzler Verlag; Stuttgart/Weimar, 423-424, S. 424.

ley, *Die Zurechnungsfähigkeit der Geisteskranken* (1875), wodurch einige seiner Erörterungen zur Epilepsie in *Morgenröte* einfließen. In *Götzen-Dämmerung* schreibt Nietzsche: „Die Anthropologen unter den Criminalisten sagen uns, dass der typische Verbrecher hässlich ist: monstrum in fronte, monstrum in animo".[233] Nach Alexander Bain, einem Neurowissenschaftler, von dem Nietzsche das Werk *Erziehung als Wissenschaft* (1880) in seiner Bibliothek hatte, war etwa die Nervenkraft dafür verantwortlich, dass es eine Verbindung zwischen Geist und Körper gibt. Dabei herrschte eine mechanische Vision des Organismus: So wie eine Maschine das richtige Maß an Energie benötigt, bedarf auch der Organismus eines richtigen Maßes an Kraft, damit der Organismus gut funktioniert. Wenn ein Exzess oder Mangel an dieser Nervenkraft vorliegt, dann entstehen die physiologischen Probleme.

Bei Galtons Werken interessierte sich Nietzsche sehr für den Zusammenhang zwischen Neurose, Geisteskrankheit und Verbrechen. So hat auch Galton einen Anteil an der Auseinandersetzung Nietzsches mit Strindberg:

> „Der *hereditäre* Verbrecher décadent, selbst Idiot – kein Zweifel! Aber die Geschichte der Verbrecher-Familien, für die der Engländer Galton (,the hereditary genius') das größte Material gesammelt hat, führt immer auf einen *zu starken* Menschen für ein gewisses sociales niveau zurück."[234]

Obwohl dies heute glücklicherweise nicht mehr praktiziert wird, zeigt es, dass Nietzsches spätere Beschäftigung mit dem Begriff der *Degenerenz* bestätigt, dass im 19. Jahrhundert viele soziale Phänomene als Pathologien interpretiert wurden: „not only crime, prostitution and alcoholism, but also democracy, pessimism and Christiatinity are all social symptoms of nervous debility, weakness of will and hyper-irritability".[235]

Nach Wahrig-Schmidt seien die „Phänomene der sogenannten Degenereszenz" das, was Nietzsche als „Werkzeuge für die Analyse der „Decadence" zu gewinnen" versucht.[236] So notiert Nietzsche im Nachlass über ein Stück von Féré:

233 Nietzsche, Götzen-Dämmerung, KSA 6, S. 69.

234 eKGWB/BVN-1888,1176 – Brief an August Strindberg von 8.12.1888.

235 Moore, G. (2004): „Nietzsche, medicine and meteorology". In: Nietzsche and science, Aldershot/Burlington, VT, 71-90, S. 74. (Vgl. Nietzsche, Nachlaß 1887-1889, KSA13, S. 599-600.)

236 Wahrig-Schmidt, B. (1988): „„Irgendwie, jedenfalls physiologisch". Friedrich Nietzsche, Alexandre Herzen (fils) und Charles Féré 1988". In: Nietzsche-Studien 17, 435-464, S. 439.

„*Féré* p. 89. *die Unfähigkeit zur fortgesetzten Arbeit* / Folge excessiver Arbeit unter ungenügender Ernährung, namentlich einer immer tieferen und dauerhafte<ren> Erschöpfung, welche in der nächsten Generation morbide Erscheinungen zu Tage bringt wir kennen auch eine hereditäre *Überarbeitung*: Hauptursache für die Degener<ation> einer Rasse, – damit wird sie immer unfähiger für produktive Anstrengungen / Die Faulheit, als Unfähigkeit zu anhaltender Anstrengung, der Degeneration zu eigen."[237]

Ein weiteres Zitat aus dem Nachlass, das Férés Einfluss deutlich zeigt: „Endlich: die zunehmende Zivilisation, die zugleich nothwendig auch die Zunahme der morbiden Elemente, des *Neurotisch-Psychiatrischen* und des *Criminalistischen* mit sich bringt ..."[238]

Wahrig-Schmidt interpretiert Nietzsches Verwendung physiologischer und naturwissenschaftlicher Konzepte vor allem als „rhetorische[r] Absicht", und zwar um „einen alternativen Zugang zu Problemen der Erkenntnistheorie und der Ästhetik" zu eruieren.[239] Deshalb stellt sie auch fest, dass: „[o]bwohl die Theorie der Decadence für Nietzsche also von Anfang an mit biologischen und medizinischen Argumenten verknüpft war, hat seine Beschäftigung mit ihr doch hauptsächlich den Charakter einer *literarischen* Auseinandersetzung mit einem *literarischen* Phänomen."[240] Mit dieser Interpretation will Wahrig-Schmidt mögliche Probleme in der Verknüpfung zwischen der *décadence*-Theorie als kulturellem Phänomen und der Biologie vermeiden. Meines Erachtens jedoch stimmt diese Interpretation nicht ganz überein mit dem, wie ich zeigen möchte, was Nietzsche tatsächlich will und tut.

Es gibt unmissverständlich einen Bezug zwischen Degenerenz (Féré) und *décadence* (Bourget).[241] Für Bourget verweist der Begriff *décadence*, die auf die *décadence*-Bewegung in Frankreich des 19. Jahrhunderts zurückführt, prinzipiell auf einen Kunststil. Bourgets große Leistung bestand deshalb darin, dass er die *décadence*-Theorie auf die französische Literaturwissenschaft bezog. Nietzsche verfolgt jedoch ein anderes Projekt. Zwar gewinnt er aus dieser kulturellen Bewegung die Begründung seiner späteren Kritik an Wagner, doch die Funktion des Begriffes geht für ihn weit über die Kunst hinaus. Aus Bourgets Deutung der *décadence*, so

237  Nietzsche, Nachlaß 1887-1889, KSA 13, S. 429-30.

238  Nietzsche, Nachlaß 1887-1889, KSA 13, S. 366.

239  Wahrig-Schmidt, B. (1988): „Irgendwie, jedenfalls physiologisch". Friedrich Nietzsche, Alexandre Herzen (fils) und Charles Féré 1988". In: Nietzsche-Studien 17, 435-464, S. 439.

240  Wahrig-Schmidt, B. (1988): „Irgendwie, jedenfalls physiologisch". Friedrich Nietzsche, Alexandre Herzen (fils) und Charles Féré 1988". In: Nietzsche-Studien 17, 435-464, S. 440.

241  Vgl. Lampl, H. E., (1986): „Ex obvlione: Das Féré-Palimpsest". In: Nietzsche-Studien 15, 225-264.

scheint mir deutlich, erstellte Nietzsche ein Denkmodell. Anders als Bourget will Nietzsche die *décadence*-Theorie nicht bloß auf die Literatur beziehen, sondern auf das gesamte Spektrum der Kultur seiner Zeit. Diese Kultur betrifft nicht nur die literarische, künstlerische Kultur, sondern auch ihre Gesellschaft mitsamt ihrer zugrundeliegenden dualistischen, lebensfeindlichen Moral. Diese Interpretation, wenn auch mit anderen Akzenten, wird von Volker Neumann unterstützt. In seinem Buch zu Nietzsches Rezeption von Bourgets *décadence*-Begriff, stellt Neumann treffend fest: „Nietzsche [benutzt] den Ausdruck [Decadence, DA] über die Kunst hinaus für gesellschaftliche, mithin „moralphilosophischen" Zusammenhänge."[242]

Die *décadence* ist für Nietzsche am Anfang ein Zeichen dessen, was er früher auch den Nihilismus nannte, danach wird sie zum Oberbegriff seiner Kulturkritik. Gegen den Verfall der Werte plädiert Nietzsche in seinem Spätwerk wieder für die Kunst als Lösung und Antidot einer zunehmend kranken Welt und Gesellschaft. Ähnlich wie in der früheren Phase Nietzsches wird auch hier die Kunst als Ausweg aus dem Verfall der Kultur gesehen; doch anders als damals ist der Künstler kein allgemeiner Arzt, der die Kultur retten kann. Die Kunst wird zwar wieder in Bezug auf die Medizin und auf die Physiologie gebracht, doch sie scheint nun hoch individuell wirken zu können.

---

242  Neumann, V. (1999): Friedrich Nietzsches Rezeption des Begriffs „décadence" von Paul Bourget, Diplom.De, S. 3.

# Teil 2
# Nietzsches medizinische Philosophie

## 2.1 Das Verhältnis zwischen Nietzsches Philosophie und der Medizin

### 2.1.1 Was ist Philosophie für Nietzsche?

Wie kaum ein anderer Denker bemüht sich Nietzsche darum, die Verbindung zwischen Philosophie und Leben hervorzuheben. Eine akademische Philosophie, die die faktische Existenz des Menschen unberücksichtigt lässt und sich prinzipiell um lebensfremde, abstrakte Fragen kümmert, lehnt Nietzsche entschieden ab. Er versteht die Philosophie weder als ein Fachwissen noch als eine theoretische Disziplin. Zudem verzichtet sein Denken auf den Anspruch, ein wohlgeordnetes philosophisches System zu sein. Nietzsches aphoristischer Stil wendet sich unter anderem gegen die zu seiner Zeit dominierende Tendenz, die philosophische Forschung dem Modell der positiven Naturwissenschaften zuzuordnen. Dafür wurde Nietzsche nicht selten und abwertend „Dichterphilosoph" oder auch „Künstlerphilosoph"[243] genannt.

Nietzsches Philosophie situiert im Mittelpunkt den Menschen in seinen alltäglichen Lebenszusammenhängen. Denn im eigentlichen Sinne verweist die Philosophie, so Nietzsches Überzeugung, auf einen Lebensvollzug, der sich von dogmatischen Ansätzen einer akademischen Philosophie deutlich distanziert. Hierbei wird die Ambivalenz von Nietzsches Verhältnis zur Philosophie erkennbar: Einerseits kritisiert er ihre Neigung zur starren Begriffsbildung sowie ihre traditionelle Blindheit gegenüber praktischen Lebenszusammenhängen; andererseits sieht Nietzsche auch in der (seiner) Philosophie die Möglichkeit, eine Vermittlung zwischen begrifflicher Abstraktion und realem Leben zu eruieren.

---

243 Vuarnet, J.-N. (1976): L'artiste-philosophe, Paris (dt. Der Künstler-Philosoph, 1986, Berlin.)

© Springer Fachmedien Wiesbaden GmbH 2018
D. Aurenque, *Die medizinische Moralkritik Friedrich Nietzsches*,
https://doi.org/10.1007/978-3-658-20785-4_3

Spätestens mit Sokrates, so Nietzsche, sei in der Geschichte der Philosophie erkennbar, dass sie das faktische Leben grundsätzlich missachtet. In der Philosophie
verfestigt sich dies durch dessen Schüler Platon, der mit seinem metaphysischen
Dualismus die seelische, transzendente Welt höher als die diesseitige, leibhafte
Existenz bewertet. Für Nietzsche liegt der bisherigen Philosophie stets ein solcher
‚Platonismus' zugrunde, der auch mit Philosophen wie Hegel und Kant besonders
deutlich zum Ausdruck kommt. Demzufolge sind die Philosophen nach Nietzsche
für die irrtümliche Etablierung der Philosophie als einer dualistischen Metaphysik
verantwortlich und somit auch für ihre bisherige Welt- und Lebensfremdheit. Die
Philosophie in ihrem Praxis- und Lebensbezug zu rehabilitieren, ist ein Grund-
motiv, das Nietzsches Denken prägt. Denn nur so entdeckt man das, was Leben
für Nietzsche ist, was er in einem späteren Fragment aus dem Jahr 1886 so simpel
formuliert: „Leben ist Wille zur Macht."[244]

Aufgrund seiner Metaphysikkritik ist Nietzsches Philosophie berühmt. Diese
Kritik wird jedoch häufig so missverstanden, als ob Nietzsche ein Gegner *aller* Metaphysik sei. Genauer betrachtet kritisiert Nietzsche die dominierende Metaphysik
nicht, weil sie bloß metaphysisch sei, sondern weil *diese* Metaphysik eine Spaltung
der Welt und so auch des Lebens verursacht. Der ‚Platonismus' oder, was für Nietzsche ein Synonym ist, das Christentum, geht nach Nietzsche von einer irrtümlichen
Metaphysik aus, die als Irrtum erkannt werden sollte: „Die Welt scheiden in eine
‚wahre' und eine ‚scheinbare', sei es in der Art des Christenthums, sei es in der Art
Kant's (eines *hinterlistigen* Christen zu guterletzt) ist nur eine Suggestion der décadence, – ein Symptom *niedergehenden* Lebens…"[245] Der platonischen Metaphysik
stellt Nietzsche eine eigentliche, aus Heraklits Lehre inspirierte Metaphysik der
Einheit gegenüber. Wie die platonische Metaphysik habe auch das Christentum
Begriffe wie „‚Jenseits', ‚wahre Welt' erfunden, um die *einzige* Welt zu entwerthen,
die es giebt, – um kein Ziel, keine Vernunft, keine Aufgabe für unsre Erden-Realität
übrig zu behalten!"[246] Wie Heraklit mit seinem einheitlichen Verständnis der Welt
-„Alles in einem"- denkt auch Nietzsche, dass die Welt eine Einheit konstituiert.
Im Rahmen dieser einheitlichen Weltauffassung wird der Status von Gegensätzen
problematisch. Denn während in einer durch Dualität gekennzeichneten Welt Gegensätze – wie gut und böse, schön und hässlich, praktisch und theoretisch – fest
und eindeutig etabliert werden können, lehrt Nietzsches Metaphysik der Einheit,
dass das Verhältnis zwischen Gegensätzen nicht starr, sondern *dynamisch* ist.
Diese Dynamik beinhaltet die Möglichkeit, einen Übergang von einem Extremen

---

244  Nietzsche, Nachlaß 1885-1887, KSA 12, S. 161.
245  Nietzsche, Götzen-Dämmerung, KSA 6, S. 79.
246  Nietzsche, Ecce homo, KSA 6, S. 374.

in das andere Extreme zu vollziehen, sodass Gegensätze dadurch nur graduelle Unterschiede aufweisen können. Die Umkehrung von Etwas in sein Gegenteil sowie die steten Wert- und Sinnesänderungen von Phänomenen sind also aufgrund von Nietzsches Metaphysik prinzipiell möglich, nicht aber für die traditionelle metaphysische Philosophie. Auf die Frage „wie kann Etwas aus seinem Gegensatz entstehen" antwortet die metaphysische Philosophie so, dass „sie die Entstehung des Einen aus dem Andern leugnete und für die höher gewertheten Dinge einen Wunder-Ursprung annahm, unmittelbar aus dem Kern und Wesen des ‚Dinges an sich' heraus."[247] Nur weil Nietzsche die Welt als eine Einheit versteht, in der sich Gegensätze nicht eindeutig feststellen lassen, wo der Unterschied zwischen Richtigem und Falschem nur graduell aufzufassen ist, wird ein perspektivistisches Denken erforderlich, das der Interpretations- und Situationsbedingtheit aller Wahrheiten und Einsichten gerecht wird.

Da die Philosophie für Nietzsche keine dogmatische Lehre, sondern ein der Perspektivität aller Wahrheiten verpflichteter und ganz individuell zu führender Lebensvollzug ist, bedarf seine Philosophie stets der inkarnierten Exemplifizierung. Nietzsche selbst stilisiert sich als jenen Philosophen, bei dem Denken und Leben zusammenfließen. Nicht von ungefähr spricht man in der Literatur von Nietzsches Philosophie als „etwas ganz und gar Persönliches".[248] Dass Nietzsches Philosophie mit seiner eigenen Selbstdarstellung als Wendepunkt einer neuen Kultur gilt,[249] wird deshalb auch oft betont. Es ist in der Forschung daher unumstritten, dass Nietzsches Philosophie stets in einem engen Verhältnis zu seinem eigenen Leben steht.[250] Von hier aus lässt sich also erklären, dass die Einbeziehung seiner Pathographie zugunsten der Klärung seiner medizinischen Metaphorik eine legitime Herangehensweise ist.[251]

Der persönliche Charakter von Nietzsches Philosophie führt auch dazu, wie Günter Figal dies bemerkt, dass er die Philosophie „in einer zuvor unbekannten Weise dramatisiert."[252] Diese Wortwahl ist durchaus zutreffend. Denn die Philoso-

---

247 Nietzsche, Menschliches Allzumenschliches, KSA 2, S. 23.

248 Skowron, M. (2009): „Philosophie". In: Niemeyer, C. (Hrsg.) Nietzsche-Lexikon, WBG (Wissenschaftliche Buchgesellschaft), 294-297, S. 297.

249 Vgl. Gerhardt, V. (2006⁴): Friedrich Nietzsche, C. H. BecK, S. 12; Figal, G. (1999) Nietzsche. Eine philosophische Einführung, Reclam Verlag, S. 30-31.

250 Long, T. A. (1990): „Nietzsche's Philosophy of Medicine". In: Nietzsche-Studien 19, 112-128.

251 Vgl. Volz, P. D. (1990): Nietzsche im Labyrinth seiner Krankheit. Eine medizinisch-biographische Untersuchung. Würzburg: Königshausen u. Neumann.

252 Figal, G. (1999): Nietzsche. Eine philosophische Einführung, Reclam Verlag, S. 9.

phie zu dramatisieren bedeutet, wie man dem griechischen Wort δρᾶμα (Handlung) entnehmen kann, sie wieder handlungsrelevant zu machen. Nietzsche will das Handlungspotenzial der Philosophie, das die dogmatische philosophische Tradition zu vergessen scheint, stärken. Dafür muss die Philosophie wieder Zugang zum Drama des Lebens finden, was aber auch heißt, in alltägliche Lebenszusammenhänge hineinzudringen. Somit erweist sich Nietzsche als ein Vorbild der modernen (sogar auch der postmodernen) Versuche – wie jener Freuds, Marxs, Husserls, Heideggers, Foucaults oder Derridas, die die aufgrund der logozentrischen Tradition vergessene Lebenswelt des Menschen wieder in den Vordergrund der Philosophie stellen wollen. Bisher beschäftigte sich laut Nietzsche die Philosophie als Metaphysik mit Fragen, die über die alltäglichen, jedermann zugänglichen Erfahrungen hinausgehen. Statt dem menschlichen Leben nah zu bleiben, was jedem Mensch am Innigsten ist, tendiert sie dieses zu vergessen. Die alltäglichen Erfahrungen eines jeden Menschen sollen in den Mittelpunkt der philosophischen Forschung rücken, damit sie in ihrer Komplexität und in ihrem Sinn herausgestellt werden können. Wenden wir den Blick dem alltäglichen, konkreten Leben zu, dann entdecken wir es nach Nietzsche nicht nur neu, sondern auch mit intensiverer Kraft. Auf das Leben und mithin auf all seine scheinbaren Selbstverständlichkeiten zu achten, ermöglicht uns nach Nietzsche erst, Philosophie zu vollziehen. Die Achtung auf das Leben bedeutet aber nicht, dieses erkenntnistheoretisch auffassen zu wollen. Vielmehr geht es darum, das Leben zunächst so nah wie möglich zu erleben, damit man es erst nachträglich einer theoretischen Reflexion unterzieht. So rät Nietzsche im Aphorismus *Nicht unzeitig sehen wollen* aus *Menschliches, Allzumenschliches*:

> „So lange man Etwas erlebt, muss man dem Erlebniss sich hingeben und die Augen schliessen, also nicht *darin* schon den Beobachter machen. Das nämlich würde die gute Verdauung des Erlebnisses stören: anstatt einer Weisheit trüge man eine Indigestion davon."[253]

Philosophie wird also nach Nietzsche nicht bloß betrieben, sondern *gelebt*. Nur eine solche gelebte Philosophie ist nach Nietzsche wahrhaft nachdenklich. Diese fängt mit den ursprünglichen, elementaren Erfahrungen an, die einem Menschen das zu denkende Material liefern.

Philosophie vollzieht sich also stets durch eine individuelle Lebensweise, das heißt durch eine *leibhafte Praxisführung*. Dem leiblichen Aspekt des menschlichen Daseins gerecht zu werden, diesen in seiner sinn- und wertstiftenden Funktion zu erkennen, sind Grundziele Nietzsches ‚irdischer‘ Philosophie. So ist Zarathustras Rat

---

253  Nietzsche, Menschliches Allzumenschliches II, KSA 2, S. 687.

an die Menschen „*bleibt der Erde treu*" als jene Botschaft zu verstehen, die danach strebt, die sinnlichen, empirisch wahrnehmbaren Erfahrungen hinter unseren abstrakten und allgemeinen Einsichten und Wertschätzungen herauszustellen. Indes stellt Volker Gerhardt zu Recht fest: „Nietzsche stilisierte sich [...] als Philosoph der verfeinerten sinnlichen Wahrnehmung."[254] Den Zusammenhang zwischen abstrakten Konstruktionen und Begriffen und der leiblichen Konstitution wiederherzustellen, den Leib als „grosse Vernunft" mit der „kleinen Vernunft" des Bewusstseins zu verbinden,[255] ist Nietzsches stete Motivation. Die leiblich-sinnlichen Ursprünge all unserer Einsichten und Meinungen – auch unserer moralischen Wertungen – sollen also nach Nietzsche wieder bemerkbar werden. In einem späteren Fragment beschreibt Nietzsche dies mit der inzwischen reifen Kenntnisse der physiologischen Wissenschaft: „Antwort: das moralische Werthschätzen ist eine *Auslegung*, eine Art zu interpretiren. Die Auslegung selbst ist ein *Symptom* bestimmter physiologischer Zustände, ebenso eines bestimmten geistigen Niveaus von herrschenden Urtheilen. *Wer legt aus?* – Unsere Affekte."[256] Damit sollen Wertschätzungen sowohl auf ihre verdeckte, leiblich bezogene Voraussetzungen als auch auf die jeweils individuelle Lebenserfahrung eines Menschen bezogen werden.

Zusammenfassend gesagt, bedeutet Nietzsches Philosophie eine Überwindung ihres traditionellen Verständnisses als theoretischer Disziplin. Philosophie als Philosophieren, als dynamische Verwirklichung, unterscheidet sich somit radikal von deren akademischer Umsetzung: „Der Gelehrte, der im Grunde nur noch Bücher ‚wälzt' – der Philologe mit mässigem Ansatz des Tags ungefähr 200 – verliert zuletzt ganz und gar das Vermögen, von sich aus zu denken."[257] Der Gelehrte ist nach Nietzsche „ein décadent", da er vom Denker zum bloßen Kommentator geworden ist. Mit seiner Interpretation will Nietzsche nicht etwa die Theorie preisgeben, sondern ihren Bezug zur Praxis wieder sichtbar machen. Dafür hält aber Nietzsche für unverzichtbar, dass Theorie und Praxis, Denken und Handeln, als ergänzende Bereiche und keineswegs als Gegensätze angesehen werden. Der Leib fungiert dabei als Schnittstelle. Auf die Frage, „ob wir eine andere Methode kennen, um gut zu handeln als immer gut zu denken" antwortet Nietzsche emphatisch: „letzteres *ist* ein Handeln, und ersteres setzt Denken voraus."[258] Denken ist also auch Handeln, insofern dieses stets Handlungen hervorruft und sich auf lebensweltliche Sachverhalte – das jeweilige menschliche Leben – bezieht. Gleichwohl ist unser praktischer

---

254  Gerhardt, V. (2006⁴): Friedrich Nietzsche, C. H. Beck, S. 14.
255  Nietzsche, Also sprach Zarathustra, KSA 4, S. 39.
256  Nietzsche, Nachlaß 1885-1887, KSA 12, S. 161.
257  Nietzsche, Ecce homo, KSA 6, S. 292-293.
258  Nietzsche, Nachlaß 1887-1889, KSA 13, S. 285.

Umgang in der Lebenswelt keine undifferenzierte Praxis, sondern durch eine epistemologische Komponente gekennzeichnet, die ihren Bezug zur Theorie erweist. Praxis und Theorie sind also bei Nietzsche nicht mehr zu trennen.[259] Ihre strenge Trennung ist eine künstliche Abstraktion: „Man muß seinen Muth und seine Strenge so weit treiben, eine solche Unterwerfung wie eine Scham zu empfinden. Nicht mit zweierlei Maß leben!... Nicht Theorie und Praxis trennen!"[260] Wenn es darum geht, das Denken zu lernen, soll man sich nach Nietzsche vergewissern,

> „dass es zum Denken einer Technik, eines Lehrplans, eines Willens zur Meisterschaft bedarf, – dass Denken gelernt sein will, wie Tanzen gelernt sein will, als eine Art Tanzen... Wer kennt unter Deutschen jenen feinen Schauder aus Erfahrung noch, den die *leichten Füsse* im Geistigen in alle Muskeln überströmen!"[261]

Die Metapher des Denken-Lernens als ein Tanzen-Lernen will nichts anderes sagen als dies: So wie das Denken eine bestimmte Praxis erforderlich macht, genauso bedarf die Praxis der Theorie. Gerade die Medizin, wie ich im Folgenden zeigen werde, ist ein eindrucksvoller Beweis dieser Ergänzung.

## 2.1.2    Was bedeutet Medizin?

Obwohl Nietzsche sein Verständnis von der Medizin nicht systematisch präsentiert, lassen sich zahlreiche Überlegungen und verstreute Äußerungen über die Bedeutung der Medizin in seinen Werken finden, die eine kohärente Rekonstruktion seines Medizinverständnisses ermöglichen, wie Jaspers deutlich erkannte: „Nietzsches Werk ist erfüllt von Fragen nach Sinn und Bedeutung der Krankheit".[262] Das Bedürfnis nach einer solchen Rekonstruktion zeigt sich aber erst in voller Brisanz, wenn die Relevanz und die Tiefe von Nietzsches Medizinverständnis aus der Perspektive der Medizintheorie betrachtet wird. Die Rekonstruktion seines Medizinverständnisses erfordert also nicht nur, dass in Nietzsches Werken *Spuren* eines solchen Verständnisses vorhanden sein müssen, sondern auch, dass sie *als* Spuren eines *Medizinverständnisses* erkannt werden können. Zusammen betrachtet setzen beide Bedingungen voraus, dass der Leser in Nietzsches Werken verweilt und diese achtsam liest; zusätzlich kommt aber hinzu, dass er wenigstens mit grundlegenden

---

259   Vgl. Gerhardt, V. (2006⁴): Friedrich Nietzsche, C. H. Beck, S. 19.

260   Nietzsche, Nachlaß 1887-1889, KSA 13, S. 286.

261   Nietzsche, Götzen-Dämmerung, KSA 6, S. 109.

262   Jaspers, K. (1950³): Nietzsche. Einführung in das Verständnis seines Philosophierens, Berlin: de Gruyter, S. 91.

Gedanken der Medizintheorie vertraut sein muss, um den engen Bezug zwischen Nietzsches Philosophie und der Medizin zu erkennen und diesen angemessen zu deuten. Erst vor dem Hintergrund einer allgemeinen Darstellung dessen, was mit dem Wort ,Medizin' gemeint ist, lässt sich also Nietzsches Verständnis der Medizin im Laufe der folgenden Absätze rekonstruieren sowie ihre Bedeutung und Tragweite charakterisieren.

Was die Medizin ist, kann aufgrund ihres fundamentalen Praxisbezuges erst anhand einer Medizin*theorie* beschrieben werden. Da sich in der Medizin Handeln und Wissen in einer ganz besonderen Weise zueinander verhalten, kümmert sich die Medizintheorie um die Erforschung dieses Verhältnisses.[263] Anhand ihres Wissens will die Medizin konkrete Handlungen hervorrufen, die in die faktische Existenz eines Menschen eingreifen und die seinem individuellen Wohlergehen dienen sollen. Die Medizin wird deshalb als eine *Handlung*swissenschaft, als eine „praktische Disziplin" also, verstanden, da sie darauf abzielt, in der „Wirklichkeit bewußt und geplant zu handeln".[264] In diesem Sinne hat eine Theorie der Medizin zum Ziel, die meistens unreflektierten Voraussetzungen und Begriffe der medizinischen Praxis herauszustellen, sie zu thematisieren und nach deren Legitimierungsgründen zu fragen.[265] Somit trägt die Medizintheorie zur Bildung und Differenzierung des Selbstverständnisses der Medizin bei.

Die Medizin gehört zu einer äußerst komplexen Konstellation: Denn sie ist nicht nur eine praktische, sondern auch eine *poietische* Disziplin. Praxis (πρᾶξις) und Poiesis (ποίησις) sind zwar zwei eng miteinander verbundene Begriffe, dennoch sind sie auch voneinander zu trennen. Während die Praxis sich auf Handlungen im Allgemeinen bezieht, das heißt auf jene, die „eine[n] gewollten (oder gesollten) Zweck[...] in die Realität" umsetzen wollen,[266] betrifft die Poiesis eine spezifische Handlungsform, nämlich die Herstellung oder Hervorbringung eines Werkes. Poiesis und Praxis haben gemeinsam, dass sie nicht zur Welt apodiktischer Wahrheiten gehören, sondern zum Bereich der Kontingenz. Sie verweisen auf Handlungen, die auch anders sein können. Der Grundunterschied liegt darin, wie dies Aristoteles

---

263  Vgl. Paul, N.W. (2006): „Medizintheorie". In: Schulz S./Steigleder K./Fangerau H./Paul N.W. (Hrsg.), Geschichte, Theorie und Ethik der Medizin. Eine Einführung, Suhrkamp, 59-73, hier: S.60.

264  Wieland, W. (2004): Diagnose. Überlegungen zur Medizintheorie, Warendorf, S.24.

265  So besteht für Wolfgang Wieland das Ziel einer Wissenschaftstheorie, die sich um die Medizin kümmert, „in der Analyse jener Begriffe, die von der Wissenschaft zwar ständig gebraucht, innerhalb ihrer jedoch niemals thematisiert werden." Vgl. Wieland, W. (2004): Diagnose. Überlegungen zur Medizintheorie, Warendorf, S.23.

266  Vgl. Historisches Wörterbuch der Philosophie: Handeln, Handlung, Tat, Tätigkeit. HWPh: Historisches Wörterbuch der Philosophie, S.10371 (vgl. HWPh Bd. 3, S.992).

thematisierte, dass die Poeisis sich *lege artis* bzw. an den Regeln der Kunst orientiert, die Praxis dagegen an sittlichen Tugenden.

Seit ihrem Anfang wird die Medizin vor allem als Ausdrucksform der Poiesis und daher auch als eine besondere Form von Technik und Kunst konzipiert. Die poietische Dimension der Medizin ermöglicht ihre moderne naturwissenschaftliche Ausrichtung und lässt sich bereits im Medizinverständnis der Antike erkennen. Das deutsche Wort „Medizin" bezieht sich auf das griechische Wort τέχνη ἰατρική – was im Lateinischen als „*ars medica*" übersetzt wird – und bedeutet nichts anderes als Heil*kunst*: „Diener dieser Techne ist der Arzt; das drückt sich auch darin aus, daß in der griechischen Bezeichnung ἰατρική nicht nur auf den Vorgang des Heilens, sondern auch auf den dafür Verantwortlichen, den ἰατρός, hingewiesen wird."[267] Die poietische Dimension der Medizin kommt aber nicht nur etymologisch zur Geltung. So steht am Anfang des ersten Aphorismus des Hippokrates von Kos fest, dass die Medizin als eine besondere technische Leistung zu fassen ist[268]: *Ars longa / vita brevis*; Das Leben ist kurz, die Kunst ist lang. Das lateinische Wort *ars* sowie das entsprechende griechische Wort τέχνη sind äquivok; sie verweisen sowohl auf das Wissen des handwerklichen Herstellens, auf die Anfertigung von Geräten und Apparaten also, als auch auf das Schaffen der schönen Künste. Die *ars medica* wird „nach rational kontrollierbaren Methoden – vor allem dem Gesetz von Ursache und Wirkung – ausgeübt", sodass sie häufig in die Kategorie der sogenannten „angewandte[n] Wissenschaften" eingeordnet wird.[269] Die Frage, ob die Medizin „eine Kunst oder eine Wissenschaft sei",[270] erweist sich somit als eine der komplexesten und weitgehendsten Grundfragen der Medizintheorie.

Die Medizin als Kunst verweist auf ein bestimmtes Wissen über die Funktionalität des menschlichen Körpers oder auch der Psyche, das der Heilung dient. Darin lässt sich ein prinzipiell technisches Denkmodell erkennen: „Τέχνη bezeichnet ein zielgerichtetes, sachgemäßes Können, eine Fertigkeit, Geschicklichkeit oder Kunst (ars)."[271] Wie jede andere Kunst, will auch die Heilkunst etwas Spezifisches bewir-

---

267  Historisches Wörterbuch der Philosophie: Medizin, Heilkunst, Medizinphilosophie. HWPh: Historisches Wörterbuch der Philosophie, S. 18854 (vgl. HWPh Bd. 5, S. 968).

268  Zum Verhältnis zwischen Medizin, Kunst und Wissenschaft siehe: Wiesing, U. (1995): Kunst oder Wissenschaft? Konzeptionen der Medizin in der deutschen Romantik. Frommann-Holzboog; Stuttgart:Bad Cannstatt.

269  Historisches Wörterbuch der Philosophie: Medizin, Heilkunst, Medizinphilosophie. HWPh: Historisches Wörterbuch der Philosophie, S. 18854 (vgl. HWPh Bd. 5, S. 968).

270  Wiesing, U. (1995): Kunst oder Wissenschaft? Konzeptionen der Medizin in der deutschen Romantik. Frommann-Holzboog; Stuttgart:Bad Cannstatt, S. 15.

271  Historisches Wörterbuch der Philosophie: Technik. HWPh: Historisches Wörterbuch der Philosophie, S. 42325 (vgl. HWPh Bd. 10, S. 940).

ken: Die Gesundheit wiederherstellen. Selbst wenn zur Medizin auch eine Reihe anderer Aufgaben gehört – wie etwa das Leben eines Menschen zu retten oder seine Lebensqualität zu verbessern –, ist die Pflege und Erhaltung der Gesundheit ein, wenn nicht sogar das wichtigste Ziel der Medizin.[272] Dem technischen Wissen ist die Überzeugung inne, dass aus dem Wissen über die inneren Zusammenhänge und konstitutiven Elemente eines Sachverhaltes – im Fall der Medizin, der physischen und psychischen Konstitution eines Menschen –, eine angemessene Sachkenntnis des Ganzen zu erhalten ist.[273] Das technische Wissen charakterisiert sich zudem darin, dass dieses erlernbar und kommunizierbar ist. Die Angemessenheit sowie der Wert eines solchen Wissens stützen sich dabei vor allem auf empirische Voraussetzungen. Wiederholte Erfahrungen weisen darüber nach, inwiefern das erlernte Wissen angemessen ist. Eine der entscheidenden Eigenschaften des technischen Wissens besteht gerade darin, dass seine Geltung davon abhängt, ob die durch dieses Wissen geleitete Handlung das gesuchte Ziel erreicht. Wenn ein Wissen über die Herstellung eines bestimmten Produktes, etwa eines Tisches, zu einer den erwünschten Tisch bauenden Handlung führt, dann erweist sich dieses Wissen als wertvoll und bewahrungswürdig. Führt eine bestimmte herstellende Handlung, die *lege artis* durchgeführt wird, nicht zum gesuchten Ergebnis, dann zeigt sich dieses Wissen als ergänzungsbedürftig oder gar als überholt. Dasselbe gilt für das medizinische Wissen. Die technische Dimension der Medizin zeigt sich also konkret in der Tatsache, dass sie ein Wissen ist, das bestimmte, zielgerichtete Handlungen verursacht. Das medizinische Wissen ist daher nur sinnvoll, insofern es bestimmte Ziele, wie traditionell die Prävention, Diagnose und Therapie von gesundheitlichen Störungen, bewirkt. Als Disziplin ist sie deshalb nicht selbstgenügsam, da ihre Rechtfertigung nur anhand der Erfüllung ihrer Ziele stattfinden kann.

Obwohl die Medizin eine Form der Poiesis und so auch der Technik darstellt, ist sie eine „sonderbare Kunst".[274] Denn anders als eine Technik im herkömmlichen Sinne, die die Herstellung einer Sache will, versucht die Medizin eher einen Zustand – paradigmatisch die Gesundheit – zu bewirken. Die Medizin als Heilkunst nimmt daher, wie Hans Jonas dies beschreibt, eine „Sonderstellung" im Bereich der Künste ein, „denn Heilung ist ja nicht die Herstellung einer Sache, sondern

---

272  Nordenfelt, L. (2007): „The concepts of health and illness revisited". In: Med Health Care Philos 10(1):5-10, S. 5.

273  Vgl. Seit Platon ist die τέχνη ein „Wissen um die Gründe und Zusammenhänge". Historisches Wörterbuch der Philosophie: Technik. HWPh: Historisches Wörterbuch der Philosophie, S. 42328 (vgl. HWPh Bd. 10, S. 941).

274  Gadamer, H.-G. (1999²): Gesammelte Werke 4 [GW 4], Neuere Philosophie II, „Apologie der Heilkunst", Mohr Siebeck: Tübingen, S. 267.

die Wiederherstellung eines Zustandes, und der Zustand selbst, obwohl Kunst für ihn aufgewandt wird, ist kein künstlicher, sondern eben der natürliche oder ihm so nah wie möglich."[275] Damit ist gemeint, dass zur Produktion eines bestimmten Erzeugnisses, während in der technischen Herstellung ein Material gebraucht wird, ist das „Material" der medizinischen Kunst kein wertfreier naturwissenschaftlicher Organismus, sondern der Körper einer Person, bei dem die medizinischen Mittel und Methoden lediglich einen in ihm bereits angelegten Zustand hervorzurufen versuchen. Die Heilkunst hat nach Jonas ihre Grenze da, wo sie natürliche Regenerierungs- oder Heilungsprozesse nicht weiter fördern oder ersetzen kann. Somit zeigt sich die Medizin als ein Hybrid, das sich zwischen Technik und Natur bewegt. Von hier aus versteht sich aber zugleich, dass die Medizin sich an naturwissenschaftlichen Erkenntnissen bedient, ja bedienen *muss*. Denn sie kann nur das hervorrufen, was von vornherein möglich ist. Zudem unterscheidet sich die medizinische Kunst von der gewöhnlichen Technik darin, dass sie ihr Ziel öfter verfehlt als die Technik. Aufgrund der Singularität eines jeden Menschen gelten die Regeln ärztlicher Kunst nicht uneingeschränkt und erst recht nicht für alle Patienten auf gleiche Weise: „Ein und dieselbe Krankheit, die mit ein- und demselben Diagnosebegriff benannt wird, kann doch individuell extrem unterschiedliche Verlaufsformen haben."[276] Dagegen bewirken technische Handlungen stets dasselbe, sobald sie über den richtigen Stoff, den genauen Bauplan und die Expertise verfügen.

In der Medizin sind Wissen und Handeln stets in einen *normativen* Rahmen eingebettet. Die Medizin gehört daher zu einer eigentümlichen Konstellation, die *technische, naturwissenschaftliche* sowie *ethische* Komponenten in sich vereinigt. Die Medizin erfolgt zwar nach Regeln der Kunst, das heißt innerhalb eines technischen Modells, doch ihre Motivation geht weit über das bloße Technische oder sogar über eine „rein naturwissenschaftliche […] Auseinandersetzung mit dem menschlichen Organismus und seinen Krankheiten" hinaus.[277] Die Intention des medizinischen Handelns und so der Ansammlung medizinischen Wissens ist weder technischer noch theoretischer, sondern ethischer Art. Die ungestörte Funktion des Organismus wiederherzustellen, ist nicht das primäre Ziel der Medizin, sondern nur ein Mittel für ihr eigentliches Ziel: hilfsbedürftigen oder leidenden Patienten zu helfen. Nur dazu spielen die Regeln der medizinischen Kunst sowie ihre naturwissenschaftlichen

---

275  Jonas, H. (1987): Technik, Medizin und Ethik. Praxis des Prinzips Verantwortung, Frankfurt a M., S. 146.

276  Wieland, W. (2004): Diagnose. Überlegungen zur Medizintheorie, Warendorf, S. 55.

277  Paul, N. W. (2006): „Medizintheorie". In: Schulz S./Steigleder K./Fangerau H./Paul N. W. (Hrsg.), Geschichte, Theorie und Ethik der Medizin. Eine Einführung, Suhrkamp, 59-73, S. 60.

Erkenntnisse eine Rolle. Wie Wolfgang Wieland dies beschreibt: „Was Medizin ist und sein kann, bestimmt sich von ihren eigenen Intentionen und Zielen her, aber nicht primär von den Mitteln, deren sie bedarf."[278] Betont man zu sehr die naturwissenschaftlichen Mittel, an denen sich die moderne Medizin bedient, dann scheint nahe zu liegen, die Medizin als eine wertfreie Anwendung der objektiven Naturwissenschaft zu konzipieren, wie einige Medizintheoretiker noch heute zu vertreten suchen.[279] Doch dies ist genauer gesehen eine Täuschung. Wie Wieland erörtert, dass die medizinische Praxis durch naturwissenschaftliche Erkenntnisse bereichert wird, heißt nicht, dass sie eine bloße Anwendungsform der Naturwissenschaft ist.[280] Das medizinische Bestreben begnügt sich nicht primär damit, die sogenannte „normale" körperliche oder seelische Funktionalität des menschlichen Organismus wiederherzustellen, sondern damit, dass durch die medizinische Behandlung ein nicht medizinisches Ziel erreicht wird, nämlich das Wohlergehen eines Menschen. Denn die Medizin ist seit ihrem Ursprung einer holistischen Auffassung von Gesundheit verpflichtet, die sich nicht auf die bloße Wiederherstellung von biologischen oder anatomischen Einzelfunktionen konzentriert, sondern auf deren Wiederherstellung insofern ihre Störung ein *Problem* für den Betroffenen darstellt.[281] Hierbei kommt ein entscheidender Unterschied zwischen medizinischem und rein naturwissenschaftlichem Wissen zur Geltung: Während die naturwissenschaftliche Erkenntnis Gesetzlichkeiten oder Regelmäßigkeiten von natürlichen Vorgängen eines mechanisch konzipierten Organismus bestimmen will, konzentriert sich die Medizin dagegen auf das Wohl eines *jeweiligen* Menschen, das gerade nicht nach rein biologischen Gesetzlichkeiten bestimmt werden kann.[282]

Der ärztliche Beruf wird deshalb in Bezug zu einem bestimmten moralischen Verhalten gebracht, welches in der medizinischen Tradition unter dem Namen „ärztliches Berufsethos" oder „ärztliches Ethos" bekannt ist. Traditionell basiert dieses Ethos auf einer fundamentalen Asymmetrie, die das Arzt-Patient-Verhältnis prägt. Die Asymmetrie dieses Verhältnisses geht jedoch mit einer Wissens-Asym-

---

278  Wieland, W. (2004): Diagnose. Überlegungen zur Medizintheorie, Warendorf, S. 26.

279  Boorse, C. (1976): „What a Theory of Mental Health Should be". In: Journal for the Theory of Social Behaviour 6, 61–84; Boorse, C. (1977): „Health as a theoretical concept". In: Philosophy of Science, Jg. 44, 542–560; Schramme, T. (2003): Psychische Krankheit aus philosophischer Sicht. Gießen.

280  Vgl. Wieland, W. (2004): Diagnose. Überlegungen zur Medizintheorie, Warendorf, S. 26.

281  Nordenfelt, L. (2007): „The concepts of health and illness revisited". In: Med Health Care Philos 10(1):5-10, S. 8.

282  Vgl. Wieland, W. (2004): Diagnose. Überlegungen zur Medizintheorie, Warendorf, S. 68-9.

metrie einher: Während der Patient unter einer bestimmten Erkrankung leidet, die er selbst nicht zu heilen weiß, ist der Arzt im Besitz dieses Heilungswissens. Im Arzt-Patient-Verhältnis verfügt der Arzt über die medizinische Kunst, auf welche der Patient angewiesen ist. In dieser asymmetrischen Konstellation, die im Handlungswissensvorsprung des Mediziners gegenüber seinem Patienten begründet ist, scheinen medizinische Beurteilungen und Bewertungen des Patientenzustandes sowie deren Behandlungsmöglichkeiten eine höhere Autorität als die des betroffenen Patienten zu besitzen. Doch diese überlegene Position des Arztes, die wir dieser Berufsgruppe zugestehen können, gründet nicht allein in seinem medizinischen Wissen, sondern in der ethischen Bedeutung, die dieses Wissen mit sich bringt. Denn die Patienten gehen nicht nur davon aus, dass Ärzte über ein medizinisches Wissen verfügen, sondern auch, dass sie dieses Wissen zu deren individuellem Nutzen anwenden, und ihnen nicht schaden möchten. Die Patienten vertrauen also darauf, dass Ärzte mit ihrem Wissen das Beste für sie tun werden, um ihnen in ihrer durch Krankheit oder Behinderung sensiblen Situation zu helfen.

Welche von den bislang dargestellten medizintheoretischen Überlegungen Nietzsche in seiner Philosophie – explizit oder implizit – vertritt, will das folgende Kapitel in extenso beantworten. Inwiefern die medizinische Kunst mit dem Projekt Nietzsches, eine „künstlerische" Philosophie zu entwerfen, übereinstimmt, ist jedoch die zunächst naheliegende Frage.

### 2.1.3 Philosophie und Medizin als Lebenskünste

Nietzsches Philosophie und die Medizin haben darin ihr Gemeinsames, so meine These, dass beide deren Sinn nur im praktischen Lebensvollzug finden. Das Leben stellt so den gemeinsamen Bereich dar, in dem sich seine Philosophie und die Medizin abspielen. Genauer gesehen beruht ihre Verbundenheit darin, dass beide als eine *Lebenskunst* erscheinen. Dabei gilt es, dies im wortwörtlichen Sinne zu verstehen: So wie die diätetische Ausprägung der antiken Medizin auf eine Lebenskunst verweist, mit der ein Mensch sich um die Pflege seiner Gesundheit kümmert, gehört zur Philosophie, wie Nietzsche sie versteht, die Aufzeigung einer *ars vivendi*, die zum individuellen Entwurf eines Daseins beiträgt. Bereits für Aristoteles verweist die Kunst auf eine hervorbringende Handlung, die der Planung und der Berechnung bedarf. Zu jeder Kunst gehört im Grunde Lehrbarkeit, Methodik und Zielgerichtetheit. Was die Philosophie betrifft, wird sie zu einer Lebenskunst, indem sie nach Grenzen und Möglichkeiten eines authentischen Lebens fragt. Dafür bedarf sie nicht unbedingt fester Regeln, sondern einer philosophischen Methode. Nietzsches Philosophie als *Kunst* zum Leben etabliert deshalb keine allgemein gültigen Regeln für die Lebensführung, bestimmt nicht deren Inhalt, sondern versucht das Rückgrat einer philosophischen Haltung, ein Ethos zu eruieren, die das Leben in der Vordergrund stellt.

Das enge Verhältnis zwischen Nietzsches Philosophie und der Medizin lässt sich also anhand des Bezuges des Lebens zur Kunst in seinem Denken am besten erklären. Nietzsche versteht das menschliche Leben als eine tragische Angelegenheit, die nur durch die eigene künstlerische Leistung einen Sinn erlangt. Es ist erst die Kunst als schöpferische Tätigkeit, die dem zwecklosen Dasein einen Sinn gibt. Somit versteht Nietzsche das Leben in der Analogie eines Kunstwerkes, das jeder Mensch für sich gestalten muss. So beschreibt Nietzsche in *Menschliches Allzumenschliches* den Entwurf des eigenen Daseins explizit als das Werk des Künstlers: „Ach, es ist viel Langeweile zu überwinden, viel Schweiss nöthig, bis man seine Farben, seinen Pinsel, seine Leinwand gefunden hat! – Und dann ist man noch lange nicht Meister seiner Lebenskunst, – aber wenigstens Herr in der eigenen Werkstatt."[283] Zu leben heißt im eigentlichen Sinne, Künstler seiner selbst zu werden, das eigene Dasein zu entwerfen und sich selbst Ziele zu setzen – selbst wenn man aufgrund dieser Ziele zugrunde gehen muss. Nun ist diese Zielsetzung jedoch nicht willkürlich; sondern je nach den eigenen, vitalen Möglichkeiten bestimmt. Entscheidend ist aber, dass diese Ziele einen Sinn haben. So sagt Figal hierzu: „Die welt- und lebensbedeutende Philosophie, die durch ihre Deutungen und Begriffe dem Leben vorschreibt, wie es zu spielen ist, ist Kunst. Die künstlerisch verstandene Philosophie schafft nicht Welt und Leben, aber sie gibt beidem *Sinn*."[284]

Wie genau ist denn die Zielsetzung des Menschen? Hier ist wichtig, einen Aspekt Nietzsches Denkens einleitend zu erklären, um etwaigen Missverständnissen vorzubeugen. Nietzsche denkt nicht, dass wir Menschen alle mögliche Ziele und Zwecke in unserem Leben setzen können. Sein Ansatz hat keinen Voluntarismus zum Fundament. Vielmehr ist Nietzsche der Überzeugung, dass *alle* menschliche Zielsetzungen, *alle* Lebensorientierungen, die wir befolgen, nichts anderes als Interpretationen oder Deutungen *unseres Leibes* sind – Nietzsche nennt sie deshalb „Symptome". Mit dem Wort „Leib" meint Nietzsche nicht die bloße materiale Beschaffenheit des Körpers, sondern Leib als einen beseelten Körper oder, was das gleiche bedeutet, als eine einverleibte Seele. Entgegen der seit Platon und Descartes verfestigten Spaltung des Menschen in eine seelische und eine körperliche Dimension, vertritt Nietzsche eine monistische anthropologische Auffassung.

---

283 Nietzsche, Menschliches Allzumenschliches II, KSA 2, S. 667.

284 Figal, G. (2012): „Nietzsche und Heidegger über Kunst". In: Neymeyr B/Sommer A. U. (Hrsg.), Nietzsche als Philosoph der Moderne, Universitätsverlag Winter GmbH Heidelberg, 241-251, hier S. 245.

Der Leib ist somit jene Schnittstelle zwischen Geistigem und Körperlichem eines Menschen, eine paradigmatisch integrative Instanz. Denn der Leib integriert auch eine weitere Dimension: die natürliche Kräfte, Triebe und Instinkte, die zu jeden Organismus gehören. Darüber hinaus sind für Nietzsche unsere Lebensziele und -zwecke alles andere als frei gewählte oder rein gedachte Ideale; sie sind Ausdrücke von unserer Leiblichkeit – unbesehen davon, ob wir ihrer bewusst sind oder nicht. Alle menschlichen Werke, die Philosophie miteingeschlossen, werden so bei Nietzsche gedeutet:

> „Die unbewusste Verkleidung physiologischer Bedürfnisse unter die Mäntel des Objektiven, Ideellen, Rein-Geistigen geht bis zum Erschrecken weit, – und oft genug habe ich mich gefragt, ob nicht, im Grossen gerechnet, Philosophie bisher überhaupt nur eine Auslegung des Leibes und ein *Missverständniss des Leibes* gewesen ist."[285]

Steht man in einer, wie ich es nennen will, „naiven" Einstellung dazu, dann lebt man das eigene Leben ohne wirklich zu wissen, wer man ist. Dagegen will Nietzsches Philosophie eine „erweckte" Einstellung hervorrufen, eine *Selbstwerdung*. Aus seiner Auseinandersetzung mit der physiologischen Wissenschaft lernte Nietzsche, dass jeder Organismus seine eigenen Grenzen und Möglichkeiten hat. Nietzsches Philosophie will deshalb nicht darüber belehren, *wie* ein Mensch sein Leben entwerfen soll, sondern eher darüber, *dass* Menschen einerseits sich selbst entwerfen sollten und andererseits, dass dieser Selbstentwurf im Sinne einer Übernahme dessen, was man ist, verstanden werden sollte. Wie man wird, was man ist, soll jeder selbst entscheiden. Welche Regel, wie Nietzsche es nennt, welches „Recept" für jemanden passend ist, soll individuell gesucht und entschieden werden: „Jeder Mensch hat seine *Recepte*, um das Leben zu ertragen (theils es leicht zu erhalten, theils es leicht zu machen, wenn es einmal sich schwer gezeigt hat), auch der Verbrecher. Diese überall angewandte Lebenskunst ist zusammenzustellen."[286] Sein Denken dient deshalb lediglich dazu, auf die Aufgabe jedes Einzelnen zur individuellen Selbstwerdung aufmerksam zu machen. Somit gehört zu Nietzsches Philosophie nicht nur eine Orientierung an der Praxis, sondern er, was besonders interessant ist, zeigt dabei zugleich ein poietisches sowie ein physiologisches Verständnis des Menschen.

Philosophie und Medizin beziehen sich also nicht nur auf einen gemeinsamen Bereich, nicht nur auf die Praxis des Lebens. Denn gleichzeitig sollen sowohl Nietzsches Philosophie wie auch die Medizin eine herstellende Handlung bewirken: zum einen die Ausbildung des eigenen „Stils" und eigener Lebensziele, zum

---

285 Nietzsche, Die fröhliche Wissenschaft, KSA 3, S. 348.
286 Nietzsche, Nachlaß 1875-1879, KSA 8, S. 288.

anderen die Wiederherstellung der Gesundheit. In beiden Fällen ist der Gedanke der Poiesis als jene spezifische Handlungsform wirksam, die die Hervorbringung eines Werkes (das Leben) oder eines Zustandes (die Gesundheit) will. Wenn die Philosophie einen Zugang zum Leben haben will, das Leben aber selbst eine hervorbringende Leistung darstellt, dann muss die Philosophie „künstlerisch" sein.[287] An dieser Stelle kann und sollte man sich fragen, warum die Poiesis, die sich auf technische und künstlerische Handlungen bezieht, gerade für die Vermittlung zwischen Philosophie und Leben einerseits und Medizin und Leben andererseits der geeignete Begriff ist. Hierzu ist es sinnvoll, auf den Zusammenhang zwischen Poeisis und Natur einzugehen. Da dieser Zusammenhang in Nietzsches Denken zwar stets wirksam ist, er diesen jedoch nicht explizit thematisiert, erfordert eine solche Erforschung, über Nietzsche hinaus zu gehen. Hierzu sind die Überlegungen Martin Heideggers zur Poiesis, der Nietzsches Philosophie trotz aller Kritik zutiefst verehrte, meines Erachtens hilfreich. Denn kein anderer Denker hat sich mit dem Zusammenhang zwischen Poiesis, Praxis und Natur so ernsthaft und ausführlich wie Heidegger auseinandergesetzt.[288]

Heidegger erkannte, dass sowohl das handwerkliche Anfertigen als auch das künstlerische Schaffen, die zur Poiesis gehören, eine strukturelle Ähnlichkeit mit dem natürlichen Wachstum aufweisen, das heißt mit dem, was die Griechen „Physis" (φύσις) nannten – was man gewöhnlich mit dem Wort „Natur" übersetzt. Poiesis und Physis verweisen, wie er in *Die Frage nach der Technik*[289] feststellt, auf eine Kraft, die das Auftreten von etwas, das Erscheinen eines neuen Sachverhaltes oder Zustandes, der zuvor nicht da war, ermöglicht: „Auch die φύσις, das von-sich-her Aufgehen, ist ein Her-vor-bringen, ist ποίησις. Die φύσις ist sogar ποίησις im höchsten Sinne."[290] Die Physis als natürliche Kraft im Lebendigen interpretiert Heidegger als die höchste Weise der Poiesis, da im Unterschied zum handwerklichen oder künstlerischen Produkt der „Aufbruch des Her-vor-bringens", der Grund und die Kraft ihrer eigenen Erscheinung also, in ihr selbst liegt.[291] Konkret: Gesetzt den Fall, dass Umweltbedingungen günstig sind, wächst und ändert sich ein Baum ganz *von sich aus;* er selbst bringt neue Zustände und Ereignisse zum Vorschein.

287  Vgl. Figal, G. (1999): Nietzsche. Eine philosophische Einführung, Reclam Verlag, S. 18.

288  Dazu: Aurenque, D. (2011): „Die Kunst und die Technik (Herstellung, poiesis, techne)". In: Espinet, David/Keiling, Tobias (Hrsg.), Kommentar zu ,Der Ursprung des Kunstwerks', Frankfurt a. M.: Klostermann (Reihe Heidegger-Forum), S. 33-45.

289  Martin Heidegger, (2000): Vorträge und Aufsätze, Gesamtausgabe 7 [GA7], hrsg. von W. von Hermann, Vottorio Klostermann: Frankfurt a. M.

290  Heidegger, Die Frage nach der Technik, GA 7, S. 12.

291  Heidegger, Die Frage nach der Technik, GA 7, S. 12-13.

Die Physis verweist somit auf diejenige Bewegung im Lebendigen, die weder des Handwerkers noch des Künstlers bedarf. Sie ist eine elementare Kraft, die selbst etwas hervorbringt. Im Unterschied dazu bedürfen technische und künstlerische Erzeugnisse stets der Mitwirkung eines Anderen. Kunst und Technik, so könnte man handlungstheoretisch erklären, verweisen auf zweckgerichtete Handlungen, die etwas anderes als sich selbst wollen. Doch in beiden Fällen ermöglichen Physis und Poiesis, dass etwas geschieht, das zuvor nicht da war. Poiesis und Physis stellen somit die Bedingungen dafür dar, dass neue Phänomene, Entitäten oder Zustände eintreten können. Wie die Physis ist auch die Poiesis eine Ermöglichung von Neuem.

Nietzsches Verständnis der Menschwerdung liegt also, mit Heideggers Worten, ein poietisches Modell zugrunde, in dem jedoch nicht die Technik, sondern die (schöne) *Kunst* zum Paradigma wird. Bereits zu Beginn der 70er Jahre weiß der junge Nietzsche über den Bezug des Lebens zur Kunst: „Vollendete Einsicht in die Zusammenhänge des Lebens mit der Kunst – Überwindung des Begriffs „Litteratur" –: Wagner."[292] Mit programmatischem Charakter schreibt Nietzsche über den „Übergang aus der *Gelehrsamkeit* zum *Bedürfniss* der *Kunst*" und über die „Überwindung des *romanischen* Begriffs der Kunst: Kunst als Convention, als Thesis." Stattdessen fordert Nietzsche eine „Rückkehr zum *hellenischen* Begriff: Kunst als Physis."[293] Mit seiner Kunst-Philosophie verfolgt Nietzsche das Ziel, dass die Kräfte des Lebens, der Physis, durch die künstlerische Manifestation wieder Eingang finden, ja sogar bestätigt werden. So versteht Nietzsche das Leben aus der Sicht des Künstlers und umgekehrt.

Die eigentlichen Philosophen sind für Nietzsche daher nichts anderes als Künstler, genauer gesagt, *Lebens*künstler. In *Die fröhliche Wissenschaft* zeichnen sich die Philosophen, jene „hohen Menschen", zu denen jeder Mensch potenziell zählen kann, durch ein zugespitztes Empfindungsvermögen aus. Sie sind jene, die „unsäglich mehr sehen und hören und denkend sehen und hören".[294] Dadurch erfahren sie ihre Umgebung intensiver, erleben die Welt in ihrer vielfältigen Fülle und immerfort neu zu entdeckende Sinneswahrnehmungen. Diese erweiterte Wahrnehmungsfähigkeit des Philosophen bringt mit sich, dass sie auf Lust und Unlust besonders sensibel reagieren: „der höhere Mensch wird immer zugleich glücklicher und unglücklicher".[295] Aus seinem Drang zur *contemplatio*, das heißt zur Theorie, wirft Nietzsche den Philosophen den Irrtum vor, sich nur als Betrachter und Beobachter des Lebens zu verstehen. Sie sollen jedoch nicht vergessen, so rät

---

292 Nietzsche, Nachlaß 1869-1874, KSA 7, S. 509.
293 Nietzsche, Nachlaß 1869-1874, KSA 7, S. 510.
294 Nietzsche, Die fröhliche Wissenschaft, KSA 3, S. 539.
295 Nietzsche, Die fröhliche Wissenschaft, KSA 3, S. 540.

Nietzsche, dass der Philosoph selber „auch der eigentliche Dichter und Fortdichter des Lebens ist."[296]

Zwar muss der Philosoph auch Theorie betreiben, doch ist diese im Rahmen des praktischen Lebensbezugs zu entfalten. Der Philosoph als Künstler „ist gewiss vis contemplativa und der Rückblick auf sein Werk zu eigen, aber zugleich und vorerst die vis creativa, welche dem handelnden Menschen *fehlt*, was auch der Augenschein und der Allerweltsglaube sagen mag."[297] Das philosophische Leben begnügt sich also nicht mit der Begriffsbildung, sondern benötigt eine herstellende Form der Aktivität: „Wir, die Denkend-Empfindenden, sind es, die wirklich und immerfort Etwas *machen*, das noch nicht da ist: die ganze ewig wachsende Welt von Schätzungen, Farben, Gewichten, Perspectiven, Stufenleitern, Bejahungen und Verneinungen." Das in der Diktion Nietzsches eigens zu gestaltende Leben ist das Leben jener Philosophen, jener „hohen Menschen", die der Welt einen Sinn, ja einen Wert geben:

> „Was nur *Werth* hat in der jetzigen Welt, das hat ihn nicht an sich, seiner Natur nach, – die Natur ist immer werthlos: – sondern dem hat man einen Werth einmal gegeben, geschenkt, und *wir* waren diese Gebenden und Schenkenden! Wir erst haben die Welt, *die den Menschen Etwas angeht*, geschaffen!"[298]

Indem Nietzsche die Philosophie in einem engen Zusammenhang mit dem faktischen und sinnlich geladenen Leben eines Menschen versteht, äußert er eine deutliche Absage an die traditionelle Ausrichtung der Philosophie als Metaphysik. Er rehabilitiert den Praxisbezug der Philosophie radikal, sodass alltägliche Lebenserfahrung in ihrem Sinn und ihrer Bedeutung in den Mittelpunkt der philosophischen Bemühungen steht. Dennoch bleibt seine Philosophie in einem wichtigen Aspekt der philosophischen Tradition treu. Denn selbst wenn er das Ideal des philosophischen Lebens als eine *vita contemplativa* ablehnt und sich das Werk der Philosophie seiner Meinung nach nur aus der Einheit mit dem Leben gestalten lässt, stimmt Nietzsche mit dem klassischen Gedanken überein, dass das philosophische Leben die höchste Lebensweise ist – auch wenn es sich bei ihr um eine Kunstphilosophie handelt.

Die künstlerische Philosophie Nietzsches ist aber zugleich eine Philosophie des Lebens, ja eine *physiologische* Philosophie:

296 Nietzsche, Die fröhliche Wissenschaft, KSA 3, S. 540.
297 Nietzsche, Die fröhliche Wissenschaft, KSA 3, S. 540.
298 Nietzsche, Die fröhliche Wissenschaft, KSA 3, S. 540.

„Nietzsche machte aus der Physik eine Philosophie, die statt mit Begriffen mit Symptomen funktionierte. Seine Ästhetik stellt sich nicht [...] auf die andere Seite des Gegenstands – der philosophische Diagnostiker erfährt das Symptom am eigenen Leib. Handelt er von Symptomen, steht er nicht mehr außerhalb seines Problems, sondern mittendrin.“[299]

Die Versinnlichung der Philosophie, die untrennbare Verbindung zwischen Sinn und Sinnlichkeit machen Nietzsche zum Verfechter einer vor ihm nie in der Art artikulierten Hervorhebung der Leiblichkeit. Statt Ideen und Begriffe zu bilden, beschäftigt sich Nietzsche mit der erscheinenden Materie: „Wer ausgehend von Symptomen statt ausgehend von Begriffen philosophiert, befindet sich in einem neuen Versuchsaufbau des philosophischen Diskurses.“[300] Nietzsche will das Primat des Theoretischen überwinden, indem er dieses in seinem Bezug zur Praxis wieder sichtbar zu machen versucht. Dafür muss Nietzsche zuerst die Philosophie versinnlichen:

„Ehemals hatten die Philosophen Furcht vor den Sinnen: haben wir – diese Furcht vielleicht allzusehr verlernt? Wir sind heute allesammt Sensualisten, wir Gegenwärtigen und Zukünftigen in der Philosophie, *nicht* der Theorie nach, aber der Praxis, der Praktik...“[301]

Als Lebenskünste haben Nietzsches Philosophie und die Medizin zudem einen gemeinsamen Ursprung. Beide entstehen aus einer *Krisensituation*: die Medizin aus der Krankheit, Nietzsches Philosophie aus der Tragik des Lebens. Obwohl der Begriff „Krise“ heutzutage ein fester Bestandteil der psychiatrischen Medizin ist und bereits im ‹Corpus hippocraticum› im medizinischen Sinne erscheint, wurde dieser vermutlich von der Philosophie und der Dichtung übernommen.[302] Galen übernimmt und ergänzt die hippokratische Auffassung der Krisis für die Medizin. Er stellt die Krisis als grundsätzliches Moment für die Prognose fest, da die Krise zur

---

299  Ebeling, K. (2008): „Die Anzeichen der Kultur(philosophie). Nietzsches fröhliche Wissenschaft vom Sichtbarem“. In: In A. U. Sommer (Hrsg.). Nietzsche Philosoph der Kultur(en); Berlin/New York: Walter de Gruyter, 227-239, S. 236.

300  Ebeling, K. (2008): „Die Anzeichen der Kultur(philosophie). Nietzsches fröhliche Wissenschaft vom Sichtbarem“. In: In A. U. Sommer (Hrsg.). Nietzsche Philosoph der Kultur(en); Berlin /New York: Walter de Gruyter, 227-239, S. 237.

301  Nietzsche, Die fröhliche Wissenschaft, KSA 3, S. 623.

302  Historisches Wörterbuch der Philosophie: Krise. HWPh: Historisches Wörterbuch der Philosophie, S. 15166 (vgl. HWPh Bd. 4, S. 1240-1241).

Feststellung der Krankheitsursache dient.[303] Die Krisis bedeutet in der Philosophie ein Moment der radikalen Erschütterung, in der die bisherigen Konstruktionen und Bedeutsamkeiten eines Sachverhaltes (des eigenen Lebens oder des Leben mit den Anderen, etc.) verloren gehen. Der Anfang des Philosophierens geschieht oft in jenen Situationen des Lebens, wie Jaspers dies thematisiert, in denen eine tiefe Ratlosigkeit den Menschen verstimmt. Dabei handelt es sich um Momente, in denen alles fragwürdig erscheint.

Philosophie wie Medizin scheinen also nicht häufig aus der Fülle einzutreten, sondern eher aus einem bestimmten Mangel. Fehlt der Sinn und wird dieses Fehlen bewusst, tritt das Philosophieren wie selbstverständlich hervor; mangelt es an körperlichem oder psychischem Wohlergehen, wird der Rat des Arztes aufgesucht. Somit erhofft man sich durch die Medizin die Genesung. Dieser therapeutische Anspruch, dem Menschen durch die medizinische Kunst zu helfen, prägt ebenfalls Nietzsches Philosophie. Die Lebenskunst der Medizin sowie die *ars vivendi* seiner Philosophie besitzen, wie ich im Laufe dieses Teiles zeigen möchte, eine fundamental *therapeutische, heilende Wirkung.*[304]

Nietzsches Kritik an der traditionellen Philosophie als Metaphysik gilt auch für seine Kritik an traditionell geltenden Ansätzen der Medizin. Denn strukturell gesehen bemerkt Nietzsche in der Medizin dasselbe dualistische Modell, das er in der traditionellen Metaphysik sieht. Sowie die Metaphysik auf der Basis einer zugrunde liegenden Dualität konstruiert wird, in der feste Gegensätze einen Platz haben, so entfaltet sich die Medizin auf einer ähnlichen Basis. Medizinische Grundbegriffe, wie paradigmatisch Gesundheit und Krankheit, weisen eine Starrheit auf, die für Nietzsche fragwürdig ist. Die Überzeugung, dass medizinische Zustände einen zu verallgemeinernden Charakter besitzen, ist nach Nietzsche auf das Vorurteil zurückzuführen, dass kein fließendes Kontinuum zwischen gegensätzlichen Zuständen besteht. Der Entwurf einer neuen, künstlerischen Philosophie geht somit mit dem Versuch einher, eine neue medizinische Kunst zu gestalten, genauer eine philosophische *Diätetik.*

---

303  Historisches Wörterbuch der Philosophie: Krise. HWPh: Historisches Wörterbuch der Philosophie, S. 15168 (vgl. HWPh Bd. 4, S. 1241).

304  Gerhardt interpretiert Nietzsches Kunstphilosophie ähnlich: „Die Kunst muß offenbar selbst gelebt werden, um ihre heilende und helfende Wirkung zu tun." (Gerhardt, V. (2006⁴): Friedrich Nietzsche, C. H. Beck, S. 89).

## 2.1.4   Diätetisches Denken

Bereits Anfang der 70er Jahre führt Nietzsche den Zusammenhang zwischen Moral und Medizin durch eine diätetische Überlegung ein. In einem nachgelassenen Fragment vom Herbst 1873 – Winter 1873/74 schreibt Nietzsche:

> „Wer die antike Moral kennt, wird sich wundern, wie viel damals moralisch genommen wurde, was jetzt medicinisch behandelt wird, wie viele Störungen der Seele, des Kopfes damals dem Philosophen, jetzt dem Arzt zur Heilung übergeben werden, wie besonders die Nerven und ihre Beruhigung jetzt durch Alkalien oder Narkotika bedacht werden."[305]

Die antike Moral ist eine Ethik des gelungenen Leben, ja eine Ethik, die sich um die gelungene Lebensführung kümmert. Sowie die antike Medizin mit ihren diätetischen Maßnahmen das Ziel verfolgt, Menschen zu einem gesunden Leben zu erziehen, weil dieses Leben als erstrebenswert erscheint, so wollen moralische Normen entsprechend einen Menschen zum Guten erziehen, da dieses Gute ebenfalls als erstrebenswert betrachtet wird.

Zu Nietzsches Philosophie gehört unmissverständlich ein diätetischer Anspruch. In seinem Aphorismus „Etwas für Arbeitsame" aus *Die fröhliche Wissenschaft* (1882) stellt Nietzsche das faktische menschliche Leben als den genuinen Bereich der Philosophie vor:

> „Bisher hat alles Das, was dem Dasein Farbe gegeben hat, noch keine Geschichte: oder wo gäbe es eine Geschichte der Liebe, der Habsucht, des Neides, des Gewissens, der Pietät, der Grausamkeit? Selbst eine vergleichende Geschichte des Rechtes, oder auch nur der Strafe, fehlt bisher vollständig. Hat man schon die verschiedene Eintheilung des Tages, die Folgen einer regelmässigen Festsetzung von Arbeit, Fest und Ruhe zum Gegenstand der Forschung gemacht? Kennt man die moralischen Wirkungen der Nahrungsmittel? Giebt es eine Philosophie der Ernährung? [...] Sind die Erfahrungen über das Zusammenleben, zum Beispiel die Erfahrungen der Klöster, schon gesammelt? Ist die Dialektik der Ehe und Freundschaft schon dargestellt? Die Sitten der Gelehrten, der Kaufleute, Künstler, Handwerker, – haben sie schon ihre Denker gefunden? Es ist so viel daran zu denken! Alles, was bis jetzt die Menschen als ihre „Existenz-Bedingungen" betrachtet haben, und alle Vernunft, Leidenschaft und Aberglauben an dieser Betrachtung, – ist diess schon zu Ende erforscht?"[306]

In diesem Aphorismus berichtet uns Nietzsche über die größte Forschungslücke der metaphysischen Philosophie: das alltägliche Dasein eines jeden Menschen. Nietzsche

---

305  Nietzsche, Nachlaß 1869-1874, KSA 7, S. 748-749.
306  Nietzsche, Die fröhliche Wissenschaft, KSA 3, S. 378-379.

will die uns im Laufe unseres Lebens am nächsten stehenden Phänomene und Situationen – wie etwa die soziale Umgebung, die berufliche Tätigkeit oder sogar auch die Ernährung – wieder sichtbar machen, um ihnen die nötige Aufmerksamkeit zu schenken. Die „kleinen Dinge" des Lebens, das, was die Grundelemente unseres Daseins konstituiert, zu rehabilitieren, bedeutet, sie in ihrer Größe wahrzunehmen: „[D]iese kleinen Dinge – Ernährung, Ort, Clima, Erholung, die ganze Casuistik der Selbstsucht – sind über alle Begriffe hinaus wichtiger als Alles, was man bisher wichtig nahm."[307] Gerade diesen „kleinen Dingen" die nötige Aufmerksamkeit zu schenken, ist das Ziel einer Diätetik.

Der Begriff Diätetik ist nicht mit dem modernen Begriff der Diät zu verwechseln. Die Diätetik ($\delta i \alpha \iota \tau \alpha$) der Antike gehörte prinzipiell zu einer Gesundheitslehre. Der Medizinhistoriker Eckart definiert sie folgenderweise:

> „Diätetik: Teil der hippokratischen Medizin, der sich auf die gesamte Lebensführung des Menschen und deren Zusammenhang mit Krankheit und Gesundheit bezieht. Ihr Prinzip ist das ausgewogene Gleichmaß, etwa im Schlafen, im Arbeiten und Ruhen, im Essen und Trinken, im Liebesleben und in der Enthaltsamkeit, in der intellektuellen Beanspruchung und in der Muße etc. Als Ausgewogenheitslehre fügt sie sich so in das System der Elementen-, Qualitäten- und Säftelehre."[308]

Die antike Diätetik hatte das Ziel, Menschen zu einer gesunden Lebensweise zu erziehen. Zwar begann sie zunächst als eine Ernährungslehre, die das Gleichgewicht des Körpers aufrechterhalten sollte. Doch allmählich ging sie weiter über die bloße Auflistung von Ernährungsregeln hinaus. Sie wurde zu einer allgemeineren Lehre der Lebensweise, die auf die Erhaltung der Gesundheit mit Berücksichtigung unterschiedlicher Aspekte zielt. Hierzu gehören konkrete Anweisungen zur Lebensführung eines Menschen bezüglich seiner individuellen Biologie und Konstitution (wie Bewegung, Schlafen, Essen, Trinken, Sexualität, etc.) sowie mit Beachtung externer Aspekte (wie Klima, Jahreszeiten, etc.). Zudem versuchen diätetische Maßnahmen, sich an den individuellen Bedürfnissen eines Menschen zu orientieren. Gerade weil die diätetische Lehre davon ausgeht, dass Menschen unterschiedlich sind, können sich diätetische Anweisungen mannigfaltig auswirken. So kann sich nach der humoralpathologischen Diätetik das, was für einen Menschen (z. B. ein Phlegmatiker) gesundheitsfördernd ist, für einen anderen Menschen (z. B. ein Sanguiniker) negativ auswirken.

Der zentrale Wert der Diätetik scheint für Nietzsche gerade darin zu liegen, dass sie als *ars vivendi* eine *Sorge um die eigene Gesundheit* zu entfalten vermag. Nach

---

307  Nietzsche, Ecce homo, KSA 6, S. 295.
308  Eckart, W. U. (2009⁶): Geschichte der Medizin, Springer, S. 33.

Michel Foucaults Interpretation der Diätetik geht es bei dieser letztlich darum, eine Sorge um die eigene Gesundheit zu entfalten:

> „Die Praktik der Diät als Lebenskunst ist also etwas anderes als ein Ensemble von Vorsichtsmaßregeln zur Vermeidung von Krankheiten und zu ihrer Heilung. Es handelt sich darum, wie man sich als ein Subjekt konstituiert, das um seinen Körper die rechte, notwendige und ausreichende Sorge trägt."[309]

Die Diätetik fordert deshalb, dass Menschen auf ihre Selbstverantwortung *in puncto* Gesundheit aufmerksam werden. Insofern diätetische Maßnahmen vor allem eine präventive Funktion besitzen, liegt es in der Selbstverantwortung eines jeden Menschen, sie zu befolgen. Dies ermöglicht eine verstärkte Ausübung von Autonomie, die für Nietzsche von enormem Wert ist. Hält man beispielsweise die Gesundheit im Sinne eines aktiven, langlebigen Lebens für erstrebenswert, dann sollte man eine gefährliche Lebensführung sowie exzessive und gesundheitsschädliche Gewohnheiten besser vermeiden und andere, wie regelmäßige Bewegung oder genügend Schlaf bevorzugen.

Diätetische Maßnahmen können allerdings nur wirksam sein, wenn sie fest im alltäglichen Leben eines Menschen verankert sind. Die Diätetik ist somit mit tugendethischen Ansätzen kompatibel: So wie ein Mensch durch die Ausübung und Gewöhnung eines tugendhaften Handelns zum tugendhaften Menschen wird, entsprechend wird auch ein Mensch, der gesundheitsfördernden Anweisungen folgt und sie in seinem Leben konsequent integriert, zum gesunden Menschen. Diätetischen Maßnahmen folgt aber ein Mensch nur, wenn er dies wirklich will bzw. wenn er von dem *Wert* der Gesundheit überzeugt ist. Sie haben also nicht per se einen Wert, sondern sie sind sinnvolle *Mittel*, um ein weiteres Ziel zu erreichen bzw. zu behalten, nämlich die Gesundheit.

Bei all seiner Bewunderung für die antike Diätetik bedeutet für Nietzsche Gesundheit jedoch etwas, das mit dem humoralpathologischen Verständnis der Antike nicht gleichzusetzen ist. Denn Nietzsche kennt, wie im ersten Teil des Buches dargestellt, die naturwissenschaftlichen Entwicklungen der Medizin seiner Zeit allzu gut, sodass er keineswegs eine humoralpathologische Diätetik entfalten will. Seine Philosophie öffnet vielmehr die Möglichkeit, eine *physiologisch fundierte Diätetik* zu praktizieren. In *Ecce homo* stellt Nietzsche seine Philosophie als diätetische Lehre in eindrucksvollster Weise vor. Dabei sind insbesondere drei Grundfragen zu beachten, die aus der Perspektive der herrschenden Metaphysik zur Gruppe der „kleinen Dinge" gehörten: die Ernährung, Ort und Klima und Erholung. Diese drei

---

309  Foucault, M., (2008): „Der Gebrauch der Lüste". In: Die Hauptwerke, Suhrkamp Verlag: Frankfurt a. M., S. 1245.

Grundfragen gehören, wie oben aufgeführt, grundsätzlich zur Diätetik. Ernährung, Ort sowie Klima und Erholung ergänzen sich und bilden die Grundaspekte einer individuellen Diätetik. Die Verwandtschaft zwischen ihnen ist für Nietzsche bekannt: „Mit der Frage der Ernährung ist nächstverwandt die Frage nach *Ort* und *Klima*."[310] Die Bedeutung des Ortes und des Klimas in Nietzsches Denken ist daher nicht so sehr im Rahmen einer „Geophilosophie"[311] zu verstehen, sondern primär der Diätetik. Explizit in diesem Werk sagt Nietzsche, er widme sich nach seiner Professur in Basel nicht der Philosophie, sondern der Medizin:

> „Ein geradezu brennender Durst ergriff mich: von da an habe ich in der That nichts mehr getrieben als Physiologie, Medizin und Naturwissenschaften, – selbst zu eigentlichen historischen Studien bin ich erst wieder zurückgekehrt, als die *Aufgabe* mich gebieterisch dazu zwang."[312]

Die Diätetik soll zudem zur Selbsterkenntnis eines Menschen beitragen. In Nietzsches diätetischer Lehre geht es darum, dass sich Menschen der Wichtigkeit und Struktur ihren Physiologie – mitsamt all ihren „kleinen Dingen" – für die eigene Lebensführung bewusst werden, um daraus einen „gesunden" Umgang mit dem Leib und so auch dem eigenen Leben zu entwickeln. Zu dieser verstärkten Annahme von Verantwortung ist aber nach Nietzsche nur ein Mensch fähig, der sich selbst kennt. Eine diätetische Ansicht bringt gerade die Individualität eines Menschen deutlich zum Vorschein. Das individuelle Ego eines Menschen wird mit Hilfe diätetischer Überlegungen nach Nietzsche wieder ins Zentrum gestellt:

> „Man frage nur einmal, wie Wenige gründlich prüfen: warum lebst du hier? warum gehst du mit dem um? Wie kamst du zu dieser Religion? Welchen Einfluß übt diese und jene Diät auf dich? Ist dies Haus für dich gebaut? usw. Nichts ist seltener als die *Feststellung des ego* vor uns selber."[313]

Damit ist gemeint: Nimmt man die „kleinen Dinge" des Lebens ernst, als Dinge, die *wir* auf bestimmte Weise wahrnehmen, verstehen, besitzen oder ablehnen, dann können wir durch eine solche Überlegung über die Dinge zu uns selbst gelangen. Dadurch könnte sich am deutlichsten zeigen, dass die *„Feststellung des ego"* ein „*Vorurtheil*" ist.[314] Denn diese Feststellung bzw. die Äußerung unserer Einsichten

---

310　Nietzsche, Ecce homo, KSA 6, S. 281.
311　Vgl. Günzel, S. (2001): Geophilosophie – Nietzsches philosophische Geographie, Berlin.
312　Nietzsche, Ecce homo, KSA 6, S. 325.
313　Nietzsche, Nachlaß 1880-1882, KSA 9, S. 528.
314　Nietzsche, Nachlaß 1880-1882, KSA 9, S. 528.

oder Meinungen verweisen oft gar nicht auf *unsere* Einsichten oder Meinungen, sondern auf die der Gesellschaft, der Religion oder sogar auch der verdeckten Natur. Die Beschäftigung mit den „kleinen Dingen"– und so auch die Diät – bietet die Möglichkeit eines Zugangs zur Selbsterkenntnis, die nicht theoretisch begründet wird, sondern auf individuellen Erfahrungen und Wahrnehmungen eines Menschen basiert.

Nietzsche integriert also seine physiologisch fundierte Diätetik in die Aufgabe der Philosophie und kritisiert ihre bisherige Vernachlässigung von Seiten der philosophischen Tradition. Und dennoch bleibt Nietzsche der philosophischen Tradition nochmals treu. Denn das, was etwa Sokrates mit seiner Moralphilosophie will, verfolgt ebenfalls Nietzsche mit seiner diätetischen Philosophie: Selbsterkenntnis und Verantwortung. Beide – Sokrates und Nietzsche – sind sich darin einig, dass wer sich selbst nicht kennt, nicht weiß, was er oder sie will:

> „Denn wer sich selbst kennt, der weiß, was für ihn nützlich ist, und vermag zu unterscheiden, was er kann und was nicht. Wer das betreibt, was er versteht, der erwirbt sich, was er benötigt, und es geht ihm gut; andererseits hält er sich von dem fern, was er nicht versteht, und so begeht er keine Fehler und bleibt vor Unheil bewahrt."[315]

Die Bedeutung der Inschrift am Tempel von Delphi „Erkenne dich selbst" prägt also nicht nur Sokrates Denken, sondern auch Nietzsches Philosophie – wenn auch auf sehr unterschiedliche Weise. Während Sokrates seine Selbsterkenntnislehre an die Bürger der Polis adressiert, damit sie moralisch besser werden, will Nietzsche aber etwas ganz anderes: die Individualität des Menschen zu akzentuieren und so auch auf die Pluralität von Lebensentwürfen hinzuweisen, damit es klar wird, dass das Leben *von innen her* seinen eigenen Normen stellt und stellen sollte. Wie Nietzsche im Aphorismus *Zur Pflege der Gesundheit* sagt: „noch gehört die Lehre von dem Leibe und von der Diät nicht zu den Verpflichtungen aller niederen und höheren Schulen."[316] Mit seiner Philosophie will Nietzsche eine individuelle, physiologisch-philosophische Diät entwerfen. Auf die Fragen „Wohin will diese ganze Philosophie mit allen ihren Umwegen?", „[e]ine Philosophie, welche im Grunde der Instinct für eine persönliche Diät ist?",[317] antwortet Nietzsche eindeutig: auf eine individuelle Auffassung dessen, was man Gesundheit nennt: „Ein Instinct, welcher nach meiner Luft, meiner Höhe, meiner Witterung, meiner Art Gesundheit

---

315  Xenophon, Erinnerungen an Sokrates IV 2, 26, 261. Die Erinnerungen an Sokrates wird zitiert nach: Xenophon (1962): Erinnerungen an Sokrates, hrsg. von Peter Jaerisch, München.
316  Nietzsche, Morgenröthe, KSA 3, S. 178.
317  Nietzsche, Morgenröthe, KSA 3, S. 323.

durch den Umweg meines Kopfes sucht?"[318] Nietzsches philosophische Diätetik zu entziffern, heißt also im Grunde, sich mit seiner nicht dogmatischen und höchst individuell zu gestaltenden Lehre vom „guten Leben" zu beschäftigen. Die konkrete Gestaltung seiner Diätetik gilt es daher in den folgenden Kapiteln zu thematisieren.

## 2.2 Nietzsches physiologisch-philosophische Diätetik

### 2.2.1 Die medizinische Metaphorik

In Hinblick auf Nietzsches Medizinverständnis und seinen Bezug zur Moral, wie wir im Laufe des Kapitels sehen werden, zeigt sich deutlich, dass bei seinen Überlegungen und Äußerungen stets zwischen zwei Perspektiven zu unterscheiden ist. Diese Perspektiven prägen Nietzsches medizinische Metaphorik durchgehend: Zum einen bezieht er sich *kritisch* auf Voraussetzungen und Vorstellungen der traditionellen Medizin, zum anderen entwirft er aus dieser Kritik heraus die Forderung nach einer *neuen Medizin:* „Noch fehlen vor Allem die Ärzte, für welche Das, was wir bisher praktische Moral nannten, sich in ein Stück ihrer Heilkunst und Heilwissenschaft umgewandelt haben muss."[319] In dieser Untersuchung soll es deshalb darum gehen, Nietzsches Verständnis dieser neuen Medizin am Leitfaden des Begriffes „grosse Gesundheit" zu analysieren.

Obwohl Nietzsche sich selbst „Arzt" nennt sowie sein Philosophieren als eine „medicinische Wissenschaft" bezeichnet und auch Formulierungen wie „medicinische Moralformel"[320] verwendet, bleibt in der Nietzsche-Forschung unklar, wie seine medizinische Metaphorik genau zu verstehen ist und welche Relevanz diese innerhalb seines Denkens besitzt. Die konkrete Bedeutung dessen, was man die „medizinische Philosophie"[321] oder auch die „philosophy of medicine"[322] Nietzsches genannt hat, wurde bisher zwar gelegentlich textimmanent erwähnt, jedoch nicht hinreichend erforscht. Genauso unbeantwortet bleibt bisher die Frage, warum für Nietzsche die medizinische Sprache eine so wichtige Rolle spielt. Außer Frage steht

---

318  Nietzsche, Morgenröthe, KSA 3, S. 323.
319  Nietzsche, Morgenröte, KSA 3, S. 178.
320  Nietzsche, Die fröhliche Wissenschaft, KSA 3, S. 477.
321  Cherlonneix, L. (2002): Philosophie médicale de Nietzsche: la connaissance, la nature, Paris: Harmattan.
322  Long, T. A. (1990): „Nietzsche's Philosophy of Medicine". In: Nietzsche-Studien 19, S. 112-128.

jedoch, dass die medizinische Metaphorik *die* Sprache des moralkritischen Denkens Nietzsches darstellt. Wie im ersten Teil dieser Forschung aufgeführt wurde, findet Nietzsches intensive Verwendung einer medizinischen Metaphorizität im Rahmen der physiologischen Phase seines Denkens statt, aus der seine moralkritischen Schriften stammen.[323] In den folgenden Kapiteln möchte ich daher die These vertreten, dass der Bezug zwischen Nietzsches Philosophie und der Medizin sich paradigmatisch in seiner Moralkritik zeigt. Bezieht sich aber seine Moralkritik auf die Medizin nur auf metaphorischer Art? Inwieweit kann man konkrete und metaphorische Bedeutung voneinander trennen? Und wenn letztes gegeben ist, was heißt dies für die Philosophie sowie für die Medizin?

Nietzsches Sprachdenken und -kritik beschäftigt seit Jahren die Nietzsche-Forschung und die Interpretationen dazu sind gespalten. Am plausibelsten scheint mir jedoch die These van Tongerens zu sein, dass die metaphorische und die konkrete Bedeutung der Termini bei Nietzsche nicht immer klar zu trennen sind.[324] Um den Sinn und die Tragweite der spezifischen medizinischen Metaphorik Nietzsches zu erforschen, ist es daher ratsam, sich mit seiner philosophischen Auseinandersetzung mit der metaphorischen Sprache zu beschäftigen. Davon abgeleitet lässt sich die Bedeutung der medizinischen Metaphorizität in seinem Werk angemessen rekonstruieren.

Warum aber überhaupt Metaphern und nicht vielmehr Begriffe in der Philosophie? Seit ihrem Anfang im antiken Griechenland wird die Philosophie als die Auseinandersetzung mit der Rhetorik und der Kunst der Sophisten definiert. Traditionellerweise versteht man die Metapher als ein rhetorisches Sprachelement, das im Dienst der Veranschaulichung und des Verständnisses steht. Aristoteles definiert als erster in der *Poetik* die Metapher als die Übertragung eines fremden Namens, wobei sie vor allem auf der Basis einer Analogie gebildet wird. Dies wird noch in modernen Sprachtheorien verteidigt. In der Philosophie sind Metaphern wie folgt verstanden:

> "Metaphor is a poetically or rhetorically ambitious use of words, a figurative as opposed to literal use. It has attracted more philosophical interest and provoked more philosophical controversy than any of the other traditionally recognized figures of speech."[325]

---

323  I. Teil dieser Untersuchung.

324  Tongeren, P. v./Schank, G./Siemens, H. (Hg.) (2004): Nietzsche-Wörterbuch, Bd. 1, Berlin: de Gruyter.

325  Standford, Enciclopedia of Philosophy: http://plato.stanford.edu/entries/metaphor/ (16.5.2017)

Die metaphorische Sprache nimmt einen Ausdruck aus seiner gewohnten Bedeutung heraus und verwendet ihn in einem anderen, oft unkonventionellen und kreativen Zusammenhang. Nietzsches Philosophie aktualisiert deshalb die alte Diskussion und so auch den Kampf zwischen Philosophie und Dichtung. Denn in seiner Philosophie verwendet Nietzsche nicht bloß eine metaphorische Stilform, sondern Metaphern besitzen für ihn eine ganz besondere Aufgabe in unserer Weltauslegung.[326] Vor allem Anfang der 1870er Jahre reflektiert Nietzsche über den Sinn und die Funktion von Metaphern.[327] Metaphern sind für Nietzsche keine starren Sprachelemente, sondern ihrem Wesen nach dynamische Gepräge unserer Welterfahrung. Treffender als von Metaphern zu sprechen, wäre nach Nietzsche von „Metaphorisierungsprozessen"[328] zu reden. Und hier erkennt man den Einfluss seiner physiologischen und naturwissenschaftlichen Lektüre deutlich: Die Bildung von Metaphern geschieht nach Nietzsche zunächst durch konkrete und situative empirische Wahrnehmung, durch den physiologischen „Nervenreiz", was zu einer bildlichen, kognitiven Übertragung wird, die dann zum Laut und schließlich zum Begriff führt:

> „Das ‚Ding an sich' (das würde eben die reine folgenlose Wahrheit sein) ist auch dem Sprachbildner ganz unfasslich und ganz und gar nicht erstrebenswerth. Er bezeichnet nur die Relationen der Dinge zu den Menschen und nimmt zu deren Ausdrucke die kühnsten Metaphern zu Hülfe. Ein Nervenreiz zuerst übertragen in ein Bild! erste Metapher. Das Bild wieder nachgeformt in einen Laut! Zweite Metapher. Und jedesmal vollständiges Ueberspringen der Sphäre, mitten hinein in eine ganz andere und neue."[329]

In *Die Geburt der Tragödie* beschreibt Nietzsche die Metapher „für den ächten Dichter" nicht bloß als „eine rhetorische Figur". Vielmehr ist die Metapher „ein stellvertretendes Bild, das ihm wirklich, an Stelle eines Begriffes, vorschwebt."[330] Zur Metapher gehört demzufolge eine brisante Anschaulichkeit sowie die Distinktion, in sich Verstehen und Erfahren zu versammeln. Wie Katrin Kohl dies ausdrückt: „Die Metapher lässt sich somit verstehen als kognitiv-sprachlicher Prozeß des

---

326 Schiliger, E. (2000): „Metaphern". In: Ottmann H. (Hrsg.) Nietzsche-Handbuch: Leben – Werk – Wirkung, Metzler Verlag; Stuttgart/Weimar, 280-1, S. 280.

327 Vgl. Biebuyck, B. (2009): „Metapher". In: Niemeyer, C. (Hrsg.) Nietzsche-Lexikon, WBG (Wissenschaftliche Buchgesellschaft), 243-245, S. 243.

328 Schiliger, E. (2000): „Metaphern". In: Ottmann H. (Hrsg.) Nietzsche-Handbuch: Leben – Werk – Wirkung, Metzler Verlag; Stuttgart/Weimar, 280-1, S. 280.

329 Nietzsche, Ueber Wahrheit und Lüge im außermoralischen Sinne, KSA 1, S. 879.

330 Nietzsche, Die Geburt der Tragödie, KSA 1, S. 61.

imaginativen Denkens".[331] Metaphern als spielerische Sprachgebilde vermögen das lebendige Spiel, das das Leben jedes Einzelnen ist, zum Ausdruck zu bringen. Metaphern verweisen in Nietzsches Frühphilosophie auf ein „ästhetische[s] Urphänomen".[332] Im Nachlass beschreibt Nietzsche das, was er darunter versteht: „Ein Urphänomen ist: den im Auge empfundenen Reiz auf das Auge zu beziehn, das heißt eine Sinneserregung auf den Sinn zu beziehn."[333] Die besondere Versinnlichungskraft der Metaphern ermöglicht, sie als „Urphänomen" zu bezeichnen. Als ein chiastisches Sprachelement vermittelt die Metapher die Überschneidung von Sinnlichkeit und Sinn, die für Nietzsche jeder sinnhaften Welterfahrung zugrunde liegt. Urphänomene zeichnen sich nach Nietzsche dadurch aus, dass sie ermöglichen, „[e]inen Reiz als eine Thätigkeit zu empfinden".[334] Für Nietzsche bekommt jede empirische Erfahrung ihren Sinn im Rahmen von individuellen, tätigen, situationsbedingten Interpretationen. Dies gilt auch für unsere alltäglichsten, ja trivialsten empirischen Wahrnehmungen, so etwa im Sehen:

> „Der innere Zusammenhang von *Reiz* und *Thätigkeit* übertragen auf alle Dinge. So ein Wort „sehen" ist *ein* Wort für jenes Ineinander von Reiz und Thätigkeit. *Das Auge ist thätig auf einen Reiz*: d.h. sieht. An unseren Sinnesfunktionen deuten wir uns die Welt: d.h. wir setzen überall eine Kausalität voraus, weil wir selbst solche Veränderungen *fortwährend erleben*."[335]

Die Metaphern sind keine abstrakten und allgemein geltenden Sprachelemente, die ihren Sinn und ihre Bedeutung beim unachtsamen Lesen oder Hören unmittelbar vermitteln. Die Metapher verweist stets auf Reflektionsprozesse, ja sie begünstigen diese; denn sie stellen ihren Inhalt weder direkt noch eindeutig vor. Metaphern vermögen ungewöhnliche oder *prima facie* befremdende Assoziationen zwischen unterschiedlichen Gegenständen, Sachverhalten oder Bereichen herzustellen, die trotz dieser Extravaganz sinnvolle Konstruktionen sind. Die metaphorische Sprache ist daher eine prinzipiell aktive Sprache, die in sich Denkprozesse hervorruft. Weil sie nicht fest definieren, sondern anhand von Ähnlichkeiten über das Metaphorisierte sprechen, beschreiben sie das, ohne diese Erfahrung verallgemeinern oder verabsolutieren zu wollen: „Metapher heißt etwas als *gleich* behandeln, was man in einem Punkte als *ähnlich* erkannt hat."[336] Die metaphorische Sprache ist daher

---

331  Kohl, K. (2007): Poetologische Metaphern, Walter de Gruyter, S. 2.
332  Nietzsche, Die Geburt der Tragödie, KSA 1, S. 60.
333  Nietzsche, Nachlaß 1869-1874, KSA 7, S. 483.
334  Nietzsche, Nachlaß 1869-1874, KSA 7, S. 483.
335  Nietzsche, Nachlaß 1869-1874, KSA 7, S. 483-484.
336  Nietzsche, Nachlaß 1869-1874, KSA 7, S. 498.

stets eine relationale Sprachform, die jedoch nie Identitäten, sondern Ähnlichkeiten festlegt. Insofern ist sie eine Sprache der Details, die, um verstanden zu werden, stets die feinste Aufmerksamkeit der Sinne fordert. Die metaphorische Sprache beschreibt etwas also nicht bloß aus der theoretischen Distanz, sondern sie vermag durch die Sprache einen spezifischen Aspekt des konkret erfahrenen Phänomens zu vergegenwärtigen. Das Gegenteil der Metapher ist für Nietzsche der Begriff. Der Unterschied ist aber nur graduell zu verstehen. Denn durch die habitualisierte Verwendung von Metaphern (die sogenannten „toten" Metaphern) werden sie zu Begriffen, zum „*Residuum einer Metapher*"[337] und verlieren somit ihr versinnbildlichendes Vermögen:

> „jedes Wort wird sofort dadurch Begriff, dass es eben nicht für das einmalige ganz und gar individualisirte Urerlebniss, dem es sein Entstehen verdankt, etwa als Erinnerung dienen soll, sondern zugleich für zahllose, mehr oder weniger ähnliche, d. h. streng genommen niemals gleiche, also auf lauter ungleiche Fälle passen muss."[338]

Begriffe achten nicht auf die individuelle, tätige Erfahrung, sie entstehen durch „Gleichsetzen des Nicht-Gleichen", durch „Uebersehen des Individuellen und Wirklichen". Wenn Metaphern also ihre fundamentale Versinnbildlichungskraft verlieren, was durch ihre unreflektierte weitere Tradierung geschieht, werden sie dann zu Begriffen:

> „Aber die Täuschung darüber besteht, d. h. der *Glaube* an eine *Wahrheit* des Sinneneindrucks. Die gewöhnlichsten Metaphern, die usuellen, gelten jetzt als Wahrheiten und als Maaß für die selteneren. An sich herrscht hier nur der Unterschied zwischen Gewöhnung und Neuheit, Häufigkeit und Seltenheit."[339]

Die versteifte Metapher verweist gleich auf eine abstrakte Vorstellung, genauer gesagt, zum sinnlichkeitslosen, abstrakten Begriff. Nach Nietzsche zeichnen sich Begriffe dadurch aus, dass sie den Zusammenhang zwischen Sinn und Sinnlichkeit, die im Hintergrund aller Metaphern und aller sinnhaften Weltauslegung liegen, spalten.

Wenn eine metaphorische Sprache sich durch Gewöhnung in den habituellen Diskursen etabliert, so Nietzsche, entsteht dadurch der Irrtum nach (objektiver, absoluter oder gar einziger) Wahrheit. Denn Metaphern ermöglichen nur, rein individuelle Blicke in die Phänomene zu werfen, partikuläre Wahrnehmungen auszudrücken, die jedoch nie eine umfassende Erkenntnis darstellen. Die bishe-

---

337 Nietzsche, Ueber Wahrheit und Lüge im außermoralischen Sinne, KSA 1, S. 882.
338 Nietzsche, Ueber Wahrheit und Lüge im außermoralischen Sinne, KSA 1, S. 879-80.
339 Nietzsche, Nachlaß 1869-1874, KSA 7, S. 491.

rige metaphysische Tradition mit ihren absoluten Ansprüchen will das Ende der Metapher, sie will also Wahrheit:

> „Was ist also Wahrheit? Ein bewegliches Heer von Metaphern, Metonymien, Anthropomorphismen kurz eine Summe von menschlichen Relationen, die, poetisch und rhetorisch gesteigert, übertragen, geschmückt wurden, und die nach langem Gebrauche einem Volke fest, canonisch und verbindlich dünken: die Wahrheiten sind Illusionen, von denen man vergessen hat, dass sie welche sind, Metaphern, die abgenutzt und sinnlich kraftlos geworden sind, Münzen, die ihr Bild verloren haben und nun als Metall, nicht mehr als Münzen in Betracht kommen."[340]

Zwischen Metapher und Begriff gibt es also eine entscheidende epistemische Differenz. Zwar zeichnen sich beide durch kognitive Komponenten aus, beide bringen kognitive Inhalte zum Vorschein: „Nun aber giebt es keine „eigentlichen" Ausdrücke und *kein eigentliches Erkennen ohne Metapher*."[341] Doch im Unterschied zur Metapher, die als Übertragung nur Ähnlichkeiten ausdrücken will, wird durch einen Begriff eine Erkenntnis vorgestellt, die eine Identität feststellt. Während Metapher eine spezifische Ähnlichkeit ausdrückt, die sich auf eine bestimmte physiologische Erfahrung stützt, verweisen Begriffe dagegen nur auf tradierte, abstrakte Erkenntnisse, die in keinem Bezug zu deren partikulären sinngebenden Situationen stehen. Der Begriff will „keine Übertragung gelten lassen", er will „ohne Metapher den Eindruck festhalten [...] und ohne Consequenzen". Durch den Begriff wird der zugrunde liegende kognitive Prozess der Sinnbildung, der hinter jedem Begriff steht, „petrificirt", das heißt „der Eindruck durch Begriffe eingefangen und abgegränzt, dann getödtet, gehäutet und als Begriff mumisirt und aufbewahrt."[342] Die metaphorische Sprache vermag, so kann man heute ausdrücken, die hermeneutische Offenheit des Ausgedrückten am besten erhalten. Dagegen will der Begriff Erkenntnisse im Sinne objektiv geltender Sachverhalte ausformulieren, das heißt für Nietzsche, Wahrheit.

Warum medizinische Metaphern also in Nietzsches Moralkritik? Die auffälligsten Metaphern in Nietzsches Denken beziehen sich auf die Medizin und

---

340 Nietzsche, Ueber Wahrheit und Lüge im außermoralischen Sinne, KSA 1, S. 880-1. Vgl. Nietzsche, Nachlaß 1869-1874, KSA 7, S. 492: „Unter „wahr" wird zuerst nur verstanden das, was usuell die gewohnte Metapher ist – also nur eine Illusion, die durch häufigen Gebrauch gewohnt worden ist und nicht mehr als Illusion empfunden wird: vergessene Metapher, d. h. eine Metapher, bei der vergessen ist, daß es eine ist."

341 Nietzsche, Nachlaß 1869-1874, KSA 7, S. 491.

342 Nietzsche, Nachlaß 1869-1874, KSA 7, S. 491.

deren Hauptbegriffe.[343] Nehmen wir ein Beispiel dieser Metaphorik: „„Siehe, ich bin Krankheit" – so redet die böse That; das ist ihre Ehrlichkeit."[344] Dass es sich hier um eine metaphorische Konstruktion handelt, steht außer Frage: Der Satz bringt zwei, zu unterschiedlichen Bereichen gehörende Ausdrücke – „Krankheit" als Grundwort der medizinischen Praxis und „die böse That" als Ausdruck der Moral – zusammen. In dieser metaphorischen Sprachvermittlung sind mehrere plausible Interpretationen möglich, die sich nicht notwendigerweise gegenseitig ergänzen oder gar miteinander kompatibel sind. Trotz der Interpretationsoffenheit von Metaphern lässt sich jedoch bereits durch die reine Feststellung der Metaphern erkennen, dass Nietzsche eine Ähnlichkeit zwischen Medizin und Moral sieht. Diese Ähnlichkeit verweist auf eine normative Ebene. So wie die Medizin sich wertend psychischen und physiologischen Zuständen zuwendet, genau so wertend bezieht sich die Moral auf das physiologische Phänomen *par excellence*, nämlich auf das Leben. Physiologische Phänomene, wie Triebe und Instinkte, sind für Nietzsche ursprünglich amoralisch bzw. stehen jenseits von „gut und böse"; insofern sie jedoch zur menschlichen Welt gehören, werden sie im Rahmen von moralischen Wertungen und sozialen Normierungen notwendigerweise integriert und interpretiert. Nietzsches medizinische Metaphorik, besonders in seiner Moralkritik, berichtet uns jedoch nicht von einem einseitig ähnlichen Bezug der Medizin zur Moral. Vielmehr beruht dieser Bezug auf wechselseitiger Ähnlichkeit: Einerseits verweist die medizinische Metaphorik in Nietzsches Moralkritik auf die in der Medizin stets wirkende normative Dimension, das heißt auf den Bezug der Medizin zur Moral; andererseits will die medizinische Metaphorik zugleich auf den Bezug der Moral zur Medizin aufmerksam machen. Denn zur Moral gehört für Nietzsche eine mit der Wirkung der Medizin analoge therapeutische Funktion.

Nietzsches Verwendung einer medizinischen Rhetorik könnte man auch textimmanent erklären. Auf die Frage, warum medizinische Metaphern im Kontext einer Moralkritik geeignet sind, könnte man antworten, dass medizinische Metaphern die vergessene empirische bzw. physiologische Voraussetzung moralischen Denkens zur Schau stellen. Nietzsche versteht die Metapher als eine Verflechtung von Sinn und Sinnlichkeit, die *deshalb* eine eigentlichere Erkenntnis (als der Begriff) mit sich bringt. Daher wertet er sie höher als den „mumificierten" Begriff. Wenn aber dem so ist, dann besitzt für Nietzsche gerade die medizinische Metapher eine höchst bedeutsame Finesse: Die medizinische Metaphorik verweist nicht nur auf

---

343  Biebuyck, B. (2009): „Metapher". In: Niemeyer, C. (Hrsg.) Nietzsche-Lexikon, WBG (Wissenschaftliche Buchgesellschaft), 243-245, S. 245.

344  Nietzsche, Also sprach Zarathustra, KSA 4, S. 114.

den Zusammenhang zwischen Sinn und Sinnlichkeit, weil sie eine Metaphorik bildet, sondern weil sie eine *medizinische* Metaphorik ist.

Gewiss lässt sich aus diesen Überlegungen die spezifische Bedeutung der medizinischen Metaphorik Nietzsches noch nicht entziffern. Dennoch kann man aus der ausgeführten Auslegung über Sinn und Funktion von Metaphern in seinem Denken erkennen, dass Nietzsche mit seiner medizinischen Metaphorik keine Identifikation von Medizin und Philosophie vornimmt, sondern nur bestimmte Ähnlichkeiten hervorheben will. Diese Ähnlichkeiten müssen mit feinem Gespür verfolgt und dürfen nicht ohne Weiteres verallgemeinert werden. Insofern sich Nietzsches medizinische Metaphorik auf paradigmatische Weise auf seine Moralkritik bezieht, beruht die Ähnlichkeit zwischen beiden Bereichen auf einer zugrunde liegenden Normativität, die Nietzsche problematisiert. Die normativen Elemente, die der traditionellen Medizin eigen sind sowie jene, die die metaphysische Philosophie unbewusst mit sich trägt, ermöglichen, dass Nietzsche eine gemeinsame Metaphorik entfaltet. Zudem vermögen wir bereits hier zu sehen, dass die medizinischen Metaphern für Nietzsche auf besondere Weise die empirischen, ja physiologischen Fundamente der Philosophie versinnbildlichen. Und auch diese Versinnbildlichung ist nur möglich, weil Medizin und Philosophie ähnliche empirische, genauer gesagt, physiologische Voraussetzungen teilen.

## 2.2.2   Der Mensch als „krankes" Tier

In seiner kritischen Anthropologie verwendet Nietzsche oft eine medizinische Metaphorik. Zu den bekanntesten medizinischen Metaphern gehört die Bezeichnung des Menschen als ein „krankes Tier" in *Zur Genealogie der Moral*: „Denn der Mensch ist kränker, unsicherer, wechselnder, unfestgestellter als irgend ein Thier sonst, daran ist kein Zweifel, – er ist *das* kranke Thier".[345] Aus diesem Zitat lassen sich mindestens drei Hauptcharakteristika von Nietzsches Anthropologie hervorheben, die für Nietzsches medizinische Philosophie von Bedeutung sind: der Mensch sei ein *krankes (1), unfestgestelltes (2) Tier (3)*.

*Erstens* ist aus diesem Zitat zu entnehmen, dass Nietzsche das Animalische im Menschen rehabilitieren will. Seit der Übersetzung Ciceros des *zoon logon echon* als *animal rationale* gehört der Mensch zwar offiziell zum Tierbereich, doch die *ratio* etabliert sich in der philosophischen Tradition als die menschliche Haupteigenschaft. Gegen diese metaphysische Tradition, die vor allem die rationale, geistigen Fähigkeiten des Menschen, seine Vernunft, als höchste Auszeichnung seines

---

345 Nietzsche, Zur Genealogie der Moral, KSA 5, S. 367.

Wesens betont, will Nietzsche auf die tierhafte, physiologische Dimension des menschlichen Daseins aufmerksam machen. Wie in *Der Antichrist* mit besonderer Deutlichkeit zur Sprache kommt, soll der Mensch in die Nähe des Organischen gerückt werden: „Wir leiten den Menschen nicht mehr vom ‚Geist', von der ‚Gottheit' ab, wir haben ihn unter die Thiere zurückgestellt."[346] Die Zurückstellung des Menschen ins animalische Reich will sagen, dass Menschen und Tiere eine ähnliche, durch Instinkte und Triebe gesteuerte physiologische Grundkonstitution teilen. Alle Organismen sind nach dem geleitet, was Nietzsche „Wille zur Macht" nennt, motiviert und alle sind auf der Suche nach deren jeweiligem „Optimum": „Jedes Thier, somit auch la bête philosophe, strebt instinktiv nach einem Optimum von günstigen Bedingungen, unter denen es seine Kraft ganz herauslassen kann und sein Maximum im Machtgefühl erreicht."[347]

Jedes Tier und so auch jeder Mensch vermeidet „instinktiv" „alle Art Störenfriede und Hindernisse, die sich ihm über diesen Weg zum Optimum legen oder legen könnten".[348] Nietzsche lässt zwar offen, wie genau dieses Optimum im Fall des Tieres oder Menschen sich konkret verwirklicht; doch er verabsolutiert zugleich diese Tendenz und Suche nach Machtsteigerung bei Menschen und Tieren. Das hier gemeinte „Optimum" als eine Intensivierung von Macht und Vitalität (nicht unbedingt aber von Lebensverlängerung oder Überleben) will nicht den Menschen beglücken, „sondern sein[en] Weg zur Macht, zur That, zum mächtigsten Thun, und in den meisten Fällen thatsächlich sein[en] Weg zum Unglück" ermöglichen.[349] Es ist erst aus dieser instinktgemäßen Konstitution möglich, dass logische Fähigkeiten entstehen können.

Mit einer solchen Naturalisierung des Menschen als Organismus deckt Nietzsche jene Grunderfahrungen auf, die im Hintergrund aller weiteren Abstraktionen – wie dem Urteilen und logischen Denken – stehen. Diese Grunderfahrungen, die wir mit dem Tier teilen, sind „die *Empfindung des Angenehmen oder Schmerzhaften* in Bezug auf das empfindende Subject."[350] Der erste Bezug, den wir mit unserer Umwelt herstellen, hat also keine erkenntnistheoretischen Ansprüche, sondern beruht primär auf einer sinnlichen Ebene: „Uns organische Wesen interessirt ursprünglich Nichts an jedem Dinge, als sein Verhältniss zu uns in Bezug auf Lust und Schmerz."[351] Nach dieser aus der Physiologie übertragenen Auslegung

---

346 Nietzsche, Der Antichrist, KSA 6, S. 180.
347 Nietzsche, Zur Genealogie der Moral, KSA 5, S. 350.
348 Nietzsche, Zur Genealogie der Moral, KSA 5, S. 350.
349 Nietzsche, Zur Genealogie der Moral, KSA 5, S. 350.
350 Nietzsche, Menschliches, Allzumenschliches I, KSA 2, S. 39.
351 Nietzsche, Menschliches, Allzumenschliches I, KSA 2, S. 39.

kommen nach Nietzsche viele von den Empfindungen, die wir erfahren, nicht aus einem im Voraus vorgestellten Wunsch, sondern wir werden oft von diesen überfallen.[352] Beispielsweise versteht Nietzsche die Lust als ein wirksames Prinzip, das heißt als eine besondere Manifestation von Lebenskraft, die die (unbewusste oder auch ungewollte) Entfaltung moralischer Gefühle und sozialer Strukturen erst ermöglicht. Denn Nietzsche deutet die Lust als jenen Grundtrieb, der für die Sozialisierung und sogar auch für die Liebe verantwortlich ist.[353]

In gewisser Weise bleibt Nietzsche der metaphysischen Tradition treu, insofern er die menschliche Fähigkeit zur Abstraktion als einen der wichtigsten Unterschiede zwischen Menschen und Tieren feststellt. Doch anders als die philosophische Tradition wertet Nietzsche dies kritisch. Als ein der Vernunft verpflichtetes Wesen stellt der Mensch „sein Handeln [...] unter die Herrschaft der Abstractionen".[354] Damit ist gemeint, dass der Mensch nicht unmittelbar „durch die plötzlichen Eindrücke, durch die Anschauungen" affiziert wird, wie es gerade bei Tieren der Fall zu sein scheint, sondern „er verallgemeinert alle diese Eindrücke erst zu entfärbteren, kühleren Begriffen".[355] Die allzu tiefe menschliche Begriffsbildung versteht Nietzsche also als einen entsinnlichenden Prozess der Abstraktion, die dem Tier fern bleibt: „Alles, was den Menschen gegen das Thier abhebt, hängt von dieser Fähigkeit ab, die anschaulichen Metaphern zu einem Schema zu verflüchtigen, also ein Bild in einen Begriff aufzulösen."[356] Die geistige Fähigkeit des Menschen, etwa seinen Intellekt, interpretiert Nietzsche eigentlich als ein Ersatzmittel, die aufgrund organischer Schwäche entsteht. In dieser Hinsicht hat der Intellekt nur das Ziel, „zur Erhaltung des Individuums" im „Kampf um die Existenz" zu dienen,[357] da sich der Mensch als ein schwaches Wesen ohne den Intellekt nicht erhalten könnte.

*Zweitens* verrät uns die Bezeichnung des Menschen als „krankes" Tier eine weitere grundsätzliche Eigenschaft in Nietzsches Verständnis des Menschen. Der

---

352  Bestimmte Empfindungen, wie etwa das Hungergefühl, überfallen uns, ja sie kommen oft mit Kraft und Willkür: „Wir haben Hunger, aber meinen ursprünglich nicht, dass der Organismus erhalten werden will, sondern jenes Gefühl scheint sich ohne Grund und Zweck geltend zu machen, es isolirt sich und hält sich für willkürlich." (Nietzsche, Menschliches Allzumenschliches I, KSA 2, S. 39)

353  Vgl. Nietzsche, Menschliches Allzumenschliches I, KSA 2, S. 95: „Aus seinen Beziehungen zu andern Menschen gewinnt der Mensch eine neue Gattung von Lust zu jenen Lustempfindungen hinzu, welche er aus sich selber nimmt; wodurch er das Reich der Lustempfindung überhaupt bedeutend umfänglicher macht."

354  Nietzsche, Ueber Wahrheit und Lüge im außermoralischen Sinne, KSA 1, S. 881.

355  Nietzsche, Ueber Wahrheit und Lüge im außermoralischen Sinne, KSA 1, S. 881.

356  Nietzsche, Ueber Wahrheit und Lüge im außermoralischen Sinne, KSA 1, S. 881.

357  Nietzsche, Ueber Wahrheit und Lüge im außermoralischen Sinne, KSA 1, S. 876.

Mensch sei nicht bloß ein Tier unter anderen, sondern ein „krankes" Wesen. Mit dem Wort „krank" verweist hier Nietzsche auf einen Mangel, der einen bedeutsamen Unterschied zwischen Menschen und Tieren zur Geltung bringt. Während Tiere instinktsichere Wesen sind und sich aus diesem Grund in ihrer Umgebung zu Recht finden, stellt der Mensch „ein *krankhaftes* Thier"[358] dar, da er sich nicht primär anhand Trieb- und Instinktstrukturen in der Welt orientiert. Für seine Orientierung in der Welt bedarf der Mensch anderer Wege, die wiederum außerhalb seiner physiologischen Natur stehen: „Hier ist *Krankheit*, es ist kein Zweifel, die furchtbarste Krankheit, die bis jetzt im Menschen gewüthet hat".[359] So vollzieht sich die Moral für Nietzsche als eine paradigmatische orientierungsgebende Instanz mit fundamentaler Bedeutung für das menschliche Dasein.

In der *Genealogie* erzählt uns Nietzsche die Genese der moralischen Urteile aus dem ursprünglichen „kranken" Wesen des Menschen. Durch Vergesellschaftung und Moralisierung, so die genealogisch-hypothetische Erklärung, gelingt es dem Menschen, sich auch ohne Rückgriff auf Instinkte zu orientieren. Mit der Einführung der Moral trennt sich der Mensch von den anderen Tieren. Die Moral sei zwar eine „Nothlüge", doch ohne sie, „[o]hne die Irrthümer, welche in den Annahmen der Moral liegen, wäre der Mensch Thier geblieben."[360] Der Mensch hat sich als „Ueber-Thier" verstanden und hat „strengere Gesetze" gesetzt,[361] strenger nämlich als die der animalischen „gesunden" Instinkte und Triebe.

Der *dritte*, fundamentale Aspekt des Menschen kommt in seiner Beschreibung als ein „unfestgestelltes" Tier. Insofern das Leben eines Menschen sich nicht mit den Befehlen der Instinkte oder der Befriedigung von Trieben identifiziert, drückt seine Existenz eine radikale Plastizität aus. Das Tier „Mensch" sei unfestgestellt, da er selber seine Existenz gestalten soll, ja muss. In diesem Ausdruck geht es darum, die plastische, sich selbst entwerfende Natur des Menschen zu betonen, die durch Kultur, Vergesellschaftung und Moral stattfindet. Dies deutet darauf hin, dass der Mensch streng genommen nicht ist, sondern *wird*.

Die Menschwerdung und so auch die Aufhebung seines tierischen Ursprungs hängt, wie bereits erwähnt, von der Entstehung der Moralität und dem gesamten Spektrum dessen, was man Kultur zu nennen pflegt, eng zusammen. In *Menschliches Allzumenschliches* nennt Nietzsche drei Phasen der Moralität. Die erste Phase besteht aus einem Zeitlichkeitsverständnis, das über das bloße Gegenwärtige hinaus geht. Der Mensch hebt sich vom Tier ab, „wenn [sich] sein Handeln nicht mehr auf

---

358  Nietzsche, Zur Genealogie der Moral, KSA 5, S. 411.
359  Nietzsche, Zur Genealogie der Moral, KSA 5, S. 333.
360  Nietzsche, Menschliches Allzumenschliches I, KSA 2, S. 64.
361  Nietzsche, Menschliches Allzumenschliches I, KSA 2, S. 64.

das augenblickliche Wohlbefinden, sondern auf das dauernde [...] bezieht, dass der Mensch also *nützlich, zweckmässig* wird". Die zweite „höhere Stufe", wie Nietzsche sie nennt, bezieht sich auf das Prinzip „*Ehre*". Wenn der Mensch aufgrund der Ehre handelt, zeigt er nicht nur Kontrolle über die individuell erlebten Empfindungen, sondern aus diesem die Entstehung eines Sinnes für Gemeinschaft. Somit geht der Mensch über „die persönlich verstandene Nützlichkeit" hinaus und „achtet und will geachtet werden, das heisst: er begreift den Nutzen als abhängig von dem, was er über Andere, was Andere über ihn meinen." Die letzte Phase der Menschwerdung im Hinblick auf das moralische Denken sieht Nietzsche in der Figur des Menschen als „Gesetzgeber", der „nach *seinem* Maassstab über die Dinge und Menschen" handelt. Auf dieser Stufe „bestimmt [er selber] für sich und Andere, was ehrenvoll, was nützlich ist". Wenn diese Stufe erreicht ist, verabschiedet sich der Mensch im gewissen (aber nie vollständigen) Sinne vom Reich der Natur und tritt in die soziale, normative Welt einer Gesellschaft ein. Somit lebt der Mensch ja nicht nur für sich, sondern er existiert nun „als Collectiv-Individuum."[362]

Die Auslegung des Menschen als „unfestgestelltes" Tier will deshalb die dynamische Natur des Menschen hervorheben. Das Menschsein im Sinne einer Menschwerdung zu verstehen, setzt in Nietzsches Denken in erster Linie voraus, dass einige traditionelle anthropologische Ansätze ungültig werden. Der Gedanke, dass „‚der Mensch' als eine aeterna veritas, als ein Gleichbleibendes in allem Strudel, als ein sicheres Maass der Dinge"[363] zu konzipieren ist, bezeichnet Nietzsche als ein Grundirrtum der Philosophen. Uns gehöre keine substanzielle Eigenschaft, die über das kontextuell, historisch und physiologisch bedingte Gültigkeit hat. Die philosophisch-anthropologischen Aussagen gelten deshalb für Nietzsche nur für „den Menschen eines *sehr beschränkten* Zeitraumes". Gerade diesen „Mangel an historischem Sinn" bezeichnet Nietzsche als „den Erbfehler aller Philosophen" und er betont dagegen das menschliche Wesen als Aktivität: „Sie [die Philosophen, D.A.] wollen nicht lernen, dass der Mensch geworden ist."[364] Diese Aufgabe der Selbstwerdung ermöglicht aber zugleich die Weltwerdung, das heißt die Konstruktion einer sinnhaften und normativen Wirklichkeit. Für Nietzsche bewegen sich alle unsere Beziehungen zur Welt stets im Rahmen von Wertbeurteilungen, da uns die Auszeichnung gehört, wertende Wesen zu sein. Anders können wir nicht menschlich sein.

362 Nietzsche, Menschliches Allzumenschliches I, KSA 2, S. 91.
363 Nietzsche, Menschliches Allzumenschliches I, KSA 2, S. 24.
364 Nietzsche, Menschliches Allzumenschliches I, KSA 2, S. 24.

In der „krankhaften" Natur, in der Auffassung des Menschen als defizitäre Erscheinung der Natur, liegt aber eine gewisse axiologische Sonderstellung des Menschen. Hier lässt sich eine vierte Auszeichnung des Menschen zeigen, die dem berühmten Zitat aus *Der Antichrist* zu entnehmen ist: „[D]er Mensch ist, relativ genommen, das missrathenste Thier, das krankhafteste, das von seinen Instinkten am gefährlichsten abgeirrte [ist] – freilich, mit alledem, auch das *interessanteste!*"[365] Zwar erscheint der Mensch als ein „krankes" Wesen aus der Sicht der tierischen, ja rein biologischen Perspektive, doch gerade aus dieser Schwäche entsteht eine neue Form von Fülle. Die Krankheit, unter der die Menschen leiden, *zwingt* den Menschen dazu, über die eigenen Grenzen des rein Biologischen hinauszugehen, sich selbst in einer normativen Welt zu formen. Daraus entsteht seine schöpferische Berufung, ein autopoietisches Mandat, sich selbst als Ziel zu verstehen.

Die axiologische Sonderstellung des Menschen soll jedoch nicht so missverstanden werden, als würde Nietzsche einen Anthropozentrismus vertreten. Ganz im Gegenteil, die Sonderstellung des Menschen besteht gerade in seinem plastischen, über sich hinaus stehenden und formbaren Charakter. Der Mensch zeichnet sich für Nietzsche nicht nur dadurch aus, dass er sich selbst als Aufgabe verstehen soll, und so als ein Projekt der individuellen Selbstgestaltung, sondern zudem sei auch der Mensch ein Wesen, das über sich hinaus gehen kann, ja gehen *muss*. Die Menschwerdung endet nicht, auch nicht, wenn wir ein bestimmtes selbstgewähltes Dasein führen, denn das Ziel der Menschwerdung ist die Verkörperung eines besonderen, sich selbst als Prozess verstehenden Menschentypus: Der Übermensch. In *Also sprach Zarathustra* bringt Nietzsche den Übergangscharakter des Menschen paradigmatisch zur Geltung: „Der Mensch ist ein Seil, geknüpft zwischen Thier und Übermensch – ein Seil über einem Abgrunde".[366] Den Menschen als „Seil" zu deuten, weist auf die Zwiespältigkeit der menschlichen Natur hin: Einerseits ist der Mensch jenes Wesen, zu dem eine animalische, durch elementare Triebe gesteuerte Beschaffenheit gehört, andererseits obliegt seiner defizitären, „krankhaften" tierischen Konstitution, dass er sich selbst zu gestalten habe, was wiederum eine Brücke zum Übermenschen zu schlagen vermag. Als Schaffender stellt der Mensch jene Schnittstelle zwischen Tier und Übermensch dar, denn seine kreative, schöpferische Natur ist dafür verantwortlich, dass der Mensch jene „Brücke", jenen „Übergang"[367] zum Übermenschen verkörpern kann, was für Nietzsche das Menschsein besonders liebenswürdig macht.[368] Was genau mit dem Wort „Übermensch" gemeint ist und

---

365 Nietzsche, Der Antichrist, KSA 6, S. 180.
366 Nietzsche, Also sprach Zarathustra, KSA 4, S. 16.
367 Nietzsche, Also sprach Zarathustra, KSA 4, S. 16-7.
368 Vgl. Nietzsche, Also sprach Zarathustra, KSA 4, S. 357.

wie dieser besondere Menschentypus zu fassen ist, wird jedoch erst verstanden, wenn man Nietzsches Moralkritik genauer betrachtet.

## 2.2.3   Moral und Moralkritik

Wie kaum ein anderer Denker zuvor hat Nietzsche eine derart tiefsinnige und radikale Kritik an der Moral unternommen, die die bisherige Erforschung der Voraussetzungen, Legitimität und Grenzen der Moral maßgeblich geprägt hat. Seine Moralkritik bedeutet jedoch nicht, dass Nietzsche das, was man gewöhnlich für gut hält, nun für böse hält. Vielmehr will Nietzsche uns in erster Linie vom fundamentalen amoralischen bzw. außermoralischen Charakter des Lebens überzeugen. Das Lebendige will mehr Leben, sich erhalten und seine Kräfte so ausüben, dass diese zur Steigerung der eigenen Macht führen. Versteht man das Leben wie Nietzsche als ein von Grund auf amoralisches Phänomen, dann werden der Wert und Sinn der Moral fraglich: *„wozu überhaupt Moral*, wenn Leben, Natur, Geschichte „unmoralisch" sind?"[369]

Nietzsches Grundkritik an der Moral, die zugleich eine Kritik an der Moderne ist, beruht auf der Überzeugung, dass es keine universell gültigen Werte gibt, wonach ein Individuum seine Handlungen „an sich" als gut oder böse bewerten kann. In diesem Hinblick zielt Nietzsches moralkritisches Denken darauf ab, den subjektiven Charakter der Moral zu erkennen, was zugleich eine Kritik an dem Anspruch einer objektiven, universal geltenden Letztbegründung der Moral impliziert. Nach seiner Ansicht beruht die Legitimität der moralischen Begriffe auf subjektiven Konstruktionen. Alle Phänomene erweisen sich als unterschiedliche Erscheinungen einer vielschichtigen, perspektivistischen Welt. Laut Nietzsche geht die traditionelle Moral jedoch davon aus, dass nur bestimmte Handlungen zum besten Interesse der Menschheit geschehen. Doch dies sieht Nietzsche mit Skepsis:

> „Die ältere Moral, namentlich die Kant's, verlangt vom Einzelnen Handlungen, welche man von allen Menschen wünscht: das war eine schöne naive Sache; als ob ein Jeder ohne Weiteres wüsste, bei welcher Handlungsweise das Ganze der Menschheit wohlfahre, also welche Handlungen überhaupt wünschenswerth seien."[370]

Ob wünschenswerte Handlungen nur jene Vorgänge betreffen müssen, die „das Ganze der Menschheit" als etwas Gutes betreffen können, wird in diesem Zitat bei

---

369  Nietzsche, Die fröhliche Wissenschaft, KSA 3, S. 576-7.
370  Nietzsche, Menschliches Allzumenschliches I, KSA 2, S. 46.

Nietzsche hinterfragt. Dabei stellt er diese moralische Norm in doppelter Hinsicht in Frage. Zunächst kritisiert Nietzsche diese eigentlich „schöne" Sache aus pragmatischen Gründen: Jeder Mensch stellt für Nietzsche eine ganz eigene und äußerst individuelle Existenz dar, deren Tragweite und Bedeutung nicht unmittelbar für andere gelten muss. Nach dieser Auslegung entsprechen die moralischen Urteile und Werte eines Menschen nicht unbedingt denen eines anderen. Dies bezieht sich auf eine äußerste „Individualethik".[371] Zudem betont Nietzsche aber zugleich den positiven Aspekt einer solchen Situation:

> „Vielleicht lässt es ein zukünftiger Ueberblick über die Bedürfnisse der Menschheit durchaus nicht wünschenswerth erscheinen, dass alle Menschen gleich handeln, vielmehr dürften im Interesse ökumenischer Ziele für ganze Strecken der Menschheit specielle, vielleicht unter Umständen sogar böse Aufgaben zu stellen sein."[372]

Die Vorstellung, dass Menschen unterschiedlich sind und daher auch unterschiedlich handeln, erscheint bei Nietzsche also mit einer positiven Konnotation. Eine eigentlich „ökumenische" Gemeinschaft bildet sich in diesem Sinne nicht durch die Abschaffung der Differenzen oder durch die Homogenisierung des menschlichen Handelns, sondern gerade durch die Beibehaltung ihrer Differenzen. Mit dem Ausdruck „böse Aufgaben" meint Nietzsche eigentlich eine individuelle und selbstgewählte Aufgabe.[373] Traditionell meint dagegen eine „gute" Tat eine Handlung, die gemäß den herrschenden Sitten durchgeführt wird, und zwar auch dann, wenn man selbst von deren Gutem nicht überzeugt ist. Gerade solch eine selbstverständliche Übernahme von sittlichen Normen und ihre prinzipiell universelle Anwendung ohne die eigene Überprüfung steht im Mittelpunkt von Nietzsches Kritik.

Im Hinblick darauf impliziert Nietzsches Denken eine Aufforderung zur Kritik an der moralischen Autorität bestehender Normen. Laut Nietzsche soll jeder Mensch für sich selbst, auf seine eigenen Kräfte hörend, entscheiden, welche Normen er als verbindlich anerkennt, weil er diese anerkennen *kann*. In diesem Rahmen ist auch die berühmte, aber oft missverstandene Ankündigung Nietzsches vom „Tod Gottes" zu interpretieren. Denn der „Tod Gottes" verweist nicht nur auf die Verlusterfahrung Gottes für den modernen Menschen, sondern auch auf den Verlust der Fundamente der christlichen Moral. Nietzsche kritisiert also nicht, dass Menschen nach bestimmten moralischen Maximen handeln, sondern

---

371  Nietzsche, Nachlaß 1869-1874, KSA 7, S. 252. Vgl. auch: „Individual-Ethik": Nietzsche, Nachlaß 1869-1874, KSA 7, S. 266.

372  Nietzsche, Menschliches Allzumenschliches I, KSA 2, S. 46.

373  Vgl. Ruffing, R. (2008): Bleibt der Erde treu! Nietzsches Hymnus auf das Leben, Stuttgart: Franz Steiner, S. 35.

vielmehr ein Doppeltes: erstens, dass diese Normen unreflektiert und nicht aus der individuellen Überzeugung moralischen Normen und Tugenden einfach folgen (Stichwort Sklaven- oder Herdenmoral). Und zweitens, dass diese Normen gerade nicht in Konkordanz mit dem Leben, mit dessen eigenen vitalen Kräfte, und sogar gegen diese, stehen. Die Hervorhebung des „Übermenschen" lässt sich ebenfalls im Rahmen von Nietzsches Moralkritik verstehen. Anders als die herkömmlichen Menschen, die ihre Handlungen an unkritisch übernommenen tradierten Normen orientieren, handelt der „Übermensch" von sich aus bzw. er ist das autonom handelnde Individuum *par excellence*. Zudem ist gerade der Übermensch jener, der die eigene Moral im Dienste seines Lebens stellt. Darauf basiert ja eben, wie wir später sehen werden, seine Gesundheit.

Gegen das metaphysisch, platonisch-christlich geprägte Ideal einer übersinnlichen Ordnung mit normativem Gehalt stellt Nietzsche die Legitimität einer solchen alleinigen Wahrheitsinstanz grundsätzlich in Frage. Nach Nietzsche hat die christliche Überschätzung des übersinnlichen Lebens zu einer fundamentalen Entwirklichung des irdischen Lebens beigetragen, die die Sinnlosigkeit der Existenz zur Folge hat – das meint er unter dem Wort „Nihilismus". An dessen Stelle setzt Nietzsche seine Moralkritik an als eine Rehabilitierung des sinnlichen, ja sogar sensualistischen Lebens im *hic et nunc*, was zugleich als eine Rehabilitierung der Leiblichkeits- und Gegenwartserfahrung des Menschen zu verstehen ist. Diese Rehabilitierung erfolgt durch eine *Physiologisierung* der Moral. So beschreibt Nietzsche bereits im Winter 1873/4 in einer Liste mit dem Titel „Noth der Zeit, Anforderungen an den Philosophen" unter anderem auch die Aufgabe, eine „Medicinische Moral. Naturalismus"[374] zu verwirklichen. Warum aber die Moral zu naturalisieren? Und was soll man darunter verstehen?

Dank seiner Aneignung der Naturwissenschaft seiner Zeit ist Nietzsche der tiefsten Überzeugung, dass jedem moralischen Urteil „das *physiologische* Phänomen"[375] zugrunde liegt. Bezüglich seiner „Naturgeschichte der Moral" ist sich die Nietzsche-Forschung einig, dass bei ihm kein reduktiver Naturalismus vorliegt.[376] Zwar entwickelt Nietzsche die Naturalisierung bzw. Physiologisierung der Moral

---

374  Nietzsche, Nachlaß 1869-1874, KSA 7, S. 737.

375  Nietzsche, Morgenröte, KSA 3, S. 310.

376  Lessing, T. (1931): „Nietzsches Pathologie". In: Biologische Heilkunst 12, S. 245-246; vgl. auch Kaufmann, W. (1968³): Nietzsche. Philosopher, Psychologist, Antichrist. New York: Vintage; Schank, G. (2000): „Rasse" und „Züchtung" bei Nietzsche (Monographien und Texte zur Nietzsche-Forschung 44), Berlin/New York: de Gruyter; Hick, Ch. (2000): „Denken als Symptom – Symptom von Gedanken. Zur Kreisgestalt von Nietzsches ‚großer Gesundheit'". In: Nietzscheforschung 5/6, S. 83-103; Golomb, J. (2002): „How to De-Nazify Nietzsche's Philosophical Anthropology?". In: Golomb, J. /Wistrich,

aus der Beschäftigung mit der Naturwissenschaft seiner Zeit,[377] doch sein Ansatz ist von einem bloßen reduktionistischen Naturalismus scharf zu trennen. Nietzsches physiologische Untersuchung der Moral beabsichtigt nicht, moralische Phänomene in natürlichen Vorgängen zu lokalisieren. Vielmehr vertritt Nietzsche einen ganz bestimmten materialistisch orientierten Ansatz, der die Trennung zwischen geistigen Phänomenen – zu denen traditionell die moralischen Urteile und Gefühle zählen – und organischen Zuständen – dem Leib zu affizierende Phänomene – zu überwinden versucht. Kaufmann bringt dies auf den Punkt: „Das Kriterium des Naturalismus soll darin liegen, wie Wertungen oder moralische Imperative gerechtfertigt werden, und in Nietzsches früher Werttheorie ist diese Rechtfertigung, im Unterschied zu der Kants, naturalistisch."[378] So haben nach Nietzsche „[a]lle Neigung, Freundschaft, Liebe zugleich etwas Physiologisches".[379] Dies scheint mir aber nicht nur Nietzsches früher Werttheorie zu entsprechend, sondern auch seiner späteren physiologischen Phase, denn die These bedeutet auch, wie Volker Gerhard es ausdrückt, „[d]as moralische Handeln erfolgt somit aus Motiven, die selbst nicht moralisch sind".[380]

In der Vorrede von *Zur Genealogie der Moral* stellt Nietzsche seinen Anspruch fest; in diesem Werk geht es um die Frage nach der *„Herkunft* unserer moralischen Vorurtheile".[381] Die genealogische Erforschung erfolgt methodisch als eine hypothetische Entstehungsgeschichte der Moral, die die physiologischen Fundamente des moralischen Denkens aufdecken sollen. Bereits in seinen aus den späteren 70er Jahren entstandenen Texten lässt Nietzsche seine Überzeugung erkennen, dass die Physiologie die zugrunde liegende Voraussetzung für unsere moralischen Urteile darstellt.[382] Dies wird in der *Genealogie* jedoch deutlicher formuliert:

---

R. S. (Hg.), Nietzsche, Godfather of Fascism? On the uses and abuses of philosophy, Princeton: Princeton University Press, S. 19-46.

377 Siehe I. Teil der Untersuchung.

378 Kaufmann, W. (1968³): Nietzsche. Philosopher, Psychologist, Antichrist. New York: Vintage, S. 170.

379 Nietzsche, Nachlaß 1869-1874, KSA 7, S. 408.

380 Gerhardt, V. (2006⁴): Friedrich Nietzsche, C. H. Beck, S. 127.

381 Nietzsche, Zur Genealogie der Moral, KSA 5, S. 248.

382 Vgl. Horn, A. (2009): „Gesundheit/Krankheit". In: Niemeyer, C. (Hrsg.) Nietzsche-Lexikon, WBG (Wissenschaftliche Buchgesellschaft), 132-133, S. 132: „N.s Überlegungen zu G[esundheit] und K[rankheit] sind im physiologischen Diskurs des 19. Jh.s angesiedelt, der die Grenze zwischen dem Pathologischen und dem Normalen, dem Kranken und dem Gesunden neu zu ziehen versuchte."

„In der That bedürfen alle Gütertafeln, alle ‚du sollst‘, von denen die Geschichte oder die ethnologische Forschung weiss, zunächst der *physiologischen* Beleuchtung und Ausdeutung, eher jedenfalls noch als der psychologischen; alle insgleichen warten auf eine Kritik von seiten der medicinischen Wissenschaft".[383]

Insofern die Metaphysik stets die Erfahrung bzw. die sinnliche Welt übersteigen will, scheidet sie die Welt in Gegensätze, die unversöhnlich nebeneinander stehen. Die Rede eines Äußeren und eines Inneren, eines Richtigen und Falschen, eines Theoretischen und eines Praktischen haben jedoch nur einen Sinn innerhalb einer bereits geteilten Auslegung der Welt. Da für Nietzsche solche Gegensätze sich in einem fließenden Kontinuum befinden, versucht er mit der Einbeziehung der Physiologie, diese Kontinuität zu belegen. Die physiologische Untersuchung zum Ursprung der Moral hat also zur Folge, den Bezug der Moral zur Natur sowie den Perspektivismus der Moral zu thematisieren. Dies wird in einem Zitat kurz und bündig zusammengefasst:

„Man darf nämlich zweifeln, erstens, ob es Gegensätze überhaupt giebt, und zweitens, ob jene volksthümlichen Werthschätzungen und Werth-Gegensätze, auf welche die Metaphysiker ihr Siegel gedrückt haben, nicht vielleicht nur Vordergrunds-Schätzungen sind, nur vorläufige Perspektiven, vielleicht noch dazu aus einem Winkel heraus, vielleicht von Unten hinauf, Frosch-Perspektiven gleichsam, um einen Ausdruck zu borgen, der den Malern geläufig ist?"[384]

Die physiologische Voraussetzung der Moralität deckt Nietzsche auf, indem er den Bezug der moralischen Urteile und Gefühle zur Physiologie rekonstruiert. Der Ursprung aller moralischen Phänomene findet nach Nietzsche seinen Sitz in der Physiologie, genauer gesagt, in ihrer Veränderung. Insofern zum Menschen wie auch zu Tieren physiologische Mechanismen wie Triebe und Instinkte gehören, Menschen diese aber durch ihre Vergesellschaftung und Moralisierung stets unterdrücken, lässt diese Unterdrückung physiologische Grundtriebe in geänderter Form zum Ausdruck bringen. Das gilt nach Nietzsche sowohl auf individueller sowie auf kollektiver Ebene.[385] In *Morgenröthe* listet Nietzsche beispielsweise unterschiedliche Wege auf, die zur Domestizierung der Triebe bzw. zu „Selbst-Beherr-

---

383  Nietzsche, Zur Genealogie der Moral, KSA 5, S. 289.

384  Nietzsche, Jenseits von Gut und Böse, KSA 5, S. 16.

385  Auf kollektive Ebene: Vgl. Nietzsche, Nachlaß 1880-1882, KSA 9, S. 478: „Was ist Moralität! Ein Mensch, ein Volk hat eine physiologische Veränderung erlitten, empfindet diese im Gemeingefühl und deutet sie sich in der Sprache seiner Affekte und nach dem Grade seiner Kenntnisse aus, ohne zu merken, daß der Sitz der Veränderung in der Physis ist."

schung und Mässigung" führen können.[386] Ein paradigmatischer Fall, in dem sich die physiologischen Fundamente eines moralischen Phänomens auf individueller Ebene zeigen, stellt für Nietzsche das *schlechte Gewissen* dar. In der *Genealogie* bezeichnet Nietzsche die Grausamkeit als einen Urtrieb des Menschen, einen Trieb des Leiden-Machens, der als Quelle der Lust und Vitalität und so auch des Willens zur Macht verstanden wird. Dieser fundamentale Trieb wird durch die „krankhafte Verzärtlichung und Vermoralisierung"[387] zwar unterdrückt, doch diese Unterdrückung erlischt nicht die führende Kraft des Triebes. Die „Lust an der Grausamkeit" ist dabei „nicht ausgestorben", sondern durch „Sublimirung und Subtilisirung" ins „Imaginative und Seelische übersetzt."[388] Das „Gethier ‚Mensch'"[389] zähmt sich zwar selbst, domestiziert diesen physiologischen Urtrieb, doch dies geschieht nur durch die *Verinnerlichung* der Triebe: „Alle Instinkte, welche sich nicht nach Aussen entladen, *wenden sich nach Innen* – dies ist das, was ich die *Verinnerlichung* des Menschen nenne."[390] Insofern die Grausamkeit für Nietzsche eine Urkraft des Organischen ist, und diese jedoch nicht ausgeübt werden darf, ändert sich diese Kraft so, dass sie sich als eine Selbstschädigung manifestiert: „Die Feindschaft, die Grausamkeit, die Lust an der Verfolgung, am Überfall, am Wechsel, an der Zerstörung – Alles das gegen die Inhaber solcher Instinkte sich wendend: *das* ist der Ursprung des ‚schlechten Gewissens'."[391]

Das moralische Phänomen „schlechtes Gewissen" hat somit, so die hypothetisch-genealogische Analyse, einen außermoralischen Ursprung. In derselben Weise versteht Nietzsche weitere als moralisch richtig gehaltene Handlungen – etwa, die Wahrheit zu sagen. Dass wir ehrlich sind und die Wahrheit zu sagen pflegen, gründet nach Nietzsche nicht darin, dass wir einer moralischen Autorität folgen, sondern basiert auf rein pragmatischen Gründen. Die Wahrheit zu sagen ist „bequemer [...] denn die Lüge erfordert Erfindung, Verstellung und Gedächtniss".[392]

---

386  Vgl. Nietzsche, Morgenröthe, KSA 3, S. 98: „Also: den Anlässen ausweichen, Regel in den Trieb hineinpflanzen, Übersättigung und Ekel an ihm erzeugen, und die Association eines quälenden Gedankens (wie den der Schande, der bösen Folgen oder des beleidigten Stolzes) zu Stande bringen, sodann die Dislocation der Kräfte und endlich die allgemeine Schwächung und Erschöpfung, – das sind die sechs Methoden."

387  Nietzsche, Zur Genealogie der Moral, KSA 5, S. 302.

388  Nietzsche, Zur Genealogie der Moral, KSA 5, S. 303.

389  Nietzsche, Zur Genealogie der Moral, KSA 5, S. 302.

390  Nietzsche, Zur Genealogie der Moral, KSA 5, S. 322.

391  Nietzsche, Zur Genealogie der Moral, KSA 5, S. 323.

392  Nietzsche, Menschliches Allzumenschliches I, KSA 2, S. 73.

Die Lüge erweist sich als eine „schwere Last",[393] jedoch nur da, wo es einen „Sinn für Wahrheit" gibt; in einem anderen Kontext, wo kein „Widerwille gegen die Lüge" herrscht, wo die Lüge zum alltäglichen Leben gehört, so kann jemand „in aller Unschuld" lügen.[394]

Die physiologische Untersuchung der Moral soll deutlich machen, dass die Moral keine selbstverständliche und unproblematische Aufforderung für uns darstellt. Mit einer Naturalisierung der Moral versucht also Nietzsche zu zeigen, dass zu den moralischen Phänomenen stets eine außermoralische Dimension gehört, und zwar oft im Sinne einer reaktiven, aus dem „Ressentiment" geladenen Tat.

Nietzsches Verständnis des „Ressentiments" hat nicht nur den Einfluss der physiologischen Naturwissenschaft, sondern auch des Buches Dühring *Der Werth des Lebens* (1875), insbesondere in Dührings Verbindung zwischen „Rechtsgefühl" und „Rachegefühl".[395] In *Zur Genealogie der Moral* führt Nietzsche das „Resentiment" wie folgt ein:

> „Der Sklavenaufstand in der Moral beginnt damit, dass das *Ressentiment* selbst schöpferisch wird und Werthe gebiert: das Ressentiment solcher Wesen, denen die eigentliche Reaktion, die der That versagt ist, die sich nur durch eine imaginäre Rache schadlos halten."[396]

Für Nietzsche ist das Ressentiment die wahre amoralische, physiologische Voraussetzung dafür, dass eine „Umkehrung" der Werte zugunsten der „Sklavenmoral" stattfand. Nietzsche unterscheidet, wie bekannt, zwischen zwei Menschen-Typen: Die Herren und die Sklaven. Beide sind Metaphern für gegensätzliche Formen des Menschseins. In Nietzsches genealogischer Erklärung der Moralität weisen die Herren auf jene Menschen hin, die einer „vornehmen Moral" folgen. Letztere entsteht nach Nietzsche „aus einem triumphirenden Ja-sagen zu sich selber",[397] das heißt, sie motiviert eigentliche Tätigkeit, eine Praxis des Lebens, die in einer Harmonie mit diesem Leben steht. Das Gegenteil drückt die „Sklaven-Moral" – des Christentums und des Platonismus – aus: „ein Nein zu einem „Ausserhalb", zu einem „Anders", zu einem „Nicht-selbst."[398] Damit will Nietzsche sagen, dass die Sklaven, ja die Christen, ihre Existenz nicht aus der inneren, spontanen Kräften

393 Nietzsche, Menschliches Allzumenschliches I, KSA 2, S. 73.
394 Nietzsche, Menschliches Allzumenschliches I, KSA 2, S. 74.
395 Brusotti, M. „Ressentiment". In: Niemeyer, C. (Hrsg.) Nietzsche-Lexikon, WBG (Wissenschaftliche Buchgesellschaft), S. 327-28.
396 Nietzsche, Zur Genealogie der Moral, KSA 5, S. 270.
397 Nietzsche, Zur Genealogie der Moral, KSA 5, S. 270.
398 Nietzsche, Zur Genealogie der Moral, KSA 5, S. 270.

führen oder gar messen, sondern stets als eine „Reaktion" auf ein Außen, oder wie Nietzsche sagt: „sie bedarf, physiologisch gesprochen, äusserer Reize."[399] Das Ressentiment gründet für Nietzsche in einem unbewussten Instinkt der Rache des Sklaven gegenüber den Herren. In einem Nachlassfragment beschreibt Nietzsche:

> „Das Rechtsgefühl ist ein Ressentiment, gehört mit der Rache zusammen: auch die Vorstellung einer *jenseitigen Gerechtigkeit* geht auf das *Rache* gefühl zurück./ Die Gerechtigkeit besteht in der Wiederver(letzung)geltung, der Verletzung muß eine Gegenverletzung entsprechen: talio."[400]

Da die Herren mächtig sind bzw. vitale, leidenschaftliche, abenteuerliche Menschen darstellen, die mit ihrer Existenz die Erde erfreuen, sind die Sklaven als unfähige, ohnmächtige Menschen gegenüber den Herren neidisch. Da beide – Herren und Sklaven – dasselbe Bedürfnis haben, ihre Macht zu steigern, bei beiden also, ist der Wille zur Macht am Werk; haben die Sklaven das Ressentiment zugunsten der eigenen Machtbedürfnisse gestillt. Durch die übersinnliche, christliche Moral und ihre biblische Verfallsgeschichte haben die Sklaven die Macht über die Herren übernommen und zwar so, dass die Herren angefangen hätten, sich selbst zu hassen. Als Fazit kann man hierzu eine schwerwiegende Konsequenz aus Nietzsches Moralgenealogie entnehmen: Es sind nämlich keine „guten" Gefühle oder „guten" moralischen Maximen, die die christliche Moral motivieren, sondern vielmehr physiologisch geleitete und unbewusste Machtansprüche. Nietzsches Moralkritik will daher vor allem die „Moral als Problem" wieder sichtbar machen. Und gerade zu diesem Zweck wird die Einbeziehung einer medizinischen Metaphorik sinnvoll.

## 2.2.4 Moral als Medizin und die „Moralisierung" des Lebens

Durch die Etablierung der Sittlichkeit geraten nach Nietzsche die a- oder außermoralischen Ursprünge der Moral in Vergessenheit. Diese amoralischen Voraussetzungen der Moralität wieder aufzudecken, sie als zwar vergessene, aber fundamentale Bedingungen des moralischen Denkens anzuerkennen, setzt nach Nietzsche voraus, dass man sich mit dem die Natur moralisierenden Prozess beschäftigt. Oder anders ausgedrückt: Nietzsches Naturalisierung der Moral findet ihre Rechtfertigung in der Annahme, dass die traditionelle Moral von Anfang an eine „Moralisierung" des Lebens unternimmt. In diesem Sinne kann Nietzsches Moralkritik nur an-

---

399 Nietzsche, Zur Genealogie der Moral, KSA 5, S. 271.
400 Nietzsche, Nachlaß 1875-1879, KSA 8, S. 176.

gemessen verstanden werden, wenn man die dem Leben *a priori* vorgenommene „Moralisierung" verdeutlicht. Für Nietzsche bietet sich gerade die Medizin als paradigmatischer Fall an, in dem eine solche „Moralisierung" stattfindet. Wie ich im Laufe dieses Absatzes deutlich machen werde, besitzen Moral und Medizin in Nietzsches Denken nicht nur eine strukturelle, durch Metaphern erdichtete Nähe, sondern eine *elementare* Verbindung, in deren Anerkennung der Kern von Nietzsches medizinischer Philosophie ruht. Wie ist aber diese Verbindung genauer zu fassen? Hierzu müssen zunächst die strukturellen Ähnlichkeiten zwischen Moral und Medizin aufgelistet werden.

Bemerkenswert ist zunächst, dass Nietzsche die traditionelle Moral gerade kritisiert, weil sie wie die traditionelle Medizin vorgeht. In einer Stelle aus *Die fröhliche Wissenschaft* stellt Nietzsche fest, dass die Anerkennung der „Moral als Problem" in Bezug zum Verständnis der Moral als Medizin steht: „Niemand also hat bisher den *Werth* jener berühmtesten aller Medizinen, genannt Moral, geprüft: wozu zuallererst gehört, dass man ihn einmal – *in Frage stellt*. Wohlan! Dies eben ist unser Werk."[401]

Die traditionelle Moral, die Nietzsche kritisiert, soll in ihrer „medizinischen" Bedeutung problematisiert werden. Die strukturelle Ähnlichkeit, die Nietzsche zwischen beiden Bereichen erkennt, beruht sowohl auf deren Entstehung sowie auf deren Aufgabe, wobei beide Momente sich gegenseitig ergänzen.

Den Wert der Moral zu hinterfragen, erfordert nach Nietzsche eine „*Kritik* der moralischen Werthurteile", wobei er diese Kritik im Sinne „einer *Entstehungsgeschichte* dieser [moralischen, D.A.] Gefühle und Werthschätzungen" vollzieht.[402] Diese Entstehungsgeschichte der Moral sollte dazu dienen, die Moral selbst als eine Form von Medizin hervorzuheben. Moral als Medizin zu interpretieren, bedeutet, sie als eine Handlung aufzufassen, die die Genesung eines „kranken" Menschen zum Ziel hat. Beide Disziplinen – Moral und Medizin – gehen von derselben Annahme aus: hilfsbedürftigen Menschen zu helfen. Seit ihrer Gründung versteht sich die Medizin – wie im *Corpus Hippocraticum* feststeht – als eine Praxis, die vor allem „zum Nutzen der Kranken" zur Verfügung steht und das Gebot der Schadensvermeidung befolgt.[403] Ihrerseits gehört ebenfalls zur traditionellen, vor allem christlich geprägten Moral das Gebot, arme und hilflose Menschen zu unterstützen. In diesem Punkt verfolgen also beide Disziplinen das gemeinsame Ziel, anderen zu helfen. Nietzsches metaphorische Parallele zwischen Arzt als Moralprediger und Patient als religiöser Menschen lässt sich von diesem Gedanken her interpretieren.

---

401  Nietzsche, Die fröhliche Wissenschaft, KSA 3, S. 579.
402  Nietzsche, Die fröhliche Wissenschaft, KSA 3, S. 579.
403  Wiesing, U. (Hrsg.) (2008): Ethik in der Medizin. Ein Studienbuch, Stuttgart, S. 41.

Die konkrete Hilfeleistung sowohl des Arztes als auch des Moralpredigers, die Nietzsche als die „Seelen-Aerzte" bezeichnet, geschieht auf analoge Weise. Nietzsche erkannte, dass sich beide Disziplinen jeweils durch eine bestimmte Autorität auszeichnen, die für die Lebensführung anderer Menschen relevant ist. So wie der Arzt in der medizinischen Kunst ausgebildet ist und aus diesem Wissensvorsprung seine Anweisungen von kranken Menschen geschätzt werden, entsprechend treten die Moralprediger als moralische Autoritäten auf, die für das Leben eine orientierende Funktion haben. Medizin und Moral bieten dem Menschen Orientierungen und Anweisungen zur konkreten Lebensführung an. Nietzsche zweifelt jedoch an der Legitimität aller allgemeinen Anweisungen und Regelungen, da Menschen sie oft unkritisch übernehmen, als ob deren überindividueller Anspruch selbstverständlich wäre. Die medizinischen Rezepte, Diäten oder auch Kuren beanspruchen eine überindividuelle Gültigkeit, der die universale Geltung strenger Moralkataloge analog ist. Nach Nietzsche führen bestimmte Lebensanweisungen, die die Einsamkeit, das Fasten und die geschlechtliche Enthaltsamkeit empfehlen, dazu, dass Menschen die eigene leibliche Konstitution sowie das ganze Repertoire der empirischen Welt verneinen. Nach dieser Ansicht wollen die „asketischen Ideale" die Welt und die materiale, leibliche Existenz des Menschen verleugnen. Gegen „das Recept aller dieser Seelen-Aerzte" fragt Nietzsche, ob das Leben „wirklich schmerzhaft und lästig genug" ist, um „mit Vortheil eine stoische Lebensweise und Versteinerung dagegen einzutauschen".[404] Für Nietzsche wäre also eine asketische Lebensweise nur dann sinnvoll, wenn sie einen *Vorteil* für das eigene Leben bringt. In der Abwesenheit eines solchen Nutzens antwortet Nietzsche darauf entschieden: „Wir befinden uns *nicht schlecht genug*, um uns auf stoische Art schlecht befinden zu müssen!".[405]

Nietzsches Absage an die überindividuelle (sogar das eigene Leben schwächende) Übernahme von moralischen Normen dehnt sich auch auf die selbstverständliche Befolgung ärztlicher Anweisungen aus. Im Arzt-Patienten-Verhältnis sieht Nietzsche stets die Gefahr von paternalistischen Handlungen. Paternalismus ist seit den 70er Jahren und der Etablierung der Patientenautonomie ein fundamentales Prinzip der Medizinethik, das inzwischen Gegenstand von zahlreichen medizinethischen Debatten ist. In der Medizin bedeuten paternalistische Handlungen jene ärztlichen Entscheidungen, die mit Berufung auf die Fürsorge und das Wohlergehen des Patienten über die autonomen Entscheidungen eines Patienten zu stellen sind: „Paternalistisch sind Maßnahmen in diesem Kontext dann, wenn sie dazu

---

404 Nietzsche, Die fröhliche Wissenschaft, KSA 3, S. 554.
405 Nietzsche, Die fröhliche Wissenschaft, KSA 3, S. 554.

bestimmt sind, das Wohl von Personen auch gegen deren Willen zu schützen."[406] Für Nietzsche ist der Gedanke, dass andere Menschen, selbst Ärzte, mehr als der Betroffene über das eigene Wohlergehen wissen können, von Grund fragwürdig. Zudem sieht er auch darin die Gefahr, dass Menschen sich so sehr auf die Hinweise und Ratschläge der Mediziner verlassen, dass sie die eigene Verantwortung für die Erhaltung und Förderung ihrer Gesundheit nicht zu übernehmen brauchen.

Anhand Nietzsches medizinischer Beschreibung der Moral gewinnt man also zugleich einen Zugang zu seinem Medizinverständnis. Moral und Medizin, wie sie sich etabliert haben, gehen für Nietzsche von denselben, das Leben moralisierenden Bedingungen aus. In dieser Hinsicht hat Nietzsche den normativen Charakter der Medizin deutlich erkannt. Mit einem Blick auf Nietzsches medizinische Metaphorik wird ersichtlich, dass für ihn die Medizin gerade *das* exemplifiziert, was er in allen Kultur- und Naturwissenschaften sieht: die hermeneutische Wahrheit, dass alle menschlichen Erkenntnisse stets gedeutete und wertgeladene Erkenntnisse sind. Für Nietzsche ist die Medizin eine Wissenschaft, die die physiologischen Phänomene nicht wertneutral objektiviert. Wie alle anderen Wissensbereiche gehört auch die Medizin zu derselben hermeneutischen Welt, in der alle Gegebenheiten stets im Rahmen von Interpretationen erscheinen. In diesem Sinne ist Nietzsche der Überzeugung, dass es keine reinen Objektivitäten gibt, keine unparteilichen Fakten, sondern, dass alle unsere Erfahrungen, auch die naturwissenschaftlichen Fakten, biologischen Begebenheiten und Erkenntnisse, stets gedeutet sind und sich auf partikuläre Blickwinkel beziehen: „Nun Alles aber ist geworden; es gibt *keine ewigen Thatsachen*: sowie es keine absoluten Wahrheiten giebt. – Demnach ist das *historische Philosophiren* von jetzt ab nöthig und mit ihm die Tugend der Bescheidung."[407] Wir können laut Nietzsche nie die Position eines absoluten Betrachters einnehmen, der über einen Sachverhalt neutral wertet oder gar forscht.

Die Medizin bietet für Nietzsches Lehre jedoch ein greifbares Paradigma an, insofern der normative Aspekt bei keiner anderen Wissenschaft deutlicher als in der Medizin vorkommt – und das war im 19. Jahrhundert noch stärker der Fall als in unserer Zeit. Medizinische Begriffe, wie ihre Grundbegriffe „Gesundheit" und „Krankheit", können zwar durch naturwissenschaftliche Mittel zugänglich werden, doch sie beruhen für Nietzsche auf keinen naturwissenschaftlich objektiven, wertfreien Gegebenheiten. Die Bekämpfung krankhafter physiologischer Zustände gründet daher darin, dass das Krankhafte vorerst als etwas Negatives bewertet wird, das heißt aus einer bereits getroffenen Wertentscheidung. Die

---

406  http://www.drze.de/im-blickpunkt/patientenverfuegungen/module/medizinischer-
       paternalismus (16.5.2017).
407  Nietzsche, Menschliches Allzumenschliches I, KSA 2, S. 24-5.

traditionelle Medizin sei also eine Disziplin, die physiologische Vorgänge gemäß einer bereits etablierten und allgemeinen Katalogisierung von Phänomenen als „gesund" oder „krank" einordnet. Der Punkt ist klar: Mit dieser Unterscheidung moralisiert die Medizin physiologische Vorgänge. Der traditionell geltenden medizinischen Perspektive folgend, so Nietzsche, sind der menschliche Körper und die menschliche Seele entweder gesund oder krank; bestimmte körperliche und seelische Zustände enthalten somit einen bestimmten Wert oder, wie im Fall der Krankheit, verlieren diesen.

Nietzsche kritisiert also nicht primär die moralische Intention, anderen zu helfen, die Moral und Medizin verfolgen. Vielmehr will er uns darauf aufmerksam machen, dass beide Disziplinen mit ihren traditionellen Annahmen diese Intention oft verfehlen. So wollte etwa die christliche Moral, wie Nietzsche in seiner genealogischen Analyse betont, das Leiden des Menschen durch eine neue Sinngebung zu mindern.[408] Da der Mensch „am Probleme seines Sinns" litt,[409] versuchte diese Moral, menschlichem Leiden einen Sinn zu geben. Statt jedoch das menschliche Leiden effektiv zu mindern, erzeugte die christliche Moral mehr Leiden.[410] Wie Nietzsche im Aphorismus *Wo sind die neuen Ärzte der Seele?* aus der *Morgenröte* schreibt, positioniert sich die traditionelle, christliche Moral als eine „Medizin", die das „Heilmittel" gegen das als Krankheit bezeichnete sinnlose Leiden des menschlichen Daseins besitzt. Die Moral wird zur Medizin, da sie eine Art „existenzielle Krankheit" (Jaspers) bekämpft, was aber paradoxerweise zur „grösste[n] Krankheit"[411] führt. Dieselbe Umkehrung kann jedoch auch in der Medizin vorkommen. Im Fall der Medizin hat diese zwar stets die Motivation, Menschen zu helfen, doch ihre Intention kann sich in ihrer praktischen Umsetzung ändern, ja sogar ins Gegenteil wandeln. Nietzsches Bezeichnung der Moral als Medizin verbindet sich also auch mit dem Gedanken, dass die Medizin ihr Ziel nicht selten verfehlt. Nietzsche erkannte, wahrscheinlich auch aus seiner eigenen Leidensgeschichte, dass eine Therapie, die beispielsweise einem erkrankten Menschen zunächst helfen soll, ihn auf Dauer mehr als die ursprüngliche Erkrankung belasten kann. Die Feststellung einer Diagnose kann dem Patienten nicht nur helfen, sondern eventuell auch schaden. Diese Tatsache wurde auch in der heutigen Medizintheorie und -ethik erkannt:

---

408 Für einen Überblick über Nietzsches Verständnis von Leiden siehe: Skirl, M. (2000): „Leiden". In: Ottmann H. (Hrsg.): Nietzsche-Handbuch: Leben – Werk – Wirkung, Metzler Verlag; Stuttgart/Weimar, S. 273-5.

409 Nietzsche, Zur Genealogie der Moral, KSA 5, S. 411.

410 Vgl. Nietzsche, Morgenröthe, KSA 3, S. 56.

411 Nietzsche, Morgenröthe, KSA 3, S. 56.

„Der Patient kann sich mitunter so stark auf eine einmal gestellt Diagnose fixieren, daß er am Ende kaum mehr an seinen Beschwerden, sondern an seiner Diagnose leidet. So sehr die Diagnose manchmal dem Patienten helfen kann, sich von seinen Leiden zu distanzieren, so sehr kann die einmal gestellte Diagnose selbst der eigentliche Gegenstand des subjektives Leidens werden."[412]

Wieland macht deutlich, dass die Feststellung einer Diagnose die Gefahr birgt, sich zu verselbstständigen. Die Individualität des Patienten könnte hinter der festgestellten Diagnose also verschwinden. Denn der Patient wird nach den allgemeinen Regeln der Kunst, die für seine Erkrankung verfügbar sind, behandelt, mit der Erwartung, dass auch er, wie viele Andere vor ihm, davon profitiert.

Die sinngebende Funktion der Medizin durch ihre Diagnose ist meines Erachtens einer der brisantesten Überlegungen Nietzsches, die aus seiner medizinischen Moralkritik abzuleiten ist. Die Medizin in Zeiten Nietzsches erhoffte durch ihr Wissen, eine kausale Erklärung für das Leiden eines Patienten anzubieten, die zugleich eine das Leiden lindernde Funktion hat. Letztere war jedoch mit den vor allem wissenschaftlichen, im Labor erprobten Erkenntnissen und Fortschritten, die aber klinisch gesehen kaum anwendbar waren, kaum vorstellbar.[413] Die Bewertung des Krankseins ist, wie Nietzsche dies jedoch richtig erkannte, keine einseitige Leistung des Mediziners, sondern auch Leistung des Patienten – und auch kein kausal zu bestimmendes Phänomen. Dies wurde auch in der Medizintheorie thematisiert:

„Kein Patient kommt nur mit Beschwerden rein als solchen, zum Arzt. Ob er es weiß oder nicht: er hat sie bewertet und beurteilt. Sie sind keine an ihm nur vorkommenden Ereignisse, sondern er hat sich zu seinen Beschwerden immer schon in eine Beziehung gesetzt."[414]

Damit meint Wieland, dass der Patient stets eine Interpretation für seine Krankheit hat, die oft auch im Zusammenhang mit Emotionen und Gefühlen – wie Angst, Hoffnung, etc. – stehen. In dieser Art von Therapeutik, die Nietzsche implizit vertritt, lässt sich ein im Prinzip sehr weitzufassendes Potenzial der Medizin erblicken: Denn selbst wenn für bestimmte Krankheiten keine tatsächlichen Heilungschancen bekannt sind, kann die bloße Ermittlung einer Diagnose im gewissen Sinne heilen: „Im Normalfall jedoch kann das Begehren nach Klarheit über den eigenen Zustand

412 Wieland, W. (2004): Diagnose. Überlegungen zur Medizintheorie, Warendorf, S. 45.
413 Toellner, R. (1988): „Die wissenschaftliche Ausbildung des Arztes ist eine Culturfrage …". Über das Verhältnis von Wissenschaftsanspruch, Bildungsprogramm und Praxis der Medizin, in: Berichte zur Wissenschaftsgeschichte, 11:193-2015.
414 Wieland, W. (2004): Diagnose. Überlegungen zur Medizintheorie, Warendorf, S. 41.

dem Begehren nach Heilung gleichgewichtig sein."[415] Viele Patienten mit unklarer Diagnose leiden nicht nur unter bestimmten körperlichen Beschwerden, sondern sie werden auch mit der Unklarheit über deren Ursache belastet. Die dem eigenen Leiden sinngebende Funktion der Diagnostik verkörpert für Nietzsche eine der wichtigsten Leistungen der Medizin.

## 3.2.5  Die „grosse Gesundheit"

In Nietzsches Denken lassen sich, wie bereits im Fall der Medizin erwähnt, zwei Perspektiven deutlich voneinander differenzieren, in denen Nietzsche den Begriff „Gesundheit" im Rahmen seiner medizinischen Philosophie thematisiert: eine kritische und eine positive Perspektive.[416] Seine kritischen Erörterungen des Begriffes beziehen sich vor allem auf das Verständnis der Gesundheit und auch der Krankheit als starre Phänomene oder Zustände. Dagegen entwirft Nietzsche eine eigene Gesundheitslehre, die jenseits dieser Starrheit steht. Seine Philosophie der Gesundheit enthält somit drei fundamentale Eigenschaften: sie ist *individuell, holistisch* und *dynamisch.*

Nietzsches Auffassung der Gesundheit als individueller Begriff richtet sich gegen ein naturwissenschaftlich orientiertes Gesundheitsverständnis sowie dessen Gegenteil, der Krankheit: „Mit der Freiheit steht es wie mit der Gesundheit: sie ist individuell".[417] Gesundheit oder Krankheit verweisen nach seinem Ansatz auf keinen empirischen, objektiv messbaren und überindividuell bestimmbaren Zustand. Im Aphorismus *Gesundheit der Seele*[418] aus dem Werk *Die Fröhliche Wissenschaft* stellt Nietzsche seine individuelle Gesundheitslehre vor: „Denn eine Gesundheit an sich giebt es nicht, und alle Versuche, ein Ding derart zu definiren, sind kläglich missrathen."[419] Nietzsche kritisiert zunächst den Anspruch, eine allgemeine Definition von „Gesundheit" zu formulieren:

---

415  Wieland, W. (2004): Diagnose. Überlegungen zur Medizintheorie, Warendorf, S. 44.

416  Für weitere Details zu Nietzsches Gesundheitsverständnis siehe: Aurenque, D. (2016): „Nietzsche und die „unzählige[n] Gesundheiten des Leibes". In: O. Friedrich, D. Aurenque, G. Assadi y S. Schleidgen): Nietzsche, Foucault und die Medizin, Bielefeld: Transcript-Verlag, S. 23-37.

417  Nietzsche, Nachlaß 1875-1879, KSA 8, S. 294.

418  Nietzsche, Die fröhliche Wissenschaft, KSA 3, S. 477.

419  Nietzsche, Die fröhliche Wissenschaft, KSA 3, S. 477.

„Das, was das eine Individuum zu seiner Gesundheit nöthig hat, ist für ein anderes schon Grund zur Erkrankung, und manche Mittel und Wege zur Freiheit des Geistes dürfen höher entwickelten Naturen als Wege und Mittel zur Unfreiheit gelten."[420]

Statt einer allgemein gültigen Definition von Gesundheit sollte man sie als einen offenen und kontextbedingten Begriff verstehen, der sich jeweils individuell fest-stellen lässt. Die Individualität artikuliert sich ihrerseits anhand des Willens zur Macht: „Es kommt auf dein Ziel, deinen Horizont, deine Kräfte, deine Antriebe, deine Irrthümer und namentlich auf die Ideale und Phantasmen deiner Seele an, um zu bestimmen, *was* selbst für deinen *Leib* Gesundheit zu bedeuten habe."[421]

Aus diesen Zitaten lässt sich viel entnehmen: Zunächst wird ersichtlich, dass Nietzsche nicht nur einen individuellen, sondern auch einen holistischen Begriff der Gesundheit vertritt. Gesundheit identifiziert sich also nicht mit der bloßen Abwesenheit von im Körper oder in der Psyche lokalisierten Krankheiten (wie Naturalisten noch heute vertreten[422]), sondern sie ist nur in Anbetracht des gesamten Lebensspektrums und Lebensführung eines jeweiligen Menschen, dessen Willen zur Macht, zu bestimmen. Aber nicht nur dies: Genauer gesehen geht es im Zitat nicht bloß darum, zu sagen, dass physische sowie psychische Zustände und Phäno-mene für die Bestimmung dessen, was die Gesundheit eines Menschen ist, relevant sind; vielmehr handelt es sich bei Nietzsche darum, zu erkennen, dass sich diese Zustände nur im Hinblick auf die partikulären Lebensziele und -möglichkeiten, Träume, Interessen und Motivationen eines Individuum als „krank" oder „gesund" bezeichnen lassen. Zudem sagt Nietzsche, dass sich die Bestimmung dessen, „*was* selbst für deinen *Leib* Gesundheit zu bedeuten habe", auf die partikulären physio-logischen Anforderungen eines individuellen *Leibes* bezieht. Jeder Leib hat seine eigene Gesundheit, da ein Leib nicht bloße, undifferenzierte Materie darstellt, sondern Ausdruck von vitalen und individuellen Möglichkeiten ist.

Mit seinem Verständnis von Leib konkretisiert Nietzsche also seine Überzeugung, Philosophie und Leben, Theorie und Praxis, gehören zusammen. In diesem Sinne bezeichnet Nietzsche den Leib als eine mit einer besonderen Vernunft ausgezeich-neten Instanz: „Der Leib ist eine grosse Vernunft, eine Vielheit mit Einem Sinne, ein Krieg und ein Frieden, eine Heerde und ein Hirt."[423] Dass der Leib eine „große Vernunft" darstellt, bedeutet, den Leib anders als die philosophische Tradition zu

---

420  Nietzsche, Menschliches Allzumenschliches I, KSA 2, S. 233.
421  Nietzsche, Die fröhliche Wissenschaft, KSA 3, S. 477.
422  Vgl. Boorse, C. (1976): „What a Theory of Mental Health Should be". In: Journal for the Theory of Social Behaviour 6, S. 61–84; Boorse, C. (1977): „Health as a theoretical concept". In: Philosophy of Science, Jg. 44, S. 542–560.
423  Nietzsche, Also sprach Zarathustra, KSA 4, S. 39.

betrachten. Nietzsches Rehabilitierung der vernünftigen Dimension des Leibes wird daher durch die Metapher des Tanzes besonders deutlich zur Geltung gebracht. So wie das Tanzen eine körperliche Leistung darstellt und eine besondere durch Materialität gekennzeichnete Bewegung ist, bedarf diese körperliche Leistung stets eines theoretischen Elements: Ein Tanz bedarf nicht nur der tanzenden Körper, sondern er folgt bestimmten Schritten, achtet auf das Tempo, folgt einer eigenen Ordnung von Bewegungen. Ordnung und Chaos, Theorie und Praxis, geistiges Wissen und körperlicher Ausdruck werden im einzelnen Phänomen des Tanzes vereinigt. Genau solch eine einheitsstiftende Funktion vollzieht, ja *ist* unser Leib.

Es ist also nicht so, dass der Leib eine der geistigen Rationalität untergeordnete Rolle spiele. Nicht der Leib ist ein Instrument, um die Befehle des Geistes zu befolgen und dessen Zwecke zu erreichen, sondern Nietzsche dreht das Verhältnis radikal um: „Werkzeug deines Leibes ist auch deine kleine Vernunft, mein Bruder, die du „Geist" nennst, ein kleines Werk- und Spielzeug deiner grossen Vernunft."[424] Im Leibe wohnt eine „grosse" Vernunft, das heißt eine eigene, qualitativ gesehen, bedeutsamere Darbietung von Vernünftigkeit als jene, die traditionellerweise der „kleinen Vernunft" des Geistes zugesprochen wird. Sie ist aber auch quantitativ grösser als die rein geistige Vernunft, da sie ein integrativer Begriff ist. Das meint Nietzsche, wenn er sie als „eine Vielheit mit Einem Sinne, ein Krieg und ein Frieden, eine Heerde und ein Hirt"[425] beschreibt. Insofern er den Leib in einer körperlichen und biologischen Dimension mit einer jeweils eigenen Vernünftigkeit versteht, findet im Leibe ein „Krieg" statt. Diesen Krieg führen einerseits die Instinkte und die Triebe, die sich gegenseitig behaupten wollen, andererseits findet eine eigene Bekämpfung dieser Triebe durch die „kleine Vernunft" – oder auch „Intellect" genannt – statt. Die Bekämpfung eines Triebes ist keine durch den Geist gesteuerte Aufgabe: „*dass* man aber überhaupt die Heftigkeit eines Triebes bekämpfen *will*, steht nicht in unserer Macht, ebenso wenig, auf welche Methode man verfällt, ebenso wenig, ob man mit dieser Methode Erfolg hat."[426] Die „kleine Vernunft", unsere Urteilskraft sowie rationalisierendes Denken, dienen nach Nietzsche – wie er dies mit aller Wahrscheinlichkeit von Roux übernommen hat –[427] als ein Instrument, als „das blinde Werkzeug eines *anderen Triebes*, welcher ein *Rival* dessen ist, der uns durch seine Heftigkeit quält: sei es der Trieb nach Ruhe oder die Furcht vor Schande und anderen bösen Folgen oder die Liebe."[428] Nietzsche führt also die intellektuelle

---

424 Nietzsche, Also sprach Zarathustra, KSA 4, S. 39.
425 Nietzsche, Also sprach Zarathustra, KSA 4, S. 39.
426 Nietzsche, Morgenröte, KSA 3, S. 98.
427 Siehe I. Teil des Buches.
428 Nietzsche, Morgenröte, KSA 3, S. 98.

Tätigkeit auf einen Trieb zurück: „Während ‚wir' uns also über die Heftigkeit eines Triebes zu beklagen meinen, ist es im Grunde ein Trieb, *welcher über einen anderen klagt.*"[429] Es ist in diesem „*Kampf* […,] in welchem unser Intellect Partei nehmen muss."[430] Der Leib zeigt sich also als der Ort des „Willens zur Macht"; einen Ort, indem Vieles geschieht, aber so, dass er die Einheit einer Mannigfaltigkeit darstellt.

Gesundheit wird in dieser Hinsicht nicht angemessen bestimmt, wenn man sie als einen als objektiv geltenden Körper versteht, sondern erst wenn man sie auf den subjektiv erlebten Leib eines jedes Menschen bezieht. Da für Nietzsche jeder Mensch eine eigene Individualität bedeutet, gibt es für jeden Menschen einen individuellen Leib. Daher spricht Nietzsche von „unzählige[n] Gesundheiten des Leibes."[431] So wie es nicht *den* Leib im Allgemeinen gibt, genauso wenig lässt sich Gesundheit im Allgemeinen feststellen. Dies erfordert zugleich, wie Nietzsche für unentbehrlich erklärt, sowohl „das Dogma von der ‚Gleichheit der Menschen'" aufzugeben sowie das der „Normal-Gesundheit" sowie das des „Normal-Verlauf[s] der Erkrankung".[432]

Nietzsche vertritt zudem eine *dynamische* Auffassung von Gesundheit. Die stete Wechselseitigkeit von Gesundheit und Krankheit gehört zusammen und spielt sich in der geistig-körperlichen Einheit ab, die die individuelle Existenz eines Menschen ist.[433] Diese Dynamik beruht einerseits auf dem Kontinuum, das zwischen gesund und krank besteht; ein Kontinuum zwischen Gesunden und Pathologischen, das Nietzsche hoch wahrscheinlich vom Mediziner Claude Bernard übernommen hat. Andererseits verweist diese Prozessualität auch auf die Umkehrung zwischen beiden: „Man denke ja nicht, daß etwa Gesundheit ein festes Ziel sei […] Gesund ist fast ein Begriff wie „schön" „gut" – höchst wandelbar! Denn das Sich-wohl-füh-len tritt in Folge langer Gewohnheit bei entgegengesetzten Zuständen des Leibes ein!".[434] In Übereinstimmung mit seiner Überzeugung, es gebe keine universal geltenden Wahrheiten, bestreitet Nietzsche die These, es gebe die *eine* Gesundheit. Dementsprechend gibt es genauso wenig die *eine* Universalmedizin. Jede medizinische Behandlung erhält ihre Berechtigung allein durch die Einbeziehung einer individuellen Diagnostik. Gerade dieses dynamische Verständnis von Gesundheit,

---

429 Nietzsche, Morgenröte, KSA 3, S. 98-9.
430 Nietzsche, Morgenröte, KSA 3, S. 99.
431 Nietzsche, Die fröhliche Wissenschaft, KSA 3, S. 477.
432 Nietzsche, Die fröhliche Wissenschaft, KSA 3, S. 477.
433 Vgl. Nietzsche, Die fröhliche Wissenschaft, KSA 3, S. 477: „Und dann erst dürfte es an der Zeit sein, über Gesundheit und Krankheit der Seele nachzudenken und die eigenthümliche Tugend eines Jeden in deren Gesundheit zu setzen".
434 Nietzsche, Nachlaß 1880-1882, KSA 9, S. 355.

nach dem auch die „entgegengesetzten Zuständen" von gesundheitlichem Vorteil sind, wird in Nietzsches Begriff der „grossen Gesundheit" artikuliert.

Im Aphorismus *Die grosse Gesundheit* arbeitet Nietzsche das Bedürfnis nach einem neuen Gesundheitsverständnis heraus: „[W]ir bedürfen zu einem neuen Zwecke auch eines neuen Mittels, nämlich einer neuen Gesundheit, einer stärkeren gewitzteren zäheren verwegneren lustigeren, als alle Gesundheiten bisher waren."[435] Dabei wird nochmals betont, dass die Gesundheit kein Ziel, sondern Mittel sei. Jene, die dieser „neuen Gesundheit" bedürfen, sind nicht die sich an von Außen her etablierte Normen orientierenden Menschen, sondern die freigesinnten, das individuelle Leben liebenden Menschen. Die neue Gesundheit muss diesen Menschen ein neues Mittel, einen Weg zu riskanten und höchst mutigen Handlungen anbieten: Den Mut eben für das zu sein, was man ist. Diese Gesundheit muss für Nietzsche eine „lustige" sein, da diese, im Gegenteil zur leidenden und ernsten Stimmung der lebensfeindlichen (Sklaven)Moral, sich über das eigene Leben freuen sollte. In prägnantester Weise sagt Nietzsche:

> „Wessen Seele darnach dürstet, den ganzen Umfang der bisherigen Werthe und Wünschbarkeiten erlebt und alle Küsten dieses idealischen ‚Mittelmeers' umschifft zu haben, wer aus den Abenteuern der eigensten Erfahrung wissen will, wie es einem Eroberer und Entdecker des Ideals zu Muthe ist, insgleichen einem Künstler, einem Heiligen, einem Gesetzgeber, einem Weisen, einem Gelehrten, einem Frommen, einem Wahrsager, einem Göttlich-Abseitigen alten Stils: der hat dazu zuallererst Eins nöthig, *die grosse Gesundheit.*"[436]

Wer abenteuerlich, experimentierend also lebt, kennt keine sichere Verfestigung – weder der Ansichten noch des Ortes – und bedarf einer mutigen Offenheit für das Fremde. Die „grosse Gesundheit" verweist somit auf eine existenzielle Haltung, die diese mutige Offenheit ermöglicht. Nicht nur Offenheit für das Neue, Fremde, Unbekannte und daher auch Beängstigende ermöglicht die „grosse Gesundheit", sondern gerade auch noch eine Sehnsucht nach ihnen. Diese Liebe zu den Herausforderungen, zur Transformation und zu neuen Wegen macht uns „gesünder als man es uns erlauben möchte, gefährlich-gesund, immer wieder gesund."[437] Diese Liebe ermöglicht so die „grosse Gesundheit", was die elementare, physiologische Voraussetzung des Übermenschen ist: „Um diesen Typus [den Übermenschen,

---

435  Nietzsche, Die fröhliche Wissenschaft, KSA 3, S. 635-6.
436  Nietzsche, Die fröhliche Wissenschaft, KSA 3, S. 636.
437  Nietzsche, Die fröhliche Wissenschaft, KSA 3, S. 636.

D.A.] zu verstehen, muss man sich zuerst seine physiologische Voraussetzung klar machen: sie ist das, was ich die *grosse Gesundheit* nenne."[438]

Darüber hinaus, um diesen Begriff zu klären, muss man zugleich auch diesen besonderen Typus verstehen. Mit dem Wort „Übermensch" will Nietzsche auf einen besonderen Menschentypus aufmerksam machen – und nicht auf eine biologisch gesehen eigene Gattung.[439] Den Übermenschen stellt Nietzsche als das Ideal eines autonom handelnden Individuums dar, das die Verantwortung für die eigene Lebensführung selbst in die Hände nimmt. Er befolgt nur jene moralischen Maßstäbe, die er selbst einerseits *kritisch* überprüft hat und die andererseits für ihn als *lebenspotenzierend* erscheinen. Der Übermensch weiß über die Perspektivität der Wahrheit, er weiß, dass keine Ansichten – auch nicht die der traditionellen Moral – eine allseitige Autorität besitzen. Moralische Normen versteht der Übermensch als kontextbezogene Konstruktionen, die dem Leben des „kranken" Tieres Mensch zur Orientierung dienen. Zudem weiß der Übermensch sein irdisches Leben wahrhaftig zu schätzen. Er hat deshalb für Nietzsche einen „Erden-Kopf, der der Erde Sinn schafft."[440] Gesund ist der Übermensch also nicht, weil er über eine partikuläre Biologie, eine bestimmte körperliche Verfassung oder gar intellektuelle Fähigkeit verfügt, sondern weil der Übermensch seine Existenz nach dem eigenen, individuellen leiblichen Möglichkeiten orientiert – und nicht nach vom Außen determinierten Normen.

Die „grosse Gesundheit" steht deshalb auch für eine erweiterte Auffassung von Gesundheit, die die Krankheit im Leben produktiv integriert. Ihr Bezug zur Krankheit ist nicht bloß negativ wie beim Verständnis der Gesundheit als bloßer Abwesenheit von Krankheit, sondern produktiv: Der Übermensch hat bzw. lebt eine „grosse Gesundheit", lebt in einer Haltung, die das notwendige und immer wiederkehrende Wechselspiel von Gesundheit und Krankheit erkennt, annimmt und zu schätzen weiß. Da die „grosse Gesundheit" sich nicht mit einem bestimmten körperlichen oder psychischen Zustand identifizieren lässt, sondern je nach individuellem Leben eines Menschen zu bestimmen ist und diese Bestimmung wiederum eigens zu vollziehen ist, bedarf die „grosse Gesundheit" stets der Überprüfungen und der Erneuerung. Sie ist etwas, wie Nietzsche sagt, dass „man nicht nur hat, sondern auch beständig noch erwirbt und erwerben muss, weil man sie immer wieder preisgiebt, preisgeben muss!..."[441] Die „grosse Gesundheit" muss

---

438  Nietzsche, Ecce homo, KSA 6, S. 337.

439  Aurenque D. (2015): „Das Posthumane und Nietzsches Übermensch: Eine Blasphemie gegen Gott". In: Zeitschrift Aufklärung und Kritik 2: S. 88-97.

440  Nietzsche, Also sprach Zarathustra, KSA 4, S. 37.

441  Nietzsche, Die fröhliche Wissenschaft, KSA 3, S. 636.

ständig erworben werden, was auch heißt, dass sie auch zuweilen verschwinden muss. Denn nur so befindet sich der Übermensch in einer ständigen Krise, nur so lebt er inmitten einer unüberwindbaren Spannung zwischen Fülle und Mangel, Krankheit und Gesundheit, eine Spannung, die ihn zu neuen Ächtungen und Ansichten führt. Eine Spannung, die Nietzsche mit seiner Lehre der „ewigen Wiederkehr" hervorzuheben sucht. Die Gesundheit des Übermenschen bedeutet so eine Lebenshaltung, mit der ein Mensch seine irdische Existenz in höchster Intensität, in exzessivem Sinne erlebt.

Wenn aber die „grosse Gesundheit" im Grunde zu einer neuen und intensivierten Lebensführung führt, dann führt sie zu einer „Individualethik", die für Nietzsche den „Naturalismus in der Moral" erkennt. Dies ist gerade das, was der Übermensch vermag. Er weiß, so Nietzsche, dass „jede *gesunde* Moral [...] von einem Instinkte des Lebens beherrscht [ist]."⁴⁴² Damit will Nietzsche sagen, dass der Übermensch sich keiner *unehrlichen* Moral für seine Lebensführung unterwirft, sondern seine Moral entsteht aus seinem eigenen Instinkt. Oder anders gewendet: sein *Können* und sein *Sollen* entstammen aus einer einzigen Quelle, nämlich dem eigenen Leben. Darüber hinaus bezieht sich jede „gesunde Moral" auf den Begriff „grosse Gesundheit"; gesund wird diese Moral also, wenn sie zum einem aus der eigenen Aktivität des Individuums entstammt – nicht als dessen Reaktion also; zum anderen, wenn diese Moral das Leben des Betroffenen nicht depotenziert, sondern in seinen individuellen Kräften, Vitalität und Möglichkeiten potenziert. Beide Bedingungen ermöglichen eine Bejahung des Lebens, eine Liebe zum eigenen Leben (als Können), die den Hintergrund von Nietzsches Lehre des Übermenschen bildet.⁴⁴³ Der Übermensch als idealer Menschentypus lebt sein Leben in allen seinen Augenblicken mit radikalster Intensität und Mut zur Authentizität: „Der Übermensch kann als die Chiffre für die authentische Dimension des Menschen angesehen werden."⁴⁴⁴ Diese Liebe zu sich selbst zeigt unmissverständlich eine stolze Art zu sein; denn der Übermensch ist nicht nur authentisch, er ist nicht nur also, *was* er ist, sondern er *liebt* es, das zu sein. Deshalb ist der Übermensch *das* stolze Individuum überhaupt. Da für Nietzsche der authentische Sinn von etwas nur aus unserem eigenen Empfinden, physiologischen Können und Erfahren entspringt, will Nietzsches Lehre der „grossen Gesundheit" uns von etwas Paradoxem berichten: dass „gesund" oder

---

442 Nietzsche, Götzen-Dämmerung, KSA 6, S. 85.

443 Vgl. Nietzsche, Ecce homo, KSA 6, S. 335: „Ich erzähle nunmehr die Geschichte des Zarathustra. Die Grundconception des Werks, der Ewige-Wiederkunfts-Gedanke, die höchste Formel der Bejahung, die überhaupt erreicht werden kann."

444 Penzo, G. (2000): „Übermensch". In: Ottmann H. (Hrsg.) Nietzsche-Handbuch: Leben – Werk – Wirkung, Metzler Verlag; Stuttgart/Weimar, 342-5, S. 342.

„krank" nur das ist, was sich in der Tat derart *versteht*. Nietzsches Konzept der „grossen Gesundheit" will deshalb, und in Konkordanz mit seiner monistischen Metaphysik, meines Erachtens nichts weniger als den naturalistischen Fehlschluss Humes' kritisieren, ja sogar überwinden: Sein und Sollen sollten durch das Leben und dessen Willen zur Macht wieder gebunden werden.

Die „grosse Gesundheit" erweist sich somit als ein Begriff, der zwei grundlegende Charakteristika verkörpert: Zum einen geht es um eine bestimmte *Auffassung des Leibes* und nicht des Körpers und zum anderen um eine *Haltung*, in der ein Individuum wirklich autonom und dem eigenen Leben treu handelt. So trägt der autonom handelnde Übermensch eine maximale Verantwortung für seine Gesundheit – was eben auch seine Moral ist. Nach Nietzsche sollte jeder Mensch für die Pflege und Erhaltung seiner Gesundheit die größte Verantwortung übernehmen. Das Verhältnis zwischen Gesundheit und Selbstverantwortung betont Nietzsche im Aphorismus *Womöglich ohne Arzt leben*: „Es will mir scheinen, als ob ein Kranker leichtsinniger ist, wenn er einen Arzt hat, als wenn er selber seine Gesundheit besorgt."[445] Ein Mensch wird „leichtsinnig", wenn er sich unkritisch auf die Vorschriften eines Arztes zur Pflege der eigenen Gesundheit verlässt, ohne diese Vorschriften in Anbetracht der individuellen Bedürfnisse, Wirklichkeiten und Möglichkeiten seines Leibes zu überprüfen. In wenigen Worten ausgedrückt: Nietzsches Begriff „grosse Gesundheit" bestreitet die diagnostische Autorität einer medizinischen Diagnostik oder Behandlung, die das Krankhafte im Körper oder im Geist lokalisiert. Stattdessen sollte eine medizinische Diagnostik oder Behandlung die Menschen nicht als homogene Wesen betrachten, sondern sich mit deren Leib beschäftigen, um zu wissen, ob ein Mensch krank oder gesund ist. Denn der Körper mag zwar gestört sein, doch der Leib kann durchaus gesund sein. Darum geht es bei Nietzsche.

---

445 Nietzsche, Morgenröthe, KSA 3, S. 230.

## 2.3 Nietzsches philosophische Therapeutik: Mut zum Leiden

### 2.3.1 Die Bekämpfung des Leidens: Schopenhauers Leidensauffassung

Nietzsches Verständnis von Leiden und Schmerzen markiert ein Novum in der Philosophie. Um der Besonderheit seiner Konzeption des Leidens gerecht zu werden, sollte man erst das herrschende Verständnis dieses Phänomens und Begriffes sowohl im pragmatischen sowie im philosophischen Sinne erforschen. Der Begriff Leiden bezeichnet „zunächst das subjektive Erleben eines dem Subjekt Zustoßenden und dann die Erfahrung von Übel und Unglück."[446] Unter diesem Begriff können jedoch „verschiedene Phänomene und Ereignisse wie Wahrnehmung [1], Leidenschaft [2], Herrschaft [3] oder gar Langeweile [4] abgedeckt werden".[447] Um die Komplexität des Begriffes so zu ergründen, dass sie für das Verständnis von Nietzsches Interpretation des Leidens produktiv wird, bietet sich an, mit einer allgemeinen Darstellung Schopenhauers zu beginnen. Dies ist insofern sinnvoll, da Schopenhauers Thematisierung des Phänomens für Nietzsche nicht nur von zentraler Bedeutung ist, sondern in gewisser Wiese seinen Antipode repräsentiert. Darüber hinaus werden die folgenden Ausführungen zu Nietzsches Leidensauffassung besonders anschaulich, wenn man Schopenhauers Leidensverständnis und dessen Implikationen für sein Denken im Hinterkopf behält.

Kein anderer Philosoph lokalisiert den Leidensbegriff im Zentrum seines Denkens, wie Schopenhauer dies tut. Seine immer wieder als „pessimistisch" bezeichnete Philosophie lässt sich in jenem berühmten Satz aus *Die Welt als Wille und Vorstellung* erkennen, dass *„Alles Leben Leiden ist"*.[448] Anders als Nietzsches Lehre vom „Willen zur Macht" als Urkraft des Lebens, entwickelt Schopenhauer eine Philosophie, die sich um den Begriff des „Willens zum Leben" dreht. Der Wille stellt für Schopenhauer *das* metaphysische Grundprinzip *par excellence* dar, das sich als ein unaufhaltsamer Drang zur Selbsterhaltung, „ein steter Kampf um

---

446 Historisches Wörterbuch der Philosophie: Leiden. HWPh: Historisches Wörterbuch der Philosophie, S. 16538 (vgl. HWPh Bd. 5, S. 206).
447 Historisches Wörterbuch der Philosophie: Leiden. HWPh: Historisches Wörterbuch der Philosophie, S. 16538 (vgl. HWPh Bd. 5, S. 206).
448 Schopenhauer, A. (2006): Die Welt als Wille und Vorstellung I, Band I, Werke: in fünf Bänden. Hrsg. von Ludger Lütkehaus, Zürich: Haffmans, S. 405.

Leben und Tod"[449] äußert. Bestimmend für seine Konzeption des Leidens ist der Gedanke, dass sich je nach Bewusstseinsgrad eines Wesens seine „Bejahung des Willens" manifestiert. Hierzu ist Schopenhauer der Überzeugung, dass sich jede Manifestation des Willens stets als Leiden verkündet. Der Wille verweist auf ein intentionales Phänomen, das sich als Streben nach etwas vollzieht. Als Streben nach einem gewollten Gegenstand äußert sich der Wille als ein nie zu erreichendes Ziel. Gleich die *Figur eines Sisyphos* in der griechischen Mythologie, bei dem alle seine Handlungen in einer *reductio ad absurdum* enden, wird durch den Willen eine endlose Suche motiviert, bei der „kein erreichtes Ziel ein Ende macht" und die an sich „ins Unendliche geht."[450] Der Wille zum Leben als ein unendliches Streben kommt demzufolge nach Schopenhauer nie zur Ruhe. Dieses absurde, aber scheinbar unvermeidbare Streben steht im Mittelpunkt von Schopenhauers Verständnis des Lebens als Leiden.

Aufgrund seines hohen Bewusstseinsgrads leidet der Mensch am meisten, so Schopenhauer. Nichts weniger als sein Zeitbewusstsein macht Schopenhauer für ein gesteigertes Leidensvermögen des Menschen verantwortlich. Denn das menschliche Leiden verweist nicht nur auf die wahrnehmbaren, positiven Schmerzen, die sowohl Tiere als Menschen in der Unmittelbarkeit der Gegenwart erfahren können. Der Mensch lebt wie das Tier auch in der Gegenwart, aber so, dass er dank seiner Reflexivität stets auf die Vergangenheit und die Zukunft hingerichtet ist. Dies ist der Grund dafür, dass das Leidensspektrum des Menschen breiter als das des Tieres sei. Wir Menschen leiden nicht nur an diesem oder jenem körperlich belastenden Übel, nicht nur positive Phänomene können uns Leiden hinzufügen. Gerade das Abwesende scheint uns intensiver zu verletzen; wir leiden, weil wir uns an etwas erinnern können, das jetzt nicht da ist, oder daran, dass wir etwas getan – oder gelassen – haben und heute nicht mehr rückgängig gemacht werden kann. Wir können am Gewesenen sowie am Künftigen leiden – etwa an der Gewissheit des Todes.[451] Zudem entsteht nach Schopenhauer das Leiden aus der Unerfülltheit der Wünsche; denn selbst wenn Wünsche erfüllt werden, sei die Befriedigung für ihn nur von kurzer Dauer, sodass sie „stets neue gebärende[...] Wünsche, oder Sorgen" mit

---

449  Schopenhauer, A. (2006): Die Welt als Wille und Vorstellung I, Band I, Werke: in fünf Bänden. Hrsg. von Ludger Lütkehaus, Zürich: Haffmans, S. 405.

450  Schopenhauer, A. (2006): Die Welt als Wille und Vorstellung I, Band I, Werke: in fünf Bänden. Hrsg. von Ludger Lütkehaus, Zürich: Haffmans, S. 403.

451  Schopenhauer, A. (2006): Die Welt als Wille und Vorstellung I, Band I, Werke: in fünf Bänden. Hrsg. von Ludger Lütkehaus, Zürich: Haffmans, S. 369.

sich bringe:[452] „Denn Wunsch, d. h. Mangel, ist die vorhergehende Bedingung jedes Genusses. Mit der Befriedigung hört aber der Wunsch und folglich der Genuß auf." Aus diesem durch unvermeidbares Leiden geprägten Existenzverständnis lässt sich erklären, weshalb Schopenhauer sich bemüht, Lebensregelungen aufzustellen, die das Leiden so niedrig wie möglich halten sollen. Die erste Maxime lautet dabei, das Glück nur im negativen Sinne zu konzipieren, d. h. gerade nicht als die Maximierung von Genuss, sondern ausschließlich als die Linderung oder Minimierung von Leiden. Das einzig erreichbare Glück besteht für Schopenhauer nur darin, dass man zum einem so gesund wie möglich lebt – in einem möglichst „schmerzlosen Zustand" – und zum anderen in der „Abwesenheit der Langeweile". Hierin zeigt sich Schopenhauers Verständnis von Leiden solidarisch mit einem hedonistischen Ansatz, der sich jedoch nicht mit der Glücksmaximierung, sondern mit einer Leidensminimierung beschäftigt. Aus diesem Grund wird die medizinisch verstandene Gesundheit für Schopenhauer so wichtig:

> „Ueberhaupt aber beruhen 9/10 unsers Glückes allein auf der Gesundheit. Mit ihr wird Alles eine Quelle des Genusses: hingegen ist ohne sie kein äußeres Gut, welcher Art es auch sei, genießbar, und selbst die übrigen subjektiven Güter, die Eigenschaften des Geistes [...] werden durch Kränklichkeit herabgestimmt und sehr verkümmert."

Den einzigen Ausweg aus dem sich stets äußernden und Leiden verursachenden Willen sieht Schopenhauer in der Ethik, genauer in einer *Mitleidsethik*. Da der Wille nicht getilgt, aber wenigstens dessen Richtung durch Motive geändert werden kann,[453] kann die Moral einen Unterschied ausmachen. Schopenhauer begründet die Moral in der Fähigkeit, das Leiden des Anderen mitzufühlen: „das Leiden, welches er [der Gerechte und Gute, D.A.] an Anderen sieht, geht ihn fast so nahe an, wie sein eigenes: er sucht daher das Gleichgewicht zwischen beiden herzustellen, versagt sich Genüsse, übernimmt Entbehrungen, um fremde Leiden zu mildern."[454] Diese moralische Einstellung ist Ausdruck reiner Menschenliebe; die Liebe zeigt sich hier als Mitleid, als „die *Erkenntnis des fremden Leidens*",[455] was alles Lebende

452 Schopenhauer, A. (2006): Die Welt als Wille und Vorstellung I, Band I, Werke: in fünf Bänden. Hrsg. von Ludger Lütkehaus, Zürich: Haffmans, S. 414.

453 Vgl. Schopenhauer, A. (2006): Die Welt als Wille und Vorstellung I, Band I, Werke: in fünf Bänden. Hrsg. von Ludger Lütkehaus, Zürich: Haffmans, S. 476.

454 Schopenhauer, A. (2006): Die Welt als Wille und Vorstellung I, Band I, Werke: in fünf Bänden. Hrsg. von Ludger Lütkehaus, Zürich: Haffmans, S. 480.

455 Schopenhauer, A. (2006): Die Welt als Wille und Vorstellung I, Band I, Werke: in fünf Bänden. Hrsg. von Ludger Lütkehaus, Zürich: Haffmans, S. 484.

bzw. alle leidensfähige Wesen betrifft.[456] Das Mitleid erhält somit eine fundamental erlösende Funktion: denn das Mitleid ermöglicht nach Schopenhauer das „Aufgeben des Willens zum Leben". So wendet sich der Wille vom Leben ab und vermag eine „wahre […] Gelassenheit und gänzliche […] Willenslosigkeit" zu erreichen.[457]

In der bisher ausgeführten Darstellung wird nicht nur beschrieben, wie Schopenhauer das Leiden deutet, sondern auch, wie die gewöhnliche Meinung zum Leiden steht: das Leiden ist ein Übel, das aus guten Gründen vermieden werden sollte. Schopenhauers diätetische Lebensregeln haben daher eine prinzipiell *präventive* Intention und stützen sich auf die Intuition, dass *weniger* Leiden *immer* besser als irgendwelches Leiden ist. Gerade diese Auffassung wohnt in der traditionellen Medizin seit jeher inne. Und auch die Medizin in Zeiten Nietzsches beansprucht dasselbe Ziel, nämlich Leiden und Schmerz zu minimieren. So sagt Nietzsche in *Menschliches, Allzumenschliches*: „Die moderne Wissenschaft hat als Ziel: so wenig *Schmerz* wie möglich, so lange leben wie möglich, – also eine Art von ewiger Seligkeit, freilich eine sehr bescheidene im Vergleich mit den Verheissungen der Religionen."[458]

Wie die Religion mit ihrer asketischen Moral will auch die traditionelle Medizin Leiden von Menschen minimieren. Sie sind sich darin einig. Doch Nietzsches medizinische Philosophie ist nicht der Prävention gewidmet, sondern der produktiven Integration und Transformation des Leidens im Leben, ja der *Therapeutik*. Eine wirklich therapeutische Philosophie, die der therapeutischen Ohnmacht der naturwissenschaftlichen Medizin in Zeiten Nietzsches gegenüber steht, bedarf jedoch zuallererst, wie ich im Folgenden zeigen möchte, dass sie von den Vorurteilen über Leiden und Schmerzen frei wird, dass sie diese Phänomene neu und aus einer anderen Perspektive betrachtet. Damit wird nicht nur eine neue Art von Medizin möglich, sondern auch ein Weg für eine wahrhaft denkende Philosophie:

> „Die meisten Philosophien sind erdacht, um Übelstände so für die Empfindung zu verändern, daß man sie ins Nothwendige der Welt verlegt – während die Verstimmung und der Übelstand fugitiv sind! / Philosophie gehört in den Kampf gegen den Schmerz, ist also bestimmt zu Grunde zu gehen!"[459]

---

456  Schopenhauer, A. (2006): Die Welt als Wille und Vorstellung I, Band I, Werke: in fünf Bänden. Hrsg. von Ludger Lütkehaus, Zürich: Haffmans, S. 500.

457  Schopenhauer, A. (2006): Die Welt als Wille und Vorstellung I, Band I, Werke: in fünf Bänden. Hrsg. von Ludger Lütkehaus, Zürich: Haffmans, S. 489.

458  Nietzsche, Menschliches Allzumenschliches I, KSA 2, S. 123.

459  Nietzsche, Nachlaß 1880-1882, KSA 9, S. 35.

In den folgenden Kapiteln soll das bisher einführend erwähnte, ausführlicher diskutiert werden.

## 2.3.2  Leiden und Schmerzen nach Nietzsche

Im Mittelpunkt Nietzsches medizinischer Philosophie steht das Phänomen des Leidens. Die Behandlung der Leidensproblematik lässt sich in *Zur Genealogie der Moral* am besten thematisieren.[460] In diesem Werk präsentiert Nietzsche äußerst präzise den engen Zusammenhang zwischen Leiden und Moral. Wie ein „Arzt und Historiograph des Leidens und seine Geschichte"[461] interpretiert Nietzsche die Entstehung der Moral, insbesondere ihre christlich-religiöse Ausprägung, im Kontext dessen, was er das *asketische Ideal* nennt. Um die moralische Bedeutung des Phänomens des Leidens in Nietzsches medizinischer Philosophie zu verstehen, muss deshalb zunächst die moralische Schlüsselfunktion des asketischen Ideals im Allgemeinen erörtert werden.

Das asketische Ideal weist für Nietzsche nicht nur auf konkrete, religiöse Lebenspraktiken hin, sondern vor allem auf eine bestimmte metaphysische Weltdeutung, die sich bis in die Moderne hinein durchgesetzt hat. Wenn Nietzsche über *das* asketische Ideal spricht (im Singular), meint er damit eine ganz bestimmte Deutungsweise aller Wirklichkeit. Paradigmatisch inkarniert sich diese Überzeugung in der Figur des (moralischen) Priesters. Es geht dabei im Grunde um die metaphysische Überzeugung, dass es unter allen Phänomenen eine *alleinige* zugrunde liegende Wahrheit gibt, die es zu finden gilt. Sowohl Priester als auch Philosophen waren nach Nietzsche derselben metaphysischen Annahme gefolgt: Die Überzeugung, dass es eine übersinnliche Wahrheit gibt, die die sinnliche Existenz des Menschen prägt: „*Dass* aber überhaupt das asketische Ideal dem Menschen so viel bedeutet hat, darin drückt sich die Grundthatsache des menschlichen Willens aus, sein horror vacui: *er braucht ein Ziel*, – und eher will er noch *das Nichts* wollen, als *nicht* wollen."[462]

In diesem Zitat beschreibt Nietzsche das asketische Ideal nicht bloß als eine Lebenspraxis der Weltverneinung, sondern als den beeindruckendsten Beleg des „Willens zur Macht" und deren Herrschaft in uns. Insofern wir, laut Nietzsche, durch einen von uns nicht gesteuerten Willen geführt sind und dieser Wille sich stets als

---

460  Für einen Überblick über Nietzsches Verständnis von Leiden siehe: Skirl, M. (2000): „Leiden". In: Ottmann H. (Hrsg.) Nietzsche-Handbuch: Leben – Werk – Wirkung, Metzler Verlag; Stuttgart/Weimar, S. 273-275.

461  Skirl, M. (2000): „Leiden". In: Ottmann H. (Hrsg.) Nietzsche-Handbuch: Leben – Werk – Wirkung, Metzler Verlag; Stuttgart/Weimar, 273-5, S. 274.

462  Nietzsche, Zur Genealogie der Moral, KSA 5, S. 339.

eine von Innen her regulierende Kraft manifestiert, zeichnet das asketische Ideal den Triumph dieses Willens aus. Denn selbst wenn die asketischen Ideale (jetzt im Plural, als konkrete Praktiken der Weltverneinung) den Menschen Macht über ihre physiologische Verfassung geben sollten, äußert sich gerade dadurch trotz allem Paradoxen die Macht des Willens. Die traditionelle, christlich geprägte Moral ist Nietzsches bestes Beispiel dafür. Durch das Versprechen eines himmlischen Jenseits verneint sie zwar den Wert der irdischen Existenz und so den Wert der konkreten menschlichen Angelegenheiten. In diesem Hinblick führt sie zu einem Leben, das sich und den eigenen Wert diskreditiert bzw. *das Nichts will*.

Aller Kritik zum Trotz erkennt Nietzsches also auch in der christlichen Moral eine dem Leben, noch genauer, dem „Willen zur Macht" dienende Funktion. Diese, den Willen zur Macht rettende Funktion geschieht jedoch nur, weil die Moral das Phänomen des Leidens ins Zentrum ihrer Weltdeutung stellte. Nietzsche versteht das Leiden als ein hermeneutisches Phänomen. Sogar die Dichotomie von Lust und Unlust, welche für Nietzsche die Grundtriebe *par excellence* sind, stellen keine reinen Begebenheiten dar, sondern bereits gedeutete Phänomene.[463] Mehr noch: Die Moral geht für Nietzsche stets von einer besonderen Auslegung des Leidens aus. Abgesehen davon, wie unterschiedlich lebensorientierende Lehren konstituiert sind, gehört zu allen diesen nach Nietzsche die Gemeinsamkeit, dass sie stets *irgendwelche* Interpretationen des Leidens zum Fundament haben. Seit es moralisches Denken gibt, erscheint das Leiden also im menschlichen Leben stets mit einem wie auch immer gearteten Sinn:

> „Was eigentlich gegen das Leiden empört, ist nicht das Leiden an sich, sondern das Sinnlose des Leidens: aber weder für den Christen, der in das Leiden eine ganze geheime Heils-Maschinerie hineininterpretirt hat, noch für den naiven Menschen älterer Zeiten, der alles Leiden sich in Hinsicht auf Zuschauer oder auf Leiden-Macher auszulegen verstand, gab es überhaupt ein solches *sinnloses* Leiden."[464]

Verliert aber eine Interpretation des Leidens seine Kraft, dann ist eine neue Sinngebung erforderlich. So erklärt Nietzsche den Übergang von der vorchristlichen Moral, die auch eine lebensorientierende Aufgabe hatte, zu der christlichen: In dem

---

463 So sagt Nietzsche bereits 1880: „Unsere Werthschätzungen bestimmen unsere Lebensweise (Aufenthalt, Beruf, Umgang usw.), und unsere Lebensweise bestimmt, wie sehr oder wie wenig wir einen Schmerz oder eine Lust fühlen, nicht nur im Feineren und Geistigsten, sondern bis auf's Körperlichste herab. Wer die Werthschätzungen verändert, verändert mittelbar auch die Lust- und Unlust-Arten und -Grade der Menschen." (Nietzsche, Nachlaß 1880-1882, KSA 9, S.64.)

464 Nietzsche, Zur Genealogie der Moral, KSA 5, S.304.

Augenblick, in dem die künstlerische Leidensinterpretation des vorchristlichen Menschen (Nietzsche nennt diese die „intuitiven" Menschen des alten Griechenlands oder auch die „Herren") seine den Sinn lindernde Funktion verlor, bildet sich das Bedürfnis, eine neue Sinngebung des Leidens einzuführen. In dieser unbedingten Suche nach dem Sinn drückt sich wiederum der Einfluss des asketischen Ideals aus: *„Das* eben bedeutet das asketische Ideal: dass etwas *fehlte*, dass eine ungeheure *Lücke* den Menschen umstand – er wusste sich selbst nicht zu rechtfertigen, zu erklären, zu bejahen, er *litt* am Probleme seines Sinns".[465]

Da die Interpretation des Leidens, wie alle interpretativen Leistungen, nur auf kontingenten individuellen sowie sozialen Voraussetzungen (wie den herrschenden Werten, der historischen Situation oder den geltenden metaphysischen Vorstellungen) beruhen, kann sie ihren Sinn verlieren.

Ein fundamentaler Aspekt von Nietzsches Leidensauffassung besteht in seiner differenzierten Betrachtung dieses Phänomens. Durch das Verständnis der Moral als Sinngebung des Leidens konkretisiert sich auf paradigmatische Weise die Überzeugung Nietzsches, dass moralische Phänomene ein außermoralisches, physiologisches Fundament besitzen. Die Moral wird also nochmals als Ausdruck des Willens zur Macht verstanden. Hier zeigt sich am deutlichsten, wie weitgehend Nietzsche physiologische und naturwissenschaftliche Erkenntnisse seiner Zeit ins Philosophische umwandelt. Brusotti bringt dies genau auf den Punkt: „Nietzsche denkt auch das Leiden an der Sinnlosigkeit nach dem dynamischen Muster der verhinderten Kraftauslösung."[466] Für Nietzsche zeichnen sich alle Triebe dadurch aus, dass sie sich stets irgendwie entladen bzw. auswirken müssen. Wenn jedoch fundamentale Triebe nicht ausgedrückt werden dürfen, dann geschieht nach Nietzsche entweder eine Verinnerlichung der Triebe – wie im bereits erläuterten Fall des „schlechten Gewissens" und des „Ressentiments" – oder der Wille beginnt, das Nichts zu wollen – wie im Fall der asketischen Ideale. Die Moral wird, wie Thomas Hoyer dies analysiert, „zu Folgesymptomen leiblicher Zustände".[467]

Nach Nietzsche ist das Leiden nicht wirklich problematisch, weil das Leiden per se ein Übel darstellt, sondern *erst* wenn das Leiden für den Leidenden *sinnlos* wird. Nietzsches Auffassung des Leidens distanziert sich somit weitgehend von der Lehre Schopenhauers – sowie übrigens auch von der des Utilitarismus. Denn anders als Schopenhauer sieht Nietzsche im Leiden keinen „an sich" problematischen Aspekt.

---

465 Nietzsche, Zur Genealogie der Moral, KSA 5, S. 411.

466 Brusotti, M. (2001): „Wille zur Macht, Ressentiment, Hypnose. ‚Aktiv' und ‚reaktiv' in Nietzsches Genealogie der Moral". In: Nietzsche-Studien 30, 107- 132, S. 114.

467 Hoyer T. (2003): „Höherbildung des ganzen Leibes". In: Nietzsche-Studien 32, 59-77, S. 63.

Problematisch bzw. existenziell vernichtend wird das Leiden erst, nachdem dieses in keinem sinnhaften Bedeutungszusammenhang mit dem konkreten Leben steht:

> „Er [Der Mensch, DA] litt auch sonst, er war in der Hauptsache ein *krankhaftes* Thier: aber *nicht* das Leiden selbst war sein Problem, sondern dass die Antwort fehlte für den Schrei der Frage „*wozu* leiden?" Der Mensch, das tapferste und leidgewohnteste Thier, verneint an sich nicht das Leiden: er will es, er sucht es selbst auf, vorausgesetzt, dass man ihm einen *Sinn* dafür aufzeigt, ein *Dazu* des Leidens."[468]

Die menschliche Unerträglichkeit des sinnlosen Leidens ist für Nietzsche somit die Voraussetzung dafür, dass sich die christliche Religion als moralische Autorität etablierte. Mit der Suche nach dem Sinn ist das asketische Ideal zwar einerseits erreicht; zugleich bestätigt dieser Anspruch nach einer Sinnerklärung aber die Grundtatsache, dass der Mensch etwas *will*, „gleichgültig zunächst, wohin, wozu, womit er wollte: *der Wille selbst war gerettet*".[469] Denn der gesuchte Sinn fungiert wiederum als der Gegenstand des Willens. In diesem Prozess der Sinn-Suche erkennt Nietzsche, dass auch die Askese – ganz egal ob christlich oder etwa auch buddhistisch – streng genommen keine Verneinung des Willens darstellt, wie Schopenhauer sie gedeutet hat. Vielmehr zeigt sich auch in der Askese eine Unberührtheit des Willens als führende Kraft. Sie äußert sich zwar als „*einen Willen zum Nichts*", ja konkret als einen „Widerwillen gegen das Leben"; aber dennoch, auch ein solcher Willen „ist und bleibt ein *Wille*!...".[470] Der asketischen Orientierung der Moral gelingt es also nicht, die Macht des Willens wirklich zu tilgen. Ganz im Gegenteil. Dank der Entstehung der Moral war der Mensch „gerettet", so Nietzsche, da der Wille zur Macht dadurch ein neues Ziel bekommt. Wenn also das Leiden einen Sinn erhält, sieht sich nach Nietzsche der Mensch in der Lage, das Leiden nicht nur besser zu ertragen, sondern dieses sogar zu wollen. Ausdruck dieses Willens zum Leiden ist für Nietzsche gerade die freiwillige Askese: „Die Sinnlosigkeit des Leidens, *nicht* das Leiden, war der Fluch, der bisher über die Menschheit ausgebreitet lag, – *und das asketische Ideal bot ihr einen Sinn*!".[471] Somit kann die christliche Moral einerseits „als Folge, als Symptom, als Maske, als Tartüfferie, als Krankheit, als Missverständniss" zur Geltung kommen, andererseits kann sie aber aus einer anderen Perspektive „als Ursache, als Heilmittel, als Stimulans, als Hemmung, als Gift" hervortreten.[472]

---

468  Nietzsche, Zur Genealogie der Moral, KSA 5, S. 411.
469  Nietzsche, Zur Genealogie der Moral, KSA 5, S. 412.
470  Nietzsche, Zur Genealogie der Moral, KSA 5, S. 412.
471  Nietzsche, Zur Genealogie der Moral, KSA 5, S. 411.
472  Nietzsche, Zur Genealogie der Moral, KSA 5, S. 253.

An zahlreichen Stellen beschreibt Nietzsche die das Leiden lindernde Funktion der christlichen Moral bzw. Religion in Analogie zur medizinischen Praxis. Dabei wird die zweifache Perspektive Nietzsches ersichtlich, in der er meistens über den Begriff „Krankheit" spricht. Zum einen spricht er von „Krankheit" in einem engen medizinischen Sinne, d. h. als eine biologische oder anatomische Störung (wie etwa in seinen Briefen, wenn er über seine eigene Pathographie berichtet). Zum anderen verweist jedoch der Begriff „Krankheit" auf eine bestimmte Einstellung, in der wir uns leidend vor der verursachenden Situation verstecken bzw. sie nicht in einer integrativen, unserem Leben produktiven Weise übernehmen. Letzteres verkörpert Nietzsches medizinisch-philosophische Auffassung von Krankheit. Long drückt dies aus als „the person's inability to respond to suffering in an assertive, positive way".[473] Vom diesem Verständnis von Krankheit ausgehend postuliert Nietzsche die Verwandtschaft von Priestern und Ärzten. Nietzsche bezeichnet den asketischen Priester als „Heiland, Hirt und Anwalt der kranken Heerde", der einerseits mit denen „verwandt", andererseits „mehr Herr noch über sich als über Andere" ist, da er der „Kranken" „Halt, Widerstand, Stütze, Zwang, Zuchtmeister, Tyrann, Gott sein kann".[474] Sowohl der Priester als auch der Gläubige nehmen an, dass das menschliche Leiden mit einer metaphysischen, das Leben abwertenden Vorstellung zu rechtfertigen ist, was beide weiterhin krank lässt. Dadurch können sie das Leiden zwar besser ertragen, doch nur als Verneinung des Lebens. Andererseits muss aber der Priester zugleich auch eine höhere Autorität aufweisen, damit seiner Deutung des Leidens gefolgt werden kann. Mit seiner Leidensinterpretation übt also der Priester einer Art Medikation des Leidens aus: „Er bringt Salben und Balsam mit, es ist kein Zweifel; aber erst hat er nöthig, zu verwunden, um Arzt zu sein; indem er dann den Schmerz stillt, den die Wunde macht, *vergiftet er zugleich die Wunde*".[475] Die Moral des Priesters entpuppt sich nach Nietzsche als eine schlechte Medizin, als ein Narkotikum mit pseudomedizinischen Mitteln – „Salben und Balsam" – da er dem Menschen für dessen problematische Situation im Leben (das sinnlose Leiden) zwar eine Lösung und somit eine den Willen erhaltende Alternative anbietet (das Leiden ist vorübergehend und das überirdische Glück vorbereitend), diese jedoch zur Verneinung des Lebens führt. *Indem* also der Priester den von der Sinnlosigkeit des Leidens erholungsbedürftigen Menschen zu helfen scheint, „vergiftet er zugleich die Wunde", brachte also *mehr Leiden*: „Die Auslegung – es ist kein Zweifel – brachte

---

473 Long, T. A. (1990): „Nietzsche's Philosophy of Medicine". In: Nietzsche-Studien 19, 112-128, S. 120.

474 Nietzsche, Zur Genealogie der Moral, KSA 5, S. 411.

475 Nietzsche, Zur Genealogie der Moral, KSA 5, S. 373.

neues Leiden mit sich, tieferes, innerlicheres, giftigeres, am Leben nagenderes: sie brachte alles Leiden unter die Perspektive der *Schuld*..."[476]

Eine gute d. h. inzwischen gesunde Moral soll sich daher ähnlich einer guten Medizin verwirklichen. Sie soll nach Nietzsche nicht bloß die Symptome möglichst schnell behandeln, nicht bloß einen palliativen Zweck verfolgen, sondern sich auf die „Ursache" des Leidens konzentrieren. Von dieser Unterscheidung aus bezeichnet Nietzsche die moralische „Medizin" eigentlich als nur Scheinmedizin: „Nur das Leiden selbst, die Unlust des Leidenden wird von ihm bekämpft, *nicht* deren Ursache, *nicht* das eigentliche Kranksein, – das muss unsren grundsätzlichsten Einwand gegen die priesterliche Medikation abgeben."[477] Nietzsches Kritik an der Moral besteht also prinzipiell darin, dass sie eine reine Täuschung ist, sich selbst als etwas darbietet, was nicht ist. Sowenig wie die echte Medizin, kann die Moral ebenfalls keine allgemeinen Hilfsmittel gegen das menschliche Leiden anbieten. Weder ist der Leib ein transzendentaler Körper, der mit universellen Mittel zur gesunden Verfassung gebracht werden kann, noch gibt es eine transzendentale Lebensführung, die dem irdischen Leiden einen einzigen Sinn anbietet. Insofern sich Nietzsches philosophisches Verständnis von Krankheit auf einen „defiziente[n] Modus des Lebendigen"[478] bezieht, haben Moral und Medizin eine gemeinsame Aufgabe: die vitalen Kräfte, das Leben, also zu stärken. Da aber für Nietzsche diese Kräfte grundsätzlich physiologische Fundamente haben, ist die angemessene Moral diejenige, die keine allgemeine Wahrheit im Hintergrund hat, sondern gerade die konkrete und höchst individuell leibliche Existenz.

In *Menschliches, Allzumenschliches* beschreibt Nietzsche zwei Wege zur Bekämpfung eines Übels:[479] entweder man beschäftigt sich mit seiner „Ursache" oder mit seiner „Wirkung" auf unsere Empfindung. Die Moral – wie übrigens für ihn auch die Kunst – folgt letzterer Alternative und versucht, ein „Übel[...] in ein Gut" umzuwandeln. Dadurch wirkt sie nach Nietzsche aber nur betäubend: „Je mehr die Herrschaft der Religionen und aller Kunst der Narkose abnimmt, um so strenger fassen die Menschen die wirkliche Beseitigung der Uebel in`s Auge".[480] Dagegen hält Nietzsche für effektiver, sich auf die ursächliche Möglichkeit eines Übels zu konzentrieren. Keine narkotische Stilisierung des Leidens, sondern Mut zum Leiden ist gefragt, damit ein Mensch mit der Frage nach dem Ursprung seines Leidens

---

476 Nietzsche, Zur Genealogie der Moral, KSA 5, S. 411.
477 Nietzsche, Zur Genealogie der Moral, KSA 5, S. 377.
478 Hoyer T. (2003): „Höherbildung des ganzen Leibes". In: Nietzsche-Studien 32, 59-77, S. 70.
479 Nietzsche, Menschliches, Allzumenschliches I , KSA 2, S. 107.
480 Nietzsche, Menschliches, Allzumenschliches I, KSA 2, S. 107.

konfrontiert wird. Erst durch die nackte Gegenüberstellung mit dem Leiden kann ein Mensch dessen Produktivität erfahren.

### 2.3.3   Mitleiden – Nächstenliebe – Mitfreude

Nietzsches Kritik am Phänomen des Mitleids geht untrennbar mit seiner Auseinandersetzung mit Schopenhauers Lehre zur Mitleidsethik einher. Bereits am Anfang der *Genealogie* stellt Nietzsche dies deutlich vor: „Es handelte sich für mich um den *Werth* der Moral, – und darüber hatte ich mich fast allein mit meinem grossen Lehrer Schopenhauer auseinanderzusetzen, an den wie an einen Gegenwärtigen jenes Buch, die Leidenschaft und der geheime Widerspruch jenes Buchs sich wendet."[481] Nietzsches moralkritisches Denken vollzieht sich daher als eine Herausarbeitung der Moral, die „den Werth des „Unegoistischen", der Mitleids-, Selbstverleugnungs-, Selbstopferungs-Instinkte, welche gerade Schopenhauer so lange vergoldet, vergöttlicht und verjenseitigt hatte", hervorhebt.[482]

Obwohl Nietzsche seine Moralkritik mit unterschiedlichen Argumenten stützt, ihr Ziel bleibt stets ein Doppeltes: es geht ihr darum, sowohl die a-moralischen Motive als auch die schädlichen Wirkungen des Mitleides aufzudecken, die Spender und Empfänger des Mitleids betreffen. Der Mitleidende kann „hypochondrisch" werden, wenn er eine übertriebene Sorge für anderen zeigt.[483] Damit ist gemeint, dass der Mitleidende sein Mitleid als Sorge für den Anderen nicht selbst wählt, sondern von diesem Gefühl überwältigt wird. Gerade diese selbst schädigende Wirkung des Mitleids kritisiert Nietzsche. Seine Empfehlungen, *„sich vor dem Mitleiden zu hüten"*,[484] sollen in diesem Sinne verstanden werden. Nicht prinzipiell soll man das Mitleiden fern halten, sondern nur insofern dieses zu einem *„schädigenden Affect"*[485] werden kann, was am Ende eine *Vermehrung* des Leidens verursacht.

So sieht Nietzsche in Schopenhauers Mitleidsethik eine unnötige Verdoppelung des Leidens, die gegen eine „rathsame Medicin"[486] steht. Wird Mitleid als das empathische Vermögen verstanden, mit Anderen *mit*zuleiden, dann fordert eine solche Mitleidsethik ein Leiden für den Anderen. Mitleid macht also den Mitleidenden „hypochondrisch", verursacht mehr Leiden und kann zudem nicht garantieren,

---

481  Nietzsche, Zur Genealogie der Moral, KSA 5, S. 251-2.
482  Nietzsche, Zur Genealogie der Moral, KSA 5, S. 252.
483  Nietzsche, Menschliches, Allzumenschliches, KSA 2, S. 68.
484  Nietzsche, Morgenröte, KSA 3, S. 127.
485  Nietzsche, Morgenröte, KSA 3, S. 128.
486  Nietzsche, Morgenröte, KSA 3, S. 130.

dass das Mitleiden einem Anderen tatsächlich hilft. Hier stellt Nietzsche mit einem erkenntnistheoretischen Argument infrage, inwiefern das individuelle Leiden eines Menschen verallgemeinert werden kann bzw. darf. Nietzsche zweifelt an der Legitimität eines Ansatzes, der „der Ich-Gesichtspunct, mit seiner Übertreibung und Ausschweifung, auch noch der Gesichtspunct des Anderen, des Mitleidenden"[487] werden soll. Das Mitleid ist aber nicht nur für Spender schädlich, sondern auch für Empfänger. Der Empfänger könnte daran gehindert werden, sein Leben mit der eigenen problematischen Situation – Leiden oder Krankheit – zu versöhnen. Nach Nietzsche würde das Mitleiden sogar die ganze menschliche Gattung zerstören. Sie würde uns „zu Grunde richten [...] und in sehr kurzer Zeit".[488] Von der Perspektive des Willens zur Macht ist das Mitleiden kein Träger einer angemessenen Lebensenergie, es verkörpert keine „*Quelle der Lust*".[489] Dadurch kann das Mitleiden keine wirkliche Hilfe darstellen.

Einer der bedeutsamsten Aspekte in Nietzsches Kritik der Mitleidsmoral besteht in der Aufdeckung ihres amoralischen Ursprungs. Hierzu argumentiert Nietzsche gegen die herrschende Auffassung, die Mitleidsmoral sei die reinste Form von Liebe – als Nächstenliebe. Mit besonderem Nachdruck kritisiert Nietzsche diese Form der Liebe. Nietzsche lehnt die Nächstenliebe ab, insofern sie jene verbreitete Auffassung von Liebe als *agape* ist, das heißt die selbstlose Liebe zum Fundament hat. In *Die fröhliche Wissenschaft* zeigt Nietzsche die Nähe zwischen zwei Begriffen, die gewöhnlich als gegensätzlich gedeutet werden: Habsucht und Liebe. Für Nietzsche erweisen diese Begriffe eine strukturelle Ähnlichkeit, die ihn vermuten lässt, dass beide Begriffe demselben fundamentalen Trieb folgen. Habsucht und Liebe beziehen sich jeweils unterschiedlich auf etwas, das ein Eigentum darstellt. Bei der Habsucht ist „der Trieb etwas zur Ruhe gekommen", sodass die Habsüchtigen „nun für ihre „Habe" fürchten".[490] Anders drückt sich dieser Trieb im Fall der Liebe aus. Dieser erscheint, wenn die Liebe unruhig ist bzw. „vom Standpuncte der Unbefriedigten, Durstigen aus".[491] Mit rhetorischen Fragen listet Nietzsche eine Reihe von Formen der Liebe als Ausdruck eines „Drang[es] nach neuem *Eigenthum*" auf: „Nächstenliebe", „Liebe zum Wissen" und „zur Wahrheit" und sogar, wie Nietzsche entschieden sagt, „überhaupt all jener Drang nach Neuigkeiten".[492] In dieser Hinsicht manifestiert sich in der Liebe der fundamentale Trieb nach Macht

---

487 Nietzsche, Morgenröte, KSA 3, S. 130.
488 Nietzsche, Morgenröte, KSA 3, S. 130.
489 Nietzsche, Morgenröte, KSA 3, S. 128.
490 Nietzsche, Die fröhliche Wissenschaft, KSA 3, S. 386.
491 Nietzsche, Die fröhliche Wissenschaft, KSA 3, S. 386.
492 Nietzsche, Die fröhliche Wissenschaft, KSA 3, S. 386.

und Besitz. Eine authentische Sorge um den Anderen findet nach Nietzsche nur dann statt, wenn man sich zunächst um sich selbst sorgt. Die Selbstliebe ist für Nietzsche also die entscheidende Voraussetzung für die Liebe zu anderen: „Man muss fest auf *sich* sitzen, man muss tapfer auf seinen beiden Beinen stehn, sonst *kann* man gar nicht lieben."[493] Die Erfüllung der *cura sui* ist in diesem Sinne die nötige Voraussetzung für alle authentische Liebe zum Anderen, eine Liebe, die den Anderen in seiner partikularen Andersheit respektiert und diese für seine eigene Selbstgestaltung frei lässt. Im Aphorismus *Mitleiden stärker als Leiden* beschreibt Nietzsche gerade letzteres:

> „Es giebt Fälle, wo das Mitleiden stärker ist, als das eigentliche Leiden. Wir empfinden es zum Beispiel schmerzlicher, wenn einer unserer Freunde sich etwas Schmähliches zu Schulden kommen lässt, als wenn wir selbst es thun. Einmal nämlich glauben wir mehr an die Reinheit seines Charakters, als er; sodann ist unsere Liebe zu ihm, wahrscheinlich eben dieses Glaubens wegen, stärker, als seine Liebe zu sich selbst. Wenn auch wirklich sein Egoismus mehr dabei leidet, als unser Egoismus, insofern er die übelen Folgen seines Vergehens stärker zu tragen hat, so wird das Unegoistische in uns – dieses Wort ist nie streng zu verstehen, sondern nur eine Erleichterung des Ausdrucks – doch stärker durch seine Schuld betroffen, als das Unegoistische in ihm."[494]

Anstelle des Mitleids schlägt Nietzsche jedoch einen Gegenbegriff vor, nämlich die *Mitfreude*. Für Nietzsche stellt die Mitfreude eine äußerst menschliche Eigenschaft dar, die eine besondere Differenz zwischen Menschen und Tiere ausdrückt. Nach Nietzsche sind sowohl Menschen als auch Tiere in der Lage, „sich fremden *Schmerz*" vorzustellen. Die *„Mitfreude"* dagegen bedarf einer andersartigen, prinzipiell menschlichen Begabung: „Aber fremde Freude sich vorstellen und sich dabei freuen, ist das höchste Vorrecht der höchsten Thiere und wieder unter ihnen nur den ausgesuchtesten Exemplaren zugänglich, – also ein seltenes humanum".[495]

Mitfreude anstelle von Mitleiden will also Nietzsche hervorheben. Diese Mitfreude wäre genau das, was zur Quelle von Freundschaft und sogar von einer *„andere[n] Nächstenliebe"* werden würde; eine Liebe

> „der Geselligen und Gefallsüchtigen: es ist eine milde, betrachtsame, gelassene Freundlichkeit; sie blicken gleichsam aus den Fenstern ihrer Burg hinaus, die ihre Festung und eben dadurch ihr Gefängniss ist: – der Blick in's Fremde, Freie, *in das Andere* thut ihnen so wohl!"[496]

---

493 Nietzsche, Ecce homo, KSA 6, S. 305.
494 Nietzsche, Menschliches, Allzumenschliches I , KSA 2, S. 68.
495 Nietzsche, Menschliches, Allzumenschliches II, KSA 2, S. 405.
496 Nietzsche, Morgenröthe, KSA 3, S. 282.

Diese Art von freundschaftlicher Liebe erkennt und behält die Grenze des eigenen Empfindens, sie weiß, dass jeder Mensch seine eigene „Festung und eben dadurch ihr Gefängniss" ist; dennoch kommt sie zu den anderen mit „gelassener Freundlichkeit", d. h. ohne fremden Zwang oder irgendwelchen externen sittlichen Druck.

## 2.3.4   Die Produktivität der Schmerzen und des Leidens

Einer der inhaltsreichsten Aspekte von Nietzsches medizinischer Philosophie besteht in seiner besonders konstruktiven Bewertung des Leidens im Kontext des menschlichen Lebens. Hierin unterscheidet sich Nietzsches Denken am stärksten von demjenigen Schopenhauers. Nietzsches Denken als *ars vivendi* lehrt uns über die Produktivität des Leidens und auch des Schmerzes und versucht dadurch, diese Erfahrungen als besondere Formen zu präsentieren, in denen wir das, ja *unser* Leben trotz allem weiterhin bejahen können.

Wie bei Nietzsches Krankheitsverständnis lassen sich auch hier zwei unterschiedliche Perspektiven voneinander differenzieren, in denen Nietzsche von Leiden und Schmerzen spricht. Einerseits verweisen diese Phänomene auf ein empirisches Leiden, auf einen in unserer Physiologie wahrnehmbaren Schmerz. Andererseits verweisen sie auf existentielle Zustände, die vorwiegend auf psychologische Erfahrungen hinweisen. Letztere nennt Nietzsche die „höheren Schmerzen":

> „Unsere *höheren* Schmerzen, die sogenannten Schmerzen der Seele, deren Dialektik wir oft noch sehen, beim Eintreten irgend eines Ereignisses, sind *langsam* und *auseinandergezogen*, im Vergleich zum niederen *Schmerz* (z. B. bei einer Verwundung), dessen Charakter Plötzlichkeit ist".[497]

Aus diesem Zitat lässt sich entnehmen, dass Nietzsche Schopenhauer zustimmt, dass die Intensität einer Leidenserfahrung im Zusammenhang mit dem Grad des Bewusstseins steht. Denn je mehr Bewusstsein vorhanden ist, desto breiter bietet sich ein Zeiterlebnis dar. Die „höheren Schmerzen" unterscheiden ihrerseits zwischen den „niederen Leiden", die entweder auf einen Mangel oder auf eine Überfülle von Lebenskräften zurückführen sind. Paradigmatisch präsentiert Nietzsche diese Differenz im Kontrast zwischen dem Leiden Jesus mit dem des Dionysos. In einem späteren Fragment aus seinem Nachlass beschreibt Nietzsche sein „Dionysos gegen den „*Gekreuzigten*"". Der Unterschied zwischen Beiden besteht nach Nietzsche nicht im christlichen Martyrium sondern, dass im Fall des Dionysos Leiden

---

497 Nietzsche, Nachlaß 1880-1882, KSA 9, S. 562.

eine völlig andere Natur zeigt: „[d]as Leben selbst, seine ewige Fruchtbarkeit und Wiederkehr bedingt die Qual, die Zerstörung, den Willen zur Vernichtung" eines Dionysos. Das Leiden des Dionysos bezeichnet Nietzsche als ein schicksalhaftes Leiden, das sich auf die Tragik des Lebens bezieht. Dagegen ist das Leiden Jesus ein christliches Leiden, das aus der Verneinung des Lebens entstammt; „„der Gott am Kreuz" ist ein Fluch auf Leben, ein Fingerzeig, sich von ihm zu erlösen /der in Stücke geschnittene Dionysos ist eine *Verheißung* ins Leben: es wird ewig wieder geboren und aus der Zerstörung heimkommen."[498]

Trotz dieser Differenzierung bemüht sich Nietzsche jedoch, in *allen* Formen von Schmerzen und Leiden die versteckte, dem eigenen Leben dienende Befähigung hervorzuheben. Radikaler als jeder Philosoph vor ihm bestimmt Nietzsche die Krankheit – und so indirekt auch Leiden und Schmerzen – als „ein Stimulans des Lebens".[499] Bereits in seiner sogenannten kulturkritischen Phase macht Nietzsche auf die produktive Funktion des Leidens und des Schmerzes aufmerksam. So beschreibt er im Jahr 1878: „selten ist eine Entartung, eine Verstümmelung, selbst ein Laster und überhaupt eine körperliche oder sittliche Einbusse ohne einen Vortheil auf einer anderen Seite."[500] Achtet man auf letzteres Zitat, dann entdeckt man deutlicher als je zuvor, dass für Nietzsche eine körperliche Einbuße keine Behinderung darstellt.[501] Die krankhaften Zustände, die für Nietzsche in dieser Phase auch auf sozial unruhige Zeiten zurückzuführen sein können, vermögen dazu beizutragen, dass die betroffenen Menschen „mehr Veranlassung haben, für sich zu sein und dadurch ruhiger und weiser zu werden."[502] Der Gedanke, dass wir durch eine krankhafte Lebensphase tiefer und bedenklicher werden, ist eine Intuition, die Nietzsche auch später wiederholt. Der Schmerz zeichnet sich für ihn dadurch aus, „dass er uns *vertieft*."[503] Das vertieft erlebte Leben wird für uns wieder problematisch, das heißt aber für Nietzsche interessanter. Denn während einer krankheitsbedingten Erholung gewinnen wir Zeit zur Besinnung, zum Nachdenken über das eigene Leben aus einer ungewöhnlich kritischen Distanz. Dadurch können wir unser Leben neu entdecken, über dieses eine Bilanz aufstellen und bisweilen sogar auch „ein neues Glück"[504] kennenlernen. Explizit erzählt Nietzsche im Aphorismus *Werth der Krankheit* von *Menschliches, Allzumenchliches,* dass der kranke Mensch

---

498  Nietzsche, Nachlaß 1887-1889, KSA 13, S. 267.
499  Nietzsche, Der Fall Wagner, KSA 6, S. 22.
500  Nietzsche, Menschliches Allzumenschliches I, KSA 2, S. 188.
501  Mehr dazu siehe III Teil dieser Untersuchung.
502  Nietzsche, Menschliches Allzumenschliches I, KSA 2, S. 188.
503  Nietzsche, Die fröhliche Wissenschaft, KSA 3, S. 350.
504  Nietzsche, Die fröhliche Wissenschaft, KSA 3, S. 351.

aufgrund seines labilen Zustandes eine durch das gewöhnliche Leben verhinderte Möglichkeit vor sich hat. Solange das erlebte Leiden nicht allzu akut ist, beschenkt dieses den Menschen mit Zeit zur Muse:

> „Der Mensch, der krank zu Bette liegt, kommt mitunter dahinter, dass er für gewöhn-
> lich an seinem Amte, Geschäfte oder an seiner Gesellschaft krank ist und durch sie
> jede Besonnenheit über sich verloren hat: er gewinnt diese Weisheit aus der Musse,
> zu welcher ihn seine Krankheit zwingt."[505]

In diesem Sinne versteht sich auch Nietzsches autobiographische Aussage, dass er seine eigene Philosophie – wie für ihn übrigens alle anderen auch[506] – als etwas versteht, das „unter de[m] *Druck* der Krankheit"[507] entstanden ist. Nietzsche sieht im Schmerzen und Leiden also nicht nur eine vertiefende, sondern auch eine *belehrende Kraft*. Nicht von ungefähr steht der viel zitierte Spruch Nietzsches – „Was mich nicht *umbringt*, macht mich stärker"[508] – im Aphorismus *Aus der Kriegsschule des Lebens*. An einer viel früheren Stelle stellt er fest: „Der Schmerz lehrte mich, die verstreute Freude in deren Dasein würdigen".[509] Der Schmerz wird also von Anfang an als ein Phänomen verstanden, das uns zu neuen Perspektiven und Einsichten zwingt, so insbesondere auch zur Wertschätzung der Gesundheit (hier im medizinischen Sinne als Abwesenheit von Krankheit). Im Aphorismus *Nutzen der Kränklichkeit* schreibt Nietzsche:

> „Wer oft krank ist, hat nicht nur einen viel grösseren Genuss am Gesundsein, wegen
> seines häufigen Gesundwerdens: sondern auch einen höchst geschärften Sinn für
> Gesundes und Krankhaftes in Werken und Handlungen, eigenen und fremden".[510]

Gerade der bereits zitierte Spruch Nietzsches aus seiner Spätphilosophie „Was mich nicht umbringt, macht mich stärker"[511] scheint ein Gedanke zu sein, den Nietzsche bereits sehr früh vertritt. So beschreibt Nietzsche im bereits erwähnten Text aus *Menschliches Allzumenschliches*: „der Einäugige wird Ein stärkeres Auge haben,

---

505  Nietzsche, Menschliches Allzumenschliches I, KSA 2, S. 234.
506  Vgl. Nietzsche, Die fröhliche Wissenschaft, KSA 3, S. 348: „Philosophie [ist] bisher
     überhaupt nur eine Auslegung des Leibes und ein Missverständniss des Leibes gewesen."
507  Nietzsche, Die fröhliche Wissenschaft, KSA 3, S. 347.
508  Nietzsche, Götzen-Dämmerung, KSA 6, S. 60.
509  Nietzsche, Nachlaß 1880-1882, KSA 9, S. 240.
510  Nietzsche, Menschliches Allzumenschliches II, KSA 2, S. 522.
511  Nietzsche, Götzen-Dämmerung, KSA 6, S. 60.

der Blinde wird tiefer in's Innere schauen und jedenfalls schärfer hören."[512] Aus den eigenen Schwächen die Quelle einer möglichen Stärke zu deuten, ist für Nietzsche die notwendige Voraussetzung für ein Leben, das sich stets erweitern will. Hier muss man sich aber nichts vormachen: Nietzsches Würdigung des Leidens sowie seine positive Deutung schmerzhafter Erfahrungen folgt nicht einer prinzipiell moralischen Motivation; er will Menschen nicht durch eine Moralisierung des Leidens zur Hilfe kommen. Vielmehr bietet sich sein Denken als ein medizinisches Rezept an, das das physiologische und psychologische Leiden im Leben zu integrieren sucht, und zwar zugunsten des Lebens. Da wir nach Nietzsche stets den Willen zur Macht haben, und sich alle unsere Zustände als Manifestation dieses Willens deuten lassen, bedeutet, sich positiv gegenüber dem eigenen Leiden zu zeigen nichts anderes als positiv gegenüber dem Leben zu sein, ja in Übereinstimmung mit unbewussten physiologischen Kräfte zu handeln.

Um die gewöhnliche, negative Einschätzung des Leidens zu bestreiten, versucht Nietzsche nicht nur, die positiven Aspekte des Leidens zu betonen, sondern auch, sich dessen Relativität bewusst zu werden. Insofern für Nietzsche Lust und Unlust keine reinen Tatsachen sind, sondern stets aus unterschiedlichen Deutungsmustern entstehen, hebt er die relative und austauschbare Bedeutung von Schmerz und Lust hervor:

> „Beobachten, wie eine Lust *entsteht*, wie *viel* Vorstellungen zusammenkommen müssen! und zuletzt ist es Eines und Ganzes, und will nicht mehr als Vielheit sich erkennen lassen. So könnte es mit *jeder* Lust jedem *Schmerz* sein! Es sind *Gehirn* phänomene!".

Damit vertritt Nietzsche keinen naturalistischen Reduktionismus. Wenn er den *Schmerz* als ein „*Gehirnprodukt*"[513] beschreibt, will Nietzsche damit sagen, dass Lust und Schmerz bei unterschiedlichen Menschen ebenfalls unterschiedlich gefasst werden kann. Radikaler geht er auch weiter: „*Warum* thut ein *geschnittener* Finger wehe? *An sich* thut er nicht wehe (ob er schon „Reize" erfährt), der dessen Gehirn chloroformirt ist, hat keinen „*Schmerz*" im Finger." Für Nietzsche sind also „Lust und Schmerz [...] keine unmittelbaren Thatsachen."[514] Die empirischen Reize werden von Anfang an im Rahmen einer leiblichen, interpretierenden Vernunft gefasst.

Wie in dem vorangegangenen Kapiteln bereits erläutert, lässt sich die Bedeutung von „Gesundheit" nicht verallgemeinern. Dergleichen gilt für die Bezeichnung dessen, was wir Schmerz, Leiden oder auch Krankheit nennen. Nietzsche lädt

---

512 Nietzsche, Menschliches Allzumenschliches I, KSA 2, S. 188.
513 Nietzsche, Nachlaß 1880-1882, KSA 9, S. 565.
514 Nietzsche, Nachlaß 1880-1882, KSA 9, S. 562.

uns daher ein, die „grosse Frage" zu stellen, „ob wir der Erkrankung *entbehren* könnten".[515] Dabei scheint er bereits eine Antwort zu haben, wenngleich er sie auch nur rhetorisch darstellt. Vielleicht, so fragt Nietzsche, dass gerade der Mensch mit einem besonderen „Durst nach Erkenntnis und Selbsterkenntnis der kranken Seele so gut bedürfe als der gesunden".[516] Mit diesem Zitat gelangt man zu einem zentralen Aspekt dessen, was ich Nietzsches *Therapeutik* als Vorbereitung zur Genesung nennen möchte.

In *Menschliches, Allzumenschliches* beschreibt Nietzsche mit besonderer Deutlichkeit, worum es in der Genesung phänomenal geht. Der Genesende „nähert sich wieder dem Leben, langsam freilich, fast widerspänstig, fast misstrauisch."[517] Damit ist gemeint, dass der Genesende weiß, dass es keine letzte Genesung gibt, sodass er auch dem neuen, „gesunden" Zustand mit Vorsicht begegnet. Nach der Genesung bekommt das Leben und all die dazugehörigen kleinen Dinge eine neue Tiefe und Bedeutung. Mit dem Erstaunen eines Neugeborenen begegnet er der Welt neu: „Er ist verwundert und sitzt stille: wo *war* er doch? Diese nahen und nächsten Dinge: wie scheinen sie ihm verwandelt! welchen Flaum und Zauber haben sie inzwischen bekommen!"[518] Die Welt erscheint ihm wie verwandelt, er bekommt eine neue Sicht, die er der Krankheit verdankt: „Er blickt dankbar zurück, – dankbar seiner Wanderschaft, seiner Härte und Selbstentfremdung, seinen Fernblicken und Vogelflügen in kalte Höhen."[519] Es ist nicht bloß metaphorisch, dass Nietzsche die Genesung in Bezug auf eine Heimkehr stellt. Denn der Philologe weiß, dass das deutsche Wort „Genesende" sich auf das griechische *nostos* (Heimkehr, Rückkehr) bezieht. So ermöglicht die Genesung die Rückkehr in die Gesundheit. Die durch Krankheit befallene Zeit verursacht eine Art eigener Ekstase, einen Zustand des Außersichgeratens im eigenen Leibe: „Wie gut, dass er nicht wie ein zärtlicher dumpfer Eckensteher immer „zu Hause", immer „bei sich" geblieben ist! er war *ausser* sich: es ist kein Zweifel. Jetzt erst sieht er sich selbst –, und welche Ueberraschungen findet er dabei!"[520] Die Rückkehr ins Heim des Genesenden ist daher kein bloßes Zurück, sondern die Rückfahrt seiner Selbst als ein Verwandelter. Nicht nur die Welt und alle kleinen Dingen des Lebens erscheinen für ihn neu, sondern sie wirken auf ihn auch transformierend. Der Genesende schätzt deshalb die transformative Kraft der Krankheit: „Welches Glück noch in der Müdigkeit, der

---

515 Nietzsche, Die fröhliche Wissenschaft, KSA 3, S. 477.
516 Nietzsche, Die fröhliche Wissenschaft, KSA 3, S. 477.
517 Nietzsche, Menschliches Allzumenschliches I, S. 19.
518 Nietzsche, Menschliches Allzumenschliches I, S. 19.
519 Nietzsche, Menschliches Allzumenschliches I, S. 19.
520 Nietzsche, Menschliches Allzumenschliches I, S. 19.

alten Krankheit, den Rückfällen des Genesenden!"[521] Die Genesenden, so Nietzsche, strahlen Lebensfreude aufgrund des schweren Leidens aus, er nennt sie deshalb „die dankbarsten Thiere von der Welt", die aber auch „die bescheidensten, diese dem Leben wieder halb zugewendeten Genesenden und Eidechsen"[522] sind. Sie genießen jeden Tag neu und pflegen, „keinen Tag von sich [zu] lassen, ohne ihm ein kleines Loblied an den nachschleppenden Saum zu hängen".[523] Die Genesung erweist sich somit für Nietzsche als die effektivste, „gründliche *Kur* gegen allen Pessimismus".[524] Genesung ist jenes mit dem Leiden tief verbundenes Phänomen, das Schopenhauers Philosophie übersieht. Von hier aus versteht man Nietzsches Ratschlag, „auf die Art dieser freien Geister krank zu werden, eine gute Weile krank zu bleiben und dann, noch länger, noch länger, gesund, ich meine „gesünder" zu werden."[525] Nietzsches medizinisch-philosophische Anweisung ist nun klar: Das wertvollste Mittel, um das Leben, die Welt und sich selbst neuer und tiefer zu erfahren, ist das Leiden, der Schmerz und die Krankheit. Nietzsches äußerst positive Deutung dieser normalerweise gefürchteten und verachteten Phänomene zeigt sich in folgenden Zeilen deutlicher als je zuvor: „Es ist Weisheit darin, Lebens-Weisheit, sich die Gesundheit selbst lange Zeit nur in kleinen Dosen zu verordnen."[526] Der ständig Gesunde weiß nicht von der befreienden und transformativen Wirkung der Krankheit, lebt noch in der Selbsttäuschung, Gesundheit wäre keine eigene Lebensaufgabe.

Damit Leiden und Schmerzen zum „Stimulans des Lebens" werden können, damit eine tiefwirkende Genesung stattfinden kann, müssen jedoch zwei fundamentale Schritte vollzogen werden: Zunächst muss sich der kranke Mensch als ein Leidender, als Patient also, selbst erkennen, damit er dann in seinem Leiden selbst einen Vorteil finden bzw. erfinden kann. Nur durch die Selbsterkenntnis eines Menschen als Leidender vermag er den Übergang vom Patienten zum Arzt seiner selbst zu vollziehen. Der kranke Mensch wird zu seinem eigenen Arzt, wenn er seinem Leiden entgegensteht, wenn er Mut zu seinem Leiden hat. Steht ein Mensch mutig seiner Krankheit oder seinem Leiden gegenüber, dann ist ein anderes, produktiveres Verhältnis dazu möglich. Wie Schopenhauer denkt also auch Nietzsche, dass zum Leben stets Krankheiten, Schmerzen und Leiden gehören und unvermeidbar sind, doch Nietzsche versucht nicht entgegenzuwirken – wie

---

521 Nietzsche, Menschliches Allzumenschliches I, S. 19.
522 Nietzsche, Menschliches Allzumenschliches I, S. 19.
523 Nietzsche, Menschliches Allzumenschliches I, S. 19.
524 Nietzsche, Menschliches Allzumenschliches I, S. 19.
525 Nietzsche, Menschliches Allzumenschliches I, S. 19.
526 Nietzsche, Menschliches Allzumenschliches I, S. 19.

es Schopenhauer mit seinen Lebensregeln zur Unglücksvermeidung will.[527] Nietzsches medizinische Philosophie will nicht Krankheiten und Schmerzen vorbeugen, sondern höchstens sie therapieren.

Am Anfang von *Menschliches, Allzumenschliches* stellt Nietzsche den ersten Schritt der Genesung als eine „*grosse Loslösung*" dar. Dieser ist für eine besondere Befreiung verantwortlich. Für Nietzsche ist die Loslösung die erforderliche Voraussetzung für jede Entwicklung; Loslösung meint hier den Abschied von dem bisher gelebten, aber nicht authentisch gewählten Leben. Kurzum: Die gewaltsame Umkehrung als die Anerkennung des eigenen Zustandes als einen Krankhaften. Erkennt man letzteres, dann entsteht nach Nietzsche das Bedürfnis danach, das nun sinnlos erscheinende Gewesene zu zerstören, sich *aus* dem Boden dieser Selbstzerstörung neu zu gestalten: „Ein plötzlicher Schrecken und Argwohn gegen Das, was sie liebte, ein Blitz von Verachtung gegen Das, was ihr „Pflicht" hiess, ein aufrührerisches, willkürliches, vulkanisch stossendes Verlangen nach Wanderschaft, Fremde, Entfremdung, Erkältung, Ernüchterung, Vereisung, ein Hass auf die Liebe"; und Nietzsche führt fort: „dergleichen Schlimmes und Schmerzliches gehört zur Geschichte der grossen Loslösung."[528] Diese Loslösung vergleicht Nietzsche direkt mit einer „Krankheit", „die den Menschen zerstören kann, dieser erste Ausbruch von Kraft und Willen zur Selbstbestimmung, Selbst-Werthsetzung, dieser Wille zum *freien* Willen."[529] Diese Loslösung wird nur durch einen „*grossen Schmerz*" möglich: „Und was die Krankheit angeht: würden wir nicht fast zu fragen versucht sein, ob sie uns überhaupt entbehrlich ist? Erst der grosse Schmerz ist der letzte Befreier des Geistes, als der Lehrmeister des *grossen Verdachtes*".[530] Nietzsches Bewertung des „grossen Schmerzes" als Befreier und Stifter einer tiefen Loslösung geht mit dem Gedanken einher, dass jede Transformation stets die Zerstörung voraussetzt. Das ewige Spiel des Organischen mit seiner unaufhörlichen Rhythmik zwischen Werden und Vergehen dient für Nietzsche als Modell für sein Verständnis der Transformation und Sinnwandlung.

Nietzsches Therapeutik will also den Weg zur Genesung nicht inhaltlich, sondern nur formal bestimmen. Insofern jeder unterschiedlich krank sein kann, muss jeder für sich selbst erkennen, was Gesundheit ist. Doch gerade diese Aufforderung, ein Genesender zu werden, bleibt Nietzsches allgemein gestellter Appell: „Erfahrt die tiefsten Umwälzungen des Gemüths und der Erkenntniss und gelangt endlich wie

---

Hier siehe: Aurenque, D. (2013): „Medizinische Philosophie: Schopenhauers und Nietzsches Gesundheitslehren". In: Ärzteblatt Baden Württemberg (ÄBW), 02: 56-58.

528 Nietzsche, Menschliches Allzumenschliches I, KSA 2, S. 16.

529 Nietzsche, Menschliches Allzumenschliches I, KSA 2, S. 16-7.

530 Nietzsche, Die fröhliche Wissenschaft, KSA 3, S. 350.

ein Genesender mit schmerzlichem Lächeln hinaus in Freiheit und lichte Stille."⁵³¹ Ein Genesender weiß, dass aus dem erlebten Schmerzen ein neues Glück kommt, wenn er dafür bereit ist. Ein Genesender kann jedoch nur jemand werden, der weiß, was ihm gut und schlecht tut und der in Übereinstimmung dazu handeln will. *Selbsterkenntnis* ist also eine weitere Voraussetzung für die Genesung. Doch dazu ist Mut zur Authentizität erforderlich. Denn man mag sehr wohl wissen, dass einem eine bestimmte diätetische oder moralische Lebensregelung schlecht tut, doch aus externen Gründen, Erwartungen oder sittlichem Druck befolgen wir diese weiterhin. Mut zu sich selbst und Vertrauen in sich sind fundamental, denn auch, wenn der Weg zu Genesung beginnt, wird er auch nicht selten auf Kritik und Unverständnis stoßen. Erkennt sich ein Mann selbst als gesund, so können Andere sagen, dass „er eitel genug [ist], um krank zu werden, damit er das Übergewicht des Leidenden fühle."⁵³² Oder ist man soweit, sich aus „den eignen Fesseln" zu befreien und sich auf den Weg der Genesung zu machen, „so wird ein Andrer mit Spott darauf hinzeigen".⁵³³

Kehrt man also die Interpretation des Leidens und des Schmerzens um, dann ist die alte Aufgabe der Medizin, sie zu lindern oder ihnen vorzubeugen, keine selbstverständliche Aufgabe der Medizin mehr: „Seien wir nicht Sklaven von Lust und Schmerz, auch in der Wissenschaft! Schmerzlosigkeit, ja Lust beweist *nicht* Gesundheit – und *Schmerz ist kein Beweis* gegen Gesundheit (sondern nur ein starker Reiz)."⁵³⁴ Nietzsche versteht die Gesundheit also stets in irgendeinem Bezug zur Krankheit oder zum Schmerzen, aber nicht im hedonistischen Sinne. Denn schmerzfrei ist nicht gleichbedeutend mit gesund. Nietzsches perspektivistisches Denken will uns gerade und radikal über die Individualität des Menschen belehren; uns Beweise dafür liefern, dass die Schmerzschwelle höchst subjektiv ist. So ist für Nietzsche nicht nur in der Moral ein guter Fall zu finden, in dem Menschen leiden wollen. Auch das Wesen des Begehrens, so Nietzsche, zeigt sich als ein gewolltes Leiden, das wiederum durch den Willen zur Macht in uns spricht:

> *„Begierde nach tiefem Schmerz. –* Die Leidenschaft lässt, wenn sie vorüber ist, eine dunkle Sehnsucht nach sich selber zurück und wirft im Verschwinden noch einen verführerischen Blick zu. Es muss doch eine Art von Lust gewährt haben, mit ihrer Geissel geschlagen worden zu sein. Die mässigeren Empfindungen erscheinen da-

---

531 Nietzsche, Morgenröthe, KSA 3, S. 285.
532 Nietzsche, Morgenröthe, KSA 3, S. 285.
533 Nietzsche, Morgenröthe, KSA 3, S. 285.
534 Nietzsche, Nachlaß 1880-1882, KSA 9, S. 482-3.

gegen schaal; man will, wie es scheint, die heftigere Unlust immer noch lieber als die matte Lust."[535]

Dass Nietzsche so entschieden von einer „*Begierde nach tiefem Schmerz*" spricht, kann uns nahelegen, dass der Philosoph ein Masochist sei. Wie ich jedoch dieses Zitat interpretiere, wäre das falsch. Denn diese *Begierde nach tiefem Schmerz* ist eine Begierde weder nach bloßen Schmerzen noch nach „niederen Leiden"; vielmehr geht es um einen Schmerz, der uns existenzial trifft. Ein solcher Schmerz mag zwar rein physikalisch gesehen als unangenehm empfunden, insofern ein solcher Schmerz jedoch im engen Zusammenhang mit den eigenen vitalen Kräften steht, dann wird absichtlich gesucht. Nietzsche denkt den „tiefen Schmerz" im Sinne eines starken Reizes, der obwohl unangenehm, uns intensiver zum Leben bringen kann. In diesem Kontext soll der Satz, dass „die heftigere Unlust immer noch lieber als die matte Lust" sei, verstanden werden: die Unlust, ein starken Schmerz, etwas also, das uns sogar zugrunde bringen kann, ist für Nietzsche wertvoll, da dieses eine mächtigere Kraft als das Mäßige oder Angenehme sei. Man soll nicht vergessen: Nietzsches Wille zur Macht will nicht das Leben erhalten, wie etwa der Wille zum Leben seines Meisters Schopenhauer. Ganz im Gegenteil geht es um Wille zur Macht, eine konstante Machtsteigerung, die keine Grenze vom Außen her erkennt.

---

535 Nietzsche, Menschliches Allzumenschliches I, KSA 2, S. 344.

# Teil 3
# Die Rezeption von Nietzsches Denken in der heutigen Medizin

## 3.1    Nietzsches Rezeption und die Medizinethik

Aus den zwei vorigen Teilen dieser Untersuchung sollten wir inzwischen zwei Befunde für unumstritten halten: Nietzsche beschäftigt sich einerseits intensiv mit medizinischen und naturwissenschaftlichen Erkenntnissen, Konzepten und Theorien seiner Zeit, und setzt sich als Philosoph mit diesen kritisch auseinander (I. Teil). Andererseits wirkt gerade diese Lektüre enorm produktiv auf sein Denken, und zwar derart, dass man zurecht von Nietzsches medizinischer Philosophie sprechen darf (II. Teil). Diese Schlüsse aktualisieren auf paradigmatische Weise das seit der griechischen Philosophie gegründete Verhältnis zwischen Philosophie und (Natur) Wissenschaft, das jedoch mit der zunehmenden Spezialisierung und Technisierung des Wissens allzuschnell in Vergessenheit zu geraten scheint. In diesem letzten Teil der Untersuchung geht es nun darum, einen weiteren Aspekt zu beleuchten, der in einer noch zugespitzteren Form für die Partikularität, Bedeutung und Relevanz des Bezuges von Nietzsches Denken zur Medizin spricht.

In der Medizin ist die Wirkungsgeschichte von Nietzsches Denken sehr facettenreich. Nietzsche als Patient sowie als Philosoph ist für die Medizin, besonders für die Psychiatrie und Psychologie, interessant und wurde deshalb als Forschungsgegenstand nicht selten untersucht.[536] Was seine ideengeschichtliche Wirkung in der bisherigen Forschung zu Nietzsche sowie zur Medizingeschichte betrifft, kann man sie in zwei große Themenbereiche teilen. Zunächst betrifft dies die Rezeption von Nietzsches Philosophie in den Bereichen der Psychoanalyse, der Psychiatrie, der Psychotherapie und der Psychosomatik. Nietzsches Einfluss auf die Medizin wurde für diese Disziplinen seit langem erkannt, obwohl nicht immer systematisch ausgearbeitet. Das ideengeschichtliche Verhältnis Nietzsches zu Freud wurde dage-

---

536 Wright, A D. (1971): „Venereal disease and the great.Br J Vener", Dissertation, 47(4): 295–306.

© Springer Fachmedien Wiesbaden GmbH 2018
D. Aurenque, *Die medizinische Moralkritik Friedrich Nietzsches*,
https://doi.org/10.1007/978-3-658-20785-4_4

gen bereits gründlich untersucht.[537] Der zweite Bereich, in dem einige Studien den Einfluss Nietzsches auf die Medizin zum Gegenstand der Forschung hatte, betrifft die Übernahme und ideologische Verfälschung von Elementen aus Nietzsches Philosophie zugunsten der nationalsozialistischen Medizin. Im 20. Jahrhundert ist in der Tat die Rezeption Nietzsches im Nationalsozialismus nachweisbar. Dabei wurden vor allem isolierte medizinische Hinweise und allgemeine Schlagwörter aus Nietzsches Schriften aufgenommen und auf ideologische Weise verwendet – eine bedauerliche Rezeption, die zweifellos nicht ohne die Ideologisierung und Fälschung von Nietzsches Werken und Briefe durch Elisabeth Förster-Nietzsche, einzige Nachlassverwalterin ihres Bruders, stattgefunden hatte.[538] Es besteht demzufolge kein Zweifel, dass Nietzsche auf die Medizin des 20. Jahrhundert durchaus, wenn auch unglücklicherweise nicht immer wie gewünscht, einen Einfluss hatte.

Wie kaum andere Philosophen wirkte Nietzsche (und wirkt immer noch) auf viele kulturelle Bereiche, nicht zuletzt auch auf die Medizin. Obwohl Nietzsche erst gegen Ende des 19. Jahrhunderts in die philosophische Tradition eintritt, und er sogar relativ spät als Philosoph ernst genommen wurde, ist es bemerkenswert, dass Nietzsche einer der populärsten Denker in der Geschichte der Philosophie ist. Die Öffentlichkeit eines Philosophen hat gewiss stets persönliche sowie gesellschaftlich-kulturelle Vor- und Nachteile; so zeigt etwa der Tod Sokrates' auf paradigmatische Art, wie gefährlich eine solche Öffentlichkeit für einen Philosophen werden kann; dagegen illustriert der Fall eines Jean-Paul Sartres oder eines Georges Canguilhem die positive Rückseite der Öffentlichkeit eines Philosophen. Einer der größten Nachteile von Nietzsches Popularität besteht nun darin, dass nicht wenige wissenschaftliche sowie auch medizinethische und philosophische Texte seine Sprüche und Aphorismen ohne jegliche hermeneutische oder ideengeschichtliche Vorsicht annehmen und verwenden. Demzufolge gibt es eine Reihe von wissenschaftlichen Schriften, vor allem im englischen Sprachraum, in denen Wissenschaftler Nietzsche ohne die nötige Sorgfalt zitieren. Am häufigsten weisen zwei Zitate aus seinen Werken auf diese Situation hin. Eins davon ist die Verwendung des Zitates aus *Götzendämmerung* „Was mich nicht umbringt, macht mich

---

537 Zum Überblick über den aktuellen Forschungsstand: Müller-Buck, R. /Günter Gödde, (2005): „Neue Beiträge zum Freud-Nietzsche-Diskurs". In: Nietzsche Studien Gesamtregister Bände 1-20 34:486-505.

538 Edith Selow: Förster-Nietzsche, Elisabeth. In: Neue Deutsche Biographie (NDB). Band 5, Duncker & Humblot, Berlin 1961; Christian Niemeyer: „die Schwester! Schwester! 's klingt so fürchterlich!" Elisabeth Förster-Nietzsche als Verfälscherin der Briefe und Werke ihres Bruders – eine offenbar notwendige Rückerinnerung. In: Nietzscheforschung, Band 16 (2009), S. 335-355; Diethe, C. (2001): Nietzsches Schwester und der Wille zur Macht. Europa, Hamburg.

stärker."[539] – auf English übersetzt als „what does not kill you may make you stronger"[540] – sowie aus der *Genealogie* – „*He who has a Why to live for can bear almost any How.*" Gerade das Zitat aus der *Götzendämmerung* wird im Zusammenhang mit dem naturwissenschaftlichen Begriff der Hormesis genannt.[541] Wie Paracelsus war auch Nietzsche einer der ersten Denker, der feststellte, dass kleine Dosen von Giften einen positiven Einfluss auf den Organismus haben:

> "'*That which does not kill us, makes us stronger*' This famous quote by Friedrich Nietzsche is exemplified by the phenomenon of 'hormesis'. Exposure of organisms to mild stress fortifies them against subsequent, more severe insults. Yet, the relevant molecular mechanisms remain poorly understood."[542]

An dieser Stelle soll der Leser deshalb davor gewarnt werden, dass es in diesem Teil der Arbeit nicht darum gehen wird, die gesamte Rezeption Nietzsches von Seiten der Medizin, der Medizingeschichte oder gar der Naturwissenschaft zu thematisieren oder zu rekonstruieren. Zweifellos wäre letzteres eine durchaus interessante Aufgabe. Diese würde jedoch den Rahmen dieser Studie bei Weitem sprengen. Der vorliegende Teil folgt deshalb einem klaren und beschränkten Ziel; er beschäftigt sich mit der Rezeption und der Aktualität von Nietzsches moralkritischen Denken in der gegenwärtigen Medizinethik. Zu diesem Zweck habe ich vor allem Literaturdatenbanken wie PubMed, Medline und Belit durchsucht. Diese Auswahl gründet darin, dass die Forschung bezüglich Nietzsches Einfluss auf die heutige Medizinethik bislang keine Ausarbeitung besitzt, die ein systematisches und differenziertes Bild dazu anbietet. Zudem findet man in der Literatur zur Medizinethik immer häufiger die Verwendung von Nietzsches Ansätzen, wobei sich mit

---

539  Nietzsche, Götzen-Dämmerung, KSA 6, S. 60.

540  Kost G. J. /Curtis, C. M. (2012): „Optimizing Global Resiliency in Public Health, Emergency Response, and Disaster Medicine". In: Point Care, 1; 11(2): 94–95. ; Mattson, M. P. (2012): „Energy Intake and Exercise as Determinants of Brain Health and Vulnerability to Injury and Disease". In: Cell Metab, 16(6): 706–722.

541  Calabrese EJ/Bachmann KA/Bailer AJ/Bolger PM/Borak J/Cai L/Cedergreen N/ Cherian MG/Chiueh CC/Clarkson TW. (2007): „Biological stress response terminology: Integrating the concepts of adaptive response and preconditioning stress within a hormetic dose-response framework". In: Toxicol Appl Pharmacol; 222: 122; Renner, R. (2003): „Hormesis. Nietzsche's toxicology" in: Sci Am., ; 289(3): 28-30.

542  Kourtis N. /Nikoletopoulou V. /Tavernarakis N. (2012): „Heat shock response and ionstasis: axis against neurodegeneration". In: Aging (Albany NY), 4(12): 856–858. Bracco, D. (2012): „Post-conditioning: Promising answers and more questions". In: Crit Care.; 16(6): 180.

dieser Situation bisher weder die Philosophie noch die Medizinethik hinreichend und kritisch auseinandersetzt.

Die spezifischen Fragen dieses Teiles betreffen also Wirkung und Anwendung von Nietzsches philosophischen Ideen, insbesondere den Einfluss von seinen moralkritischen Ansätzen auf die heutige Medizinethik. Hierbei geht es deshalb nicht darum, die Rezeption Nietzsches auf die Medizinethik zu untersuchen,[543] sondern darum, spezifisch auf Problemfelder, Debatten und Konzepte der gegenwärtigen Medizinethik einzugehen. Zu diesem Zweck ist es notwendig, eine weitere methodologische Spezifizierung zu unternehmen, um die Dokumentation und Auswahl der Quellen angemessen durchzuführen. Die Suche nach der Wirkung Nietzsches auf medizinethische Ansätze, Konzepte und Überlegungen darf sich nicht an einer isolierten Benennung von Nietzsches Ideen, Sprüchen, Aphorismen oder Worten orientieren. Vielmehr habe ich die Texte ausgewählt, in denen der nachweisbare Einfluss Nietzsches auf diese Disziplin nicht trivial oder beiläufig, sondern innerhalb eines begründeten Ansatzes erschien. Neben der Dokumentation soll dieser Teil neue Anwendungsbereiche für die Medizinethik erkunden, auch dort, wo diese noch nicht ausgearbeitet worden sind.

In den folgenden Kapiteln möchte ich die erwähnte Anwendung und den Einfluss von Nietzsches Philosophie auf die Medizinethik in vier theoretischen Bereichen und Debatten erörtern: 1) Transhumanismus und *Enhancement; 2) Care ethics* und Intersexualität; 3) Paternalismus und Autonomie; 4) Euthanasie und freier Tod. Zuletzt wird auch noch ein kritischer Teil präsentiert.

---

543 Es gibt Studien, die über den Einfluss Nietzsches auf biozentrische Positionen der Bioethik reflektieren: Sorgner, S. L. (2011): „Friedrich Wilhelm Nietzsche" in: T.-L. Eissa/S. L. Sorgner (Hrsg.), Geschichte der Bioethik. Eine Einführung, Mentis Parderborn, 211-229; Sorgner, S. L. (2009): „Nietzsche, der Übermensch und Transhumanismus". In: Knoepffler, N./Savulescu, J. (Hrsg.), Der neue Mensch? Enhancement und Genetik, Freiburg/ München: Alber, 127-144. Sorgner, S. L., (2010): Menschenwürde nach Nietzsche. Die Geschichte eines Begriffs, Darmstadt: WBG (Wiss. Buchges.); Aurenque D./Friedrich O. (Hrsg.) (2014): Medizinphilosophie oder philosophische Medizin? Philosophisch-ethische Beiträge zu Herausforderungen technisierter Medizin, Stuttgart-Bad Cannstatt, Frommann-Holzboog Verlag; Friedrich O./Aurenque D./Assadi G. /Schleidgen S. (Hrsg.) (2016): Nietzsche, Foucault und die Medizin, Bielefeld: Transcript-Verlag; Lemm, V. (2009): Nietzsche's Animal Philosophy: Culture, Politics, and the Animality of the Human Being, Fordham University Press.

## 3.1.1 Transhumanismus und Enhancement[544]

Aufgrund des technischen und wissenschaftlichen Fortschritts gibt es seit den 80er-Jahren eine heftige Debatte über die Frage, ob der Einsatz von Menschen verbessernden Maßnahmen zur Aufgabe der medizinischen Kunst gehört oder gehören sollte. Letzteres betrifft die sogenannte *Enhancement*-Debatte, die zurzeit eine der bedeutsamsten und am häufigsten diskutierten Themen der Medizinethik ist. In der bisherigen Literatur zum Thema haben einige Autoren klare Verknüpfungen zwischen Nietzsches Begriff des „Übermenschen" und dem genetischen *Enhancement* festgestellt. Inwiefern Nietzsches „Übermensch" sich in die Kategorie eines posthumanen, optimierten Wesens einfügen lässt, soll hier diskutiert werden. Wie Sorgner, der die Rezeption und Anwendungsmöglichkeit von Nietzsches Denken für bioethische Debatten im deutschsprachigen Rahmen am meisten untersucht hat, erklärt, ist „der Bereich der Eugenik bzw. des genetischen Enhancements der wirkmächstigte".[545]

Transhumanismus sowie *Enhancement* haben eine gemeinsame Struktur, obwohl beide Begriffe nicht identisch sind. Sprachlich gesehen bedeutet das englische Wort *Enhancement* „Verbesserung" oder auch „Optimierung", in der Medizinethik bezieht sich die *Enhancement*-Debatte auf Fragen nach der legitimen Anwendung von biomedizinischen Mitteln – wie genetisches *Enhancement*, dem Ansatz chemischer und biologischer Substanzen oder die Erstellung von Mensch-Maschinen-Schnittstellen – mit Zielen jenseits der medizinischen Therapie:

„Zur Diskussion stehen Verfahren aus dem Bereich der Schönheitschirurgie, des Sport-Dopings, zur Steigerung der sexuellen Potenz, des Anti-Aging sowie zur Verbesserung der kognitiven Leistungsfähigkeit (Gedächtnisleistung, Konzentrationsfähigkeit u. a.)."[546] *Enhancement* findet in der medizinethischen und bioethischen

---

544 Dieses Kapitel basiert im größten Teil auf zwei Artikels, die ich woanders publiziert habe. Vgl. Aurenque, D. (2015): „Das Posthumane und Nietzsches Übermensch: Eine Blasphemie gegen Gott". In: S. L. Sorgner (Hrsg.), Aufklärung und Kritik 2/2015, Sonderheft zum Thema Transhumanismus, 88-97; Aurenque, D. (2013): „Der verbesserte Mensch als „Übermensch"? Über die moralische Pflicht zum Enhancement". In: Aurenque D/Friedrich O (Hrsg.): Medizinphilosophie oder philosophische Medizin? Ethische Beiträge zu Herausforderungen technisierter Medizin, Frommann-Holzboog Verlag: Stuttgart-Bad Cannstatt, 17-39.

545 Sorgner, S. L. (2011): „Friedrich Wilhelm Nietzsche" in: Tina-Louse Eissa/Stefan Lorenz Sorgner (Hrsg.), Geschichte der Bioethik. Eine Einführung, Mentis Parderborn, 211-229, S. 218.

546 Schöne-Seifert B./Stroop B. (2015): „Enhancement"; In: D. Sturma/B. Heinrichs (Hrsg.) Handbuch Bioethik, Metzler Verlag: Stuttgart/Weimar, 249-254 , S. 249.

Literatur mehrfache Definitionen sowie unterschiedliche Verwendungen – wie „Moral-*Enhancement*", „kognitives *Enhancement*", etc. Allan Buchanan definiert das biomedizinische *Enhancement* treffend, und zwar als: „a deliberate intervention, applying biomedical science, which aims to improve an existing capacity that most or all normal human beings typically have, or to create a new capacity, by acting directly on the body or brain."[547]

Das Wort „Transhumanismus" ist ebenfalls missverständlich und mehrdeutig. Es gibt unterschiedliche Auffassungen dessen, was damit gemeint ist. Man kann sich aber darauf einigen, dass Transhumanismus mit einem durch neue bio- oder computer-technologische Fortschritte hervorgebrachten *Enhancement* des Menschen zu tun hat, die die bisher bekannten Fähigkeiten des Menschen optimieren sollen: „Der Transhumanismus beruht auf der Überzeugung, dass sich die Menschheit mit wissenschaftlich-technischen Mitteln radikal selbst verändern wird, und will diesen Veränderungsprozess beschleunigen."[548]

Das Posthumane versteht Nick Bostrom – ein führender Befürworter des Post- und Transhumanismus – als eine Entität mit „mindestens einer posthumanen Fähigkeit". Darunter versteht Bostrom eine „allgemeine zentrale Fähigkeit" (*general central capacity*[549]), die die maximale Leistung eines nicht optimierten Menschen bei Weitem übertrifft.[550] Bostrom listet vor allem drei allgemeine zentrale Fähigkeiten: gesunde Lebensspanne, Kognition und Emotionen. Die „gesunde Lebensspanne" bedeutet die Fähigkeit, „vollkommen gesund, aktiv, und produktiv sowohl geistig sowie körperlich zu bleiben". Die Kognition bezieht sich auf „intellektuelle Fähigkeiten", wie „Erinnerungskraft", „deduktives und analogisches Denken", „Aufmerksamkeit", aber auch auf besondere, kulturell gesehen feinere Fähigkeiten wie Humor, Musikalität u. a. Die letzte allgemeine zentrale Fähigkeit bezieht Bostrom auf die Fähigkeit, „das Leben zu genießen" sowie „mit angemessene[r] Auswirkung (*effect*) auf Situationen des Lebens sowie auf andere Leute zu reagieren".[551] Einige

547  Buchanan, A. (2011): Better than human. The promise and perils of enhancing ourselves. Oxford, S. 23.

548  Bohlken E./Thies C. (Hrsg.). (2009): Handbuch Anthropologie. Der Mensch zwischen Natur, Kultur und Technik. Verlag J. B. Metzler: Stuttgart, S. 268

549  Hauskeller M. (2009): „Die moralische Pflicht, nicht zu verbessern." In: Knoepffler N/Savulescu J (Hrsg.) Der neue Mensch. Enhancement und Genetik, Freiburg: Alber Verlag, S. 161-176.

550  Bostrom, N. (2008): „Why I Want to be a Posthuman When I Grow Up." In: Gordijn B/Chadwick R, Medical Enhancement and Posthumanity, Springer: 107-137. In: http://www.nickbostrom.com/posthuman.pdf p.1-2. (16.5.2017)

551  Bostrom, N. (2008): „Why I Want to be a Posthuman When I Grow Up." In: Gordijn B/Chadwick R, Medical Enhancement and Posthumanity, Springer: 107-137. In: http://

Autoren sehen zwischen Nietzsches Denken und dem Transhumanismus klare
Ähnlichkeiten,[552] nach anderen sind diese jedoch nur als marginal anzusehen.[553] Nach
Sorgner vertritt Nietzsche eine Art „Metahumanismus": „Der Metahumanismus,
der zu den Neo-Nietzscheanischen und Neo-Herakliteischen Traditionen zählt,
stellt eine inklusive Alternative zu den anderen beiden Denktraditionen dar."[554]

Sowohl Vertreter des *Enhancements* als auch Vertreter des Transhumanismus,
die auch Anknüpfungsmöglichkeiten an Nietzsches Lehre des Übermenschen
sehen, halten die Einsatzmöglichkeiten von biomedizinischen Mitteln für eine
zulässige Fortsetzung der menschlich gesteuerten Evolution, und somit auch für
Ermöglichung einer Transformation der menschlichen Natur. Erik Parens nennt
diese Position „Creativity-Framework" – im Gegensatz zum »Gratitude- Framework – insofern sie „our obligation to transform that gift [life] and to exhibit our
creativity" betont.[555]

Wenn man sich jedoch mit der Rezeption von Nietzsches Philosophie in der
medizinethischen Debatte zum Thema *Enhancement* beschäftigen möchte, stößt
man notwendigerweise auf die Frage, ob und inwiefern Nietzsches Philosophie
eine Verwandtschaft mit der alten Eugenik nationalsozialistischer Prägung hat.
Dies liegt einerseits, wie inzwischen umfangreich erforscht worden ist und in der
Einführung dieses Teiles bereits erörtert wurde, an den Versuchen der Schwester
Nietzsches, die Philosophie ihres Bruders in den Dienst der antisemitischen Bewegung Deutschlands zu stellen. Andererseits gründet dies aber auch darin, dass
sich das Denken Nietzsches, wie kaum eine andere Philosophie, nur innerhalb
seines spezifischen Kontexts und seiner spezifischen Perspektiven angemessen
erschließen lässt. Nietzsche ist sich seines schweren Stils bewusst und empfiehlt

---

www.nickbostrom.com/posthuman.pdf p.1-2(16.5.2017)

552  Vgl. Sorgner, S. L. (2016): „Nietzsche, Transhumanismus und drei Arten der (post)
     humanen Perfektion". In: Friedrich O./Aurenque D./Assadi G. /Schleidgen S. (Hrsg.),
     Nietzsche, Foucault und die Medizin, Bielefeld: Transcript-Verlag, S. 245-267; Sorgner,
     S. L. (2009): „Nietzsche, der Übermensch und Transhumanismus". In: Knoepffler, N./
     Savulescu, J. (Hrsg.), Der neue Mensch? Enhancement und Genetik, Freiburg/München:
     Alber, S. 127-144; Sorgner, S. L. (2011): „Friedrich Wilhelm Nietzsche" in: T.-L. Eissa/S. L.
     Sorgner (Hrsg.), Geschichte der Bioethik. Eine Einführung, Mentis Parderborn, S. 211-
     229.

553  Bostrom, N. 2005. A history of transhumanist thought. Journal of Evolution and
     Technology 14 (1). In: http://www.nickbostrom.com/papers/history.pdf, 4 (16.5.2017)

554  Sorgner, S. L. (2016): „Nietzsche, Transhumanismus und drei Arten der (post)humanen
     Perfektion". In: Friedrich O./Aurenque D./Assadi G. /Schleidgen S. (Hrsg.), Nietzsche,
     Foucault und die Medizin, Bielefeld: Transcript-Verlag, 245- 267, S. 250.

555  Parens, E., (2005): „Authenticity and Ambivalence: Toward Understanding the
     Enhancement Debate". In: Hastings Center Report 35, no. 3, 34–41, S. 37.

daher, seine Schriften nie flüchtig zu lesen, um Missverständnisse zu vermeiden. Als Ergebnis einer solch oberflächigen Lektüre seiner Schriften lässt sich auch die Rezeption seines Denkens durch den Nationalsozialismus verstehen. Neben den medizinischen Hinweisen werden allgemeine Schlagwörter seiner Philosophie – wie gerade auch der Begriff des „Übermenschen" – aufgenommen und auf ideologische Weise verwendet. Wie Sorgner feststellte, machte gerade die philosophische Kontroverse um die Sloterdijk-Habermas-Debatte nochmals deutlich, dass einige Autoren Nietzsche immer noch für einen faschistischen Denker halten.[556] Dass dieses ein verkürztes, fachlich unbegründetes Verständnis Nietzsches ist, hat die ernsthafte Nietzsche-Forschung glücklicherweise deutlich gemacht.

Inwiefern bezieht sich also Nietzsches Lehre des Übermenschen auf die *Enhancement*-Debatte? Da im zweiten Teil dieses Buches die Bedeutung von Nietzsches Lehre des Übermenschen bereits erörtert wurde, möchte ich im Folgenden auf Gemeinsamkeiten und Divergenzen seines Ansatzes mit dem Transhumanismus und mit *Enhancement* hinweisen, die man in der Literatur zum Thema findet.

Obwohl Nietzsches Lehre des Übermenschen streng genommen nicht auf eine „Verbesserung" der Menschheit zielt – „Das Letzte, was *ich* versprechen würde, wäre, die Menschheit zu *verbessern* "[557]–, sondern auf ihre „Überwindung", lässt sich dennoch eine gewisse Verpflichtung zur reproduktiven Verbesserung erkennen. In Nietzsches Denken gibt es die implizite Forderung, bessere Eltern zu werden.[558] Denn für Nietzsche sind nicht alle Menschen zur Elternschaft geeignet: „Du bist jung und wünschest dir Kind und Ehe. Aber ich frage dich: bist du ein Mensch, der ein Kind sich wünschen *darf*?".[559] Die menschliche Fortpflanzung darf nicht, wie Walter Kaufmann Nietzsche deutet, „die sinnlose Fortsetzung einer grundsätzlich bedeutungslosen Geschichte zu sein, keine Hinzufügung weiterer Nullen; sie kann auch zu einer wirklichen Schöpfung werden."[560] Darin sieht Nietzsche auch eine Rechtfertigung der Ehe: „Nicht nur fort sollst du dich pflanzen, sondern hinauf! Dazu helfe dir der Garten der Ehe!"[561] Stehen Eltern in einem authentischen Verhältnis zueinander bzw. als jeweils Einzelne, die einen Weg als Einzelne zusammenleben

---

556  Vgl. Sorgner, S. L. (2010b): „Beyond Humanism: Reflections on Trans- and Posthumanism". In: Journal of Evolution and Technology 21 (2), 1–19, hier S. 10–13.

557  Nietzsche, Ecce homo, KSA 6, S. 258.

558  Vgl. Nietzsche, Also sprach Zarathustra, KSA 4, S. 91: „Lacht mir nicht über solche Ehen! Welches Kind hätte nicht Grund, über seine Eltern zu weinen?"

559  Nietzsche, Also sprach Zarathustra, KSA 4, S. 90.

560  Kaufmann, W. (1968³): Nietzsche. Philosopher, Psychologist, Antichrist. New York: Vintage, 363.

561  Nietzsche, Also sprach Zarathustra, KSA 4, S. 90.

wollen, dann sollen sie sich fortpflanzen. In diesem Fall ist das gezeugte Kind das Werk zweier Schaffender, bei dem der Weg zum Übermenschen offensteht. Zum Kind, wie Nietzsche in seiner Lehre über die drei Verwandlungen des Geistes immer wieder betont, gehört etwas Unschuldiges und Freies, das dem Übermenschen eigen ist. Nur ein solches Schaffendes zu erzeugen, formuliert Nietzsche als eine Verpflichtung: „Einen höheren Leib sollst du schaffen, eine erste Bewegung, ein aus sich rollendes Rad, – einen Schaffenden sollst du schaffen."[562] Offen bleibt, wie Nietzsche bewertet hätte, dass dieser Übergang zum Übermenschen durch Biotechnologien geschehen sollte. Es ist ja nicht zu bestreiten, dass Nietzsche die Bearbeitung und Entwicklung des Charakters durch die Erziehung begrüßt. In diesem Sinne könnte man sagen, wie Sorgner argumentiert, die Erziehung und die genetische Manipulation seien analog.

Julian Savulescu und John Harris, beide bekannte Befürworter des genetischen *Enhancement*, gehen davon aus, dass die biomedizinische Verbesserung des Nachwuchses sowohl Steigerung der Leistungsfähigkeit als auch der Lebensqualität des künftigen Kindes bedeutet, weil diese Fähigkeiten objektiv als „gute" oder „bessere" Eigenschaften für ein ebenfalls objektiv „gutes" oder „besseres" Leben verstanden werden. Bei Nietzsche gibt es gewiss keine objektive Wertung. Nietzsche vertritt eine äußerst subjektive und individuelle Auffassung des guten Lebens. Die moralische Verpflichtung zum *Enhancement* des Nachwuchses bei Savulescu und Harris setzt stets die Anerkennung einer gewissen Objektivität voraus. Dass A besser als B ist, kann jedoch nach Nietzsche nur im Einzelfall und je nach dem eigenen Verständnis von „Gesundheit" eingeschätzt werden. Der „Tod Gottes" bedeutet gerade die Gewissheit, dass es keine objektiven Werte gibt, die für ein und alle Male als „besser" bzw. „schlechter" zu bewerten sind.

Dennoch scheint in Nietzsche auch eine Spannung zu herrschen:

> „Einerseits betont er [Nietzsche, DA], dass sich die Physiologien der Menschen radikal differieren, was dafür verantwortlich ist, dass sich deren Konzeptionen des guten Lebens stark voneinander unterscheiden können. Andererseits betont er die Bedeutung des klassischen Ideals, das er mit großer Stärke und Macht identifiziert."[563]

Sorgner ist hierbei treffend. Denn obwohl Nietzsche für eine Pluralität der Werte spricht, ist unmissverständlich, dass er bestimmte Fähigkeiten höher einschätzt als andere:

---

562  Nietzsche, Also sprach Zarathustra, KSA 4, S. 90.
563  Sorgner, S. L. (2016): „Nietzsche, Transhumanismus und drei Arten der (post)humanen Perfektion". In: Friedrich O./Aurenque D./Assadi G. /Schleidgen S. (Hrsg.), Nietzsche, Foucault und die Medizin, Bielefeld: Transcript-Verlag, 245- 267, S. 252.

„Sowohl bei Bostrom als auch bei Nietzsche handelt es sich bei dem Renaissance-Genie bzw. dem klassischen Ideal, um eine „fully-developed and well-rounded personality", die darum bemüht ist, „to constantly refine" sich selbst."[564]

Trotz aller Differenzen zwischen Nietzsches Ausführungen über den „Übermenschen" und den Argumenten der liberalen *Enhancement*-Befürworter wird ein wichtiger gemeinsamer Ansatz stets benannt: beide gehen von einer ähnlich positiven Bewertung der schöpferischen Natur des Menschen aus. Diese Nähe beschreibt Parens folgendermaßen:

"As one framework emphasizes the danger of allowing ourselves to become, in Heidegger's famous formulation, ‚standing reserve', the other emphasizes the danger of failing to summon the courage to, as Nietzsche put it, ‚create ourselves, to ‚become who we are'."[565]

Liberale Befürworter des *Enhancements*, die die Zukunft der menschlichen Evolution in diesem sehen, betonen immer wieder den besonderen Wert der künstlerischen, kreativen Dimension des Menschen sowie auch den Wert, diese Kreativität weiter zu fördern und zu steigern. Der Mensch ist sowohl bei Nietzsche als auch bei Vertretern des *Enhancement* eine Entität, der aufgrund des plastischen, zu entwerfenden Charakters ein höherer Wert zukommt als anderen Entitäten. Beide bleiben somit der pindarischen Maxime „Werde, der Du bist" – die zugleich als ein „Werde, was Du sein kannst" zu deuten ist – treu. Die Einladung zur Selbstgestaltung und Selbstentwurf in der *Enhancement*-Debatte geht also mit Nietzsches Forderung zur Überwindung des Menschen einher.

Die Argumentation Nietzsches für die Überwindung des Menschen fungiert allerdings nicht in derselben Weise, wie die von Vertretern des *Enhancement* wie Savulescus und Harris. Letztere versuchen ihre Argumente in einer „common morality" zu begründen, nach der Eltern die moralische Pflicht haben, für die Lebensqualität ihrer Nachkommen zu sorgen. Nietzsche dagegen argumentiert nicht aus einer solchen Moralität, er bestreitet ja diese, insofern sie einfach übernommen wird. Bei Nietzsche geht es also nicht um eine moralische Pflicht zum *Enhancement* wie bei den erwähnten Autoren, sondern um eine Art moralische Pflicht zur Inten-

---

564  Sorgner, S. L. (2016): „Nietzsche, Transhumanismus und drei Arten der (post)humanen Perfektion". In: Friedrich O./Aurenque D./Assadi G. /Schleidgen S. (Hrsg.), Nietzsche, Foucault und die Medizin, Bielefeld: Transcript-Verlag, 245- 267, S. 253.

565  Parens, E. (2005): „Authenticity and Ambivalence: Toward Understanding the Enhancement Debate". In: Hastings Center Report 35, no. 3, 34–41, S. 38.

sität, zu gutem Leben im Sinne eines philosophischen und künstlerischen Lebens, die sich aber nicht aus einer „common morality" speist. Meines Erachtens geht es bei Nietzsche um eine Art Pflicht zur Authentizität. Die Erfüllung einer solchen Pflicht versucht jedoch nicht, wie aus Sicht von Savulescu und Harris, das Leben eines Menschen frei von Leiden oder Behinderungen zu ermöglichen. Diesem hedonistisch-utilitaristischen Prinzip ist Nietzsches Denken nicht verpflichtet. Das Leben authentisch und intensiv zu erleben, heißt für Nietzsche, dieses mit all seinen Tiefen und Höhen, Freuden und Leiden anzunehmen. Die einzige Pflicht ist für Nietzsche (wenn es eine geben muss), das eigene Leben so zu leben, als ob wir immer wieder dasselbe leben würden (nach seiner Lehre der „ewigen Wiederkehr"). Es handelt sich um eine radikal subjektive moralische Pflicht, die dennoch universale Gültigkeit beansprucht. Die Rechtfertigung einer solchen Pflicht lässt sich daher nicht in einem Akt der Liebe für den anderen Menschen finden, sondern zuallererst in der Liebe zu sich selbst und in dem Engagement jedes Einzelnen in seinem eigenen Leben. Das gute Leben im Sinne der Transhumanisten wie Bostroms scheint mir darin zu liegen, Leid und Übel stets zu meiden und Glück und Vorteile zu suchen. Dieses transhumanistische Glück ist nichts anderes als das gute Leben des Utilitarismus, das mit Nietzsches Übermenschen wenig zu tun hat. Der Übermensch kann daher kein Transhumanist sein, wenn der Transhumanismus traditionelle Auffassungen des guten Lebens vertreten soll. Wenn das gute Leben auf etablierten Vorstellungen des Guten fundiert ist, dann kann dieses mit dem Leben des Übermenschen keineswegs übereinstimmen.

Nietzsches Lehre des Übermenschen bezieht sich meines Erachtens in einer besonderen und fundamentalen Form auf den Transhumanismus. Beide sind von Grund aus blasphemisch: *„Todt sind alle Götter: nun wollen wir, dass der Übermensch lebe."*[566] Der Übermensch sowie der Posthumane teilen dieselben blasphemischen Voraussetzungen, denn beide verneinen, dass das Gegebene eine normative Autorität haben könnte. Die menschlichen Fähigkeiten zu verbessern oder ganz zu ändern und dadurch die Grenze der menschlichen Leistungen zu überschreiten, wie es der Posthumanismus will, entspricht dem Anspruch Nietzsches, den Menschen als „Übergang"[567] oder „Brücke"[568] zu etwas Anderem zu deuten. Beide, der Posthumane und der Übermensch, bedeuten deshalb eine „Blasphemie gegen Gott". Denn eine „Blasphemie" bedeutet eine Beleidigung, eine „Rufschädigung", die traditionell in Bezug auf Gott oder Götter gebracht wird. Im Gegensatz zur jüdisch-christlichen Tradition, die die höchste Auszeichnung des Menschen darin begründet sieht,

---

566  Nietzsche, Also sprach Zarathustra, KSA 4, S. 102.
567  Nietzsche, Also sprach Zarathustra, KSA 4, S. 17.
568  Nietzsche, Also sprach Zarathustra, KSA 4, S. 16.

der Mensch sei *imago Dei*, bestreiten Transhumanisten sowie auch Nietzsche die Legitimität eines solchen anthropozentrischen Privilegs.

## 3.1.2  Care ethics und Intersexualität

Es mag für einige Leser überraschend klingen, dass sich Nietzsche auch als ein produktiver Denker für die feministische Orientierung der *Care ethics* erwiesen hat. Die Überraschung gründet darin, dass Nietzsche nicht nur ein Schüler des extrem frauenkritischen Schopenhauers war, sondern sich auch selbst nicht selten als Autor von frauenfeindlichen Äußerungen erwies: „Es giebt Frauen, welche wo man auch gräbt, kein Inneres haben, sondern reine Masken sind: fast gespenstische Wesen, blutsaugerisch, nie befriedigend."[569] Bereits 2005 erschien das Buch *Nietzsche on Gender. Beyond Man and Woman* von Frances Nesbitt Oppel, das als erstes empfahl, Nietzsches Philosophie anzuwenden, um das Verhältnis zwischen Sexualität, Geschlecht und Kultur anders zu betrachten. In diesem Buch stellt Oppel eine radikale neue Interpretation von Nietzsches Denken bezüglich Sexualität, Geschlecht, Männern und Frauen vor. In der Beschreibung des Buches wird dies betont:

> "Oppel's is the first study to combine recent speculations in gender study and queer theory with an in-depth analysis of Nietzsche's texts. This approach enables her to break through the impasse in feminist studies that has stalled for so long on the question of his misogyny, to redirect attention to the importance he gives to human creativity and self-fashioning rather than convention, and to gesture toward a future human sexuality beyond rivalry and resentment in favor of a sensual materialism in relationship with others and the earth."[570]

Was daran für diese Forschung besonders interessant ist, ist gerade der Einfluss Nietzsches auf bestimmte medizinethische Ansätze, die in den *gender studies* ihre Basis finden. Ellen K. Feder, eine bekannte feministische Philosophin, verwendet etwa in Arbeiten wie „Tilting the Ethical Lens: Shame, Disgust, and the Body in Question" (2011) sowie in ihrem Buch *Making Sense of Intersex: Changing Ethical Perspectives in Biomedicine* (2014) einige genealogisch-kritische Analysen der Moral Nietzsches, vor allem des Konzepts des Ressentiments, um eine andere, tolerantere und außermedizinische Sicht zur Intersexualität zu bekommen.

---

569  Nietzsche, Nachlaß 1875-1879, KSA 8, S. 298.
570  Oppel F. N. (2005): Nietzscheon Gender.Beyond Man and Woman, University of Virginia: http://books.upress.virginia.edu/title/2160 (16.5.2017).

Die Intersexualität ist ein sehr breiter Begriff, der auf die sogenannten Störungen der sexuellen Entwicklung hinweist (*Disorders of sexdevelopment* [DSD]):

> „Unter ‚Intersex' versteht man eine Variation der genetischen, hormonalen, gonadalen und genitalen Ausstattung eines Menschen mit der Folge, dass das Geschlecht einer Person nicht mehr eindeutig den biologischen Kategorien ‚männlich' oder ‚weiblich' zugeordnet werden kann."[571]

In der gegenwärtigen Medizinethik ist die Behandlungsbedürftigkeit der Intersexualität sehr umstritten,[572] insofern diese meistens keine medizinischen, sondern prinzipiell ästhetische bzw. normalisierende Absichten verfolgt. Seit Jahren kämpfen intersexuelle Menschen dafür, dass Intersexualität weder als eine Störung noch als eine Behinderung angesehen wird, sondern als eine berechtigte Existenzform der geschlechtlichen Entwicklung. Aufgrund von vielen in der Öffentlichkeit kontrovers diskutierten Behandlungen zeigt sich die moderne Medizin stets offener dafür, Gesundheit und Lebensqualität in Bezug auf subjektive und kulturelle Möglichkeiten zu deuten – und nicht mehr nur auf morphologische oder anatomische Maßstäbe. Immer mehr Bioethiker und Philosophen sind sich darüber einig, dass: „Wenn Menschen mit bestimmten anatomischen Abweichungen gut leben und sie nicht darunter leiden, muss die Medizin nicht unbedingt eingreifen."[573]

Feder ist sich aber durchaus bewusst, dass Nietzsche nicht von allen Bioethikern akzeptiert wird: „Nietzsche is infrequently taught in introductory courses in ethics, but even when he is, his project is often (mis)taken to be instituting a full-blown system of morality – albeit an untenable or repugnant morality."[574]

In der Tat findet man relativ schnell viele Einträge im Internet, die die Anwendung Nietzsches Denken in der Bioethik für einen großen Fehler halten: „Correspondingly, if bioethics experts adhere to the apparent liberating qualities within Nietzsche's

---

571 Wiesemann, C. (2015): „„Intersex"; in: In: D. Sturma/B. Heinrichs (Hrsg.) Handbuch Bioethik, Metzler Verlag: Stuttgart/Weimar, 307-311, s. 307.

572 Sparrow, R. (2013): „Gender eugenics? The ethics of PGD for intersex conditions". In: Am J Bioeth. 13 (10): 29-38; Aurenque, D/Ehni, H.-J. (2013): „For the Sake of „Normality"? Medical Indication, Social Justification, and the Welfare of Children". In: Am J Bioeth. Oct;13(10):55-7; Aurenque, D./Wiesing, U. (2012): „Adrenogenitales Syndrom: Ethisches Dilemma einer Therapie". In: Dtsch Ärztebl; 109(48): A-2411 /B-1966 /C-1923.

573 Aurenque, D./Wiesing, U. (2012): „Adrenogenitales Syndrom: Ethisches Dilemma einer Therapie". In: Dtsch Ärztebl; 109(48): A-2411 /B-1966 /C-1923.

574 Feder, E. K. (2011): „Tilting the Ethical Lens: Shame, Disgust, and the Body in Question", Hypatia vol. 26, no. 3, S. 638.

master morality *unknowing* of its logical outcomes, they are either misguided or have not patiently and diligently read the extent of the text."[575]

Yulo spricht ja sogar von „the diabolical paradox that is Friedrich Nietzsche's philosophy".[576] Kritiker Nietzsches haben jedoch den Philosophen, so Feder, nicht angemessen verstanden, ja eigentlich komplett missverstanden. Wenn wir Nietzsche also wirklich verstehen wollen, so Feder, „we need to redirect the ethical gaze, to understand „the problem" of intersex as a problem of ressentiment."[577] Darauf basiert das Denkmodell, dass Feder von Nietzsche produktiv übernimmt. Feder interpretiert das verbreitete medizinische Bedürfnis von Ärzten bzw. Ärztinnen zu medizinisch nicht notwendigen Korrekturen bei intersexuellen Menschen (vor allem bei Kindern) aus diesem Ressentiment: „We can see that ressentiment in the doctors's expressions of disgust and in their assumptions that of course parents will want to keep the knowledge of their children atypical sex hidden from absolutely everyone else."[578]

Feder interpretiert das medizinische Bedürfnis nach Normalisierung als Folge eines ursprünglichen Neids gegenüber der intersexuellen Ambiguität und so als Folge des Ressentiments. In diesem früheren Text wendet Feder Nietzsches Denken dafür an, die ständige Homogenisierung und dadurch auch die Normalisierungstendenz der Medizin bei Menschen mit Intersexualität zu kritisieren. Feder schlägt dabei einen „Nietzschean turn" vor, der nicht so sehr Prinzipien oder Regeln zur Orientierung für medizinische Praktiken etablieren, sondern zu einer Reflexion ihrer Grundlage und Absichten beitragen soll:

> "In considering how Nietzsche can help illuminate the case of the medical management of intersex, we cannot simply apply, as we might in the case of deontology or utilitarianism, Nietzschean "principles" to the ethical problems raised by the standard of care. What his work provides instead are powerful tools to appreciate what motivates both the accepted management and the failure to apply conventional ethical standards to it."[579]

---

575  Yulo, J. (2006): „A Philosophical Ruse: Is Bioethics Beyond Good and Evil?" | in http://www.ignatiusinsight.com/features2006/jyulo_philosruse_nov06.asp (16.5.2017)

576  Yulo, J. (2006): „A Philosophical Ruse: Is Bioethics Beyond Good and Evil?" | in http://www.ignatiusinsight.com/features2006/jyulo_philosruse_nov06.asp (16.5.2017)

577  Feder, E. K. (2011): „Tilting the Ethical Lens: Shame, Disgust, and the Body in Question", Hypatia vol. 26, no. 3, S. 635.

578  Feder, E. K. (2014): Making Sense of Intersex: Changing Ethical Perspectives in Biomedicine, Bloomington: Indiana University Press, S. 75.

579  Feder, E. K. (2011): „Tilting the Ethical Lens: Shame, Disgust, and the Body in Question", Hypatia vol. 26, no. 3, S. 638.

In einer Fußnote zu diesem Text beschrieb Feder deshalb den Wert Nietzsches Denken für bioethische Diskussionen wie folgt: „What I take to be illuminating about a Nietzschean approach is not only the ways it may provide new perspectives on ethical problems, but also how it prompts critical reflection on the metaethical construction of the questions themselves."[580]

Die Basis des Textes von 2011 bildet ein ganzes Kapitel ihres Buches *Making sense*: „Returning to Nietzsche, we should recall the origin of the ressentiment, the nobles goodness, inspired in those who affected the transvaluation of value: it was envy."[581] So plädiert Feder – mit Nietzsches Philosophie im Hintergrund – dafür, extreme Maßnahmen zur Normalisierung bzw. zur Ausbreitung der (geschlechtlichen) Binarität zu überdenken:

"Following Nietzsche, we must ask what happens when we understand this divergent responses – those associated with the medical and parental imperative to „normalize" intersex bodies, on the one hand, and those of the „sex radicals" [(...)], on the other, as two sides of the same coin."[582]

Und Feder wendet auch Nietzsches am Leibe orientierte Philosophie an für eine Überwindung des Diktats des medizinischen Normalisierungsdrangs durch eine Ethik der Liebe: „Learning to love, in Nietzsche's terms, is the enactment of corporeal generosity; is entails changes in the one who „must learn" to love."[583] Feder interpretiert die Akzeptanz des leiblichen Andersseins als Liebe richtig, da für Nietzsche die echte Liebe *philia* bwz. Freundschaft ist, wobei diese stets die Individualität der Freunde, das Bestehen von Differenzen, voraussetzt.

---

580 Feder, E. K. (2011): „Tilting the Ethical Lens: Shame, Disgust, and the Body in Question", Hypatia vol. 26, no. 3, S. 646.

581 Feder, E. K. (2014): Making Sense of Intersex: Changing Ethical Perspectives in Biomedicine, Bloomington: Indiana University Press, S. 78.

582 Feder, E. K. (2014): Making Sense of Intersex: Changing Ethical Perspectives in Biomedicine, Bloomington: Indiana University Press, S. 79.

583 Feder, E. K. (2014): Making Sense of Intersex: Changing Ethical Perspectives in Biomedicine, Bloomington: Indiana University Press, S. 87.

### 3.1.3   Autonomie vs. Paternalismus: Pluralisierung der Gesundheit

Das wachsende Interesse an Nietzsches Moralkritik in der heutigen Medizinethik beruht überwiegend und zweifellos darauf, dass der Begriff „Autonomie" sowohl in Nietzsches Denken als auch in der heutigen Medizinethik eine zentrale Rolle spielt. Da im Zentrum von Nietzsches Mitleidskritik seine Ablehnung des Paternalismus steht, haben Nietzsches Philosophie und die gegenwärtige Medizinethik zumindest eine identische Stoßrichtung. Unter Paternalismus versteht man, nach Gerald Dworkin, der sich mit dem Thema ausführlich beschäftigt hat:

> "Paternalism is the interference of a state or an individual with another person, against their will, and defended or motivated by a claim that the person interfered with will be better off or protected from harm. The issue of paternalism arises with respect to restrictions by the law such as anti-drug legislation, the compulsory wearing of seatbelts, and in medical contexts by the withholding of relevant information concerning a patient's condition by physicians."[584]

In der heutigen Medizinethik hat gerade der Paternalismus einen schweren Stand[585] – was aber nicht immer so war:

> „Noch vor wenigen Jahrzehnten konnte das Leitbild des Arztes als idealtypisch paternalistisch charakterisiert werden. Aufgabe des Arztes war es, gut informiert die für den Patienten beste Entscheidung zu treffen, ohne dass diesem dabei größerer Raum zur Mitwirkung eingeräumt wurde."[586]

Die moderne Medizin ist sich aber darüber einig, dass die Selbstbestimmung des Patienten eine zentrale, die fürsorgende Handlung des Arztes legitimierende Funktion besitzt. Ärztliche Hilfe ist – bis auf wenige Ausnahmen (z. B. psychiatrische Zwangseinweisung) – nur dann zu leisten, wenn der Patient sein informiertes Einverständnis gegeben hat oder dieses (z. B. beim Unfall) vorausgesetzt werden

---

584  Siehe: http://plato.stanford.edu/entries/paternalism/(16.5.2017)

585  Schramme, T. (Hrsg.) (2015): New Perspectives on Paternalism and Health Care, Springer.

586  Buberm D. /T. Gutmann T. /Quante M. (2015): „Paternalismus". In: D. Sturma/B. Heinrichs (Hrsg.) Handbuch Bioethik, Metzler Verlag: Stuttgart/Weimar, 122-128, S. 126.

darf. Dadurch sollen Patienten vor ungewollten medizinischen Eingriffen geschützt werden.[587]

Zum moralkritischen Denken Nietzsches gehört ein besonders wichtiges Charakteristikum, das für die gegenwärtige Medizinethik enorm produktiv ist bzw. sein kann. Im Hinblick darauf impliziert Nietzsches Denken eine Aufforderung zur Kritik an der moralischen Autorität bestehender Normen. Laut Nietzsche soll jeder Mensch für sich selbst entscheiden, welche Normen er oder sie als verbindlich anerkennt. In diesem Rahmen ist auch die berühmte, aber oft missverstandene Ankündigung Nietzsches über den „Tod Gottes" zu interpretieren. Denn der „Tod Gottes" verweist nicht nur auf die Verlusterfahrung Gottes für den modernen Menschen, sondern auch auf den Verlust der Fundamente der christlichen Moral. Nietzsche kritisiert also nicht, dass Menschen nach bestimmten moralischen Maximen handeln, sondern vielmehr, dass sie unreflektiert, nicht aus der individuellen Überzeugung moralischen Normen und Tugenden einfach folgen (Stichwort Sklaven- oder Herdenmoral) und dass diese moralische Normen nichts Vorteilhaftes für das Leben mit sich bringen. Gerade die Hervorhebung des „Übermenschen" lässt sich ebenfalls im Rahmen von Nietzsches Moralkritik verstehen. Anders als die herkömmlichen Menschen, die ihre Handlungen an unkritisch übernommenen tradierten Normen orientieren, handelt der „Übermensch" von sich aus bzw. ist das autonom handelnde Individuum *par excellence*. Dieser Überzeugung ist auch Sorgner:

> „Bereits Friedrich Nietzsche hat die Bedeutung der radikalen Pluralität des Guten und des intimen Konnexes zwischen leiblicher Konstitution und Instinkten sowie von Wünschen, Präferenzen und mit der eigenen Perfektion verbundenen Eigenschaften deutlich erkannt."[588]

Die wachsende Einbeziehung von Nietzsches moralkritischem Denken auf neue Problemfelder und Anwendungsbereiche der Medizinethik lässt sich aus diesem Grund erklären. Denn Nietzsches moralkritisches Denken geht davon aus, dass die Interessen und Handlungen, die in den Augen bestimmter Menschen als „gut" bewertet werden, aus Sicht anderer „schlecht" sein können[589]. Die Medizinethik hat

---

587 Beauchamp T. L./Childress J. F. (2009): Principles of Biomedical ethics, Oxford: Uni. Press.

588 Sorgner, S. L. (2016): „Nietzsche, Transhumanismus und drei Arten der (post)humanen Perfektion". In: Friedrich O./Aurenque D./Assadi G. /Schleidgen S. (Hrsg.), Nietzsche, Foucault und die Medizin, Bielefeld: Transcript-Verlag, 245- 267, S. 261.

589 Vgl. Ruffing, R. (2008): Bleibt der Erde treu! Nietzsches Hymnus auf das Leben, Stuttgart: Franz Steiner.

eben diese Tatsache, nämlich die Pluralität von Normen, Glauben und Wertevorstel-
lungen, längst erkannt. Für die ethische Bewertung und Analyse problematischer
Fragestellungen oder Themenfelder gilt es in der Medizinethik, die Wichtigkeit
der Selbstbestimmung sowie die Regulierung von Konflikten zwischen Selbstbestimmung verschiedener Akteure zu betonen, wobei unverhandelbare Rechte
hinzukommen. Dies gründet unter anderen darin, dass sich in weltanschaulich
pluralistischen, liberalen Gesellschaften keine Vorstellung des guten Lebens finden
lässt, die als die einzige, „an sich" wahre Lebensweise identifizierbar wäre. So verzichtet die gegenwärtige Medizinethik bewusst auf metaphysische Ethik-Theorien
zugunsten pragmatischer Ansätze sowie kohärentistischer oder kasuistischer
ethischer Vorgehensweisen.

   Der radikale subjektive Charakter der Moral, den Nietzsche vertritt, sowie seine
Hervorhebung des „Übermenschen" als Paradigma eines autonomen Individuums
stimmen zumindest partiell mit fundamentalen Aspekten der modernen Medizinethik überein und können den Bezug zwischen seinem Denken und der Medizinethik erklären. Letzteres kommt in einem der sicherlich wichtigsten Paragraphen
aus der *Genealogie* besonders deutlich zur Geltung:

> „[D]er Mensch wurde mit Hülfe der Sittlichkeit der Sitte und der socialen Zwangsjacke
> wirklich berechenbar *gemacht*. Stellen wir uns dagegen an's Ende des ungeheuren
> Prozesses, dorthin, wo der Baum endlich seine Früchte zeigt, wo die Societät und
> ihre Sittlichkeit der Sitte endlich zu Tage bringt, *wozu* sie nur das Mittel war: so
> finden wir als reifste Frucht an ihrem Baum das *souveraine Individuum*, das nur sich
> selbst gleiche, das von der Sittlichkeit der Sitte wieder losgekommene, das autonome
> übersittliche Individuum (denn „autonom" und „sittlich" schliesst sich aus), kurz den
> Menschen des eignen unabhängigen langen Willens, der *versprechen darf* – und in ihm
> ein stolzes, in allen Muskeln zuckendes Bewusstsein davon, was da endlich errungen
> und in ihm leibhaft geworden ist, ein eigentliches Macht- und Freiheits-Bewusstsein,
> ein Vollendungs-Gefühl des Menschen überhaupt."[590]

Das „souveraine Individuum" verweist für Nietzsche auf einen „Herr des *freien*
Willens", auf einen autonom handelnden und entscheidenden Menschen, der nur
das verspricht, was er oder sie tatsächlich versprechen *kann*, sodass sein oder ihres
Versprechen der eigentlichen „Verantwortlichkeit" unterliegt:

> „Das stolze Wissen um das ausserordentliche Privilegium der *Verantwortlichkeit*, das
> Bewusstsein dieser seltenen Freiheit, dieser Macht über sich und das Geschick hat

---

590  Nietzsche, Zur Genealogie der Moral, KSA 5, S. 293.

sich bei ihm bis in seine unterste Tiefe hinabgesenkt und ist zum Instinkt geworden, zum dominirenden Instinkt."[591]

Diese Verantwortlichkeit nennt Nietzsche ein „ausserordentliches Privilegium", da, anders als die meisten Menschen, die aus (externen) Pflichten ihre Versprechen halten, die eigentlich verantwortlichen Menschen jene sind, die die Versprechen aus Instinkt, in Übereinstimmung mit dem eigenen Können, halten, da auch aus diesem heraus, für Nietzsche die Versprechen ihre Geltung finden. Ein solcher Mensch ist autonom auf paradigmatische Art, da er oder sie das Versprochene nicht bloß aufgrund einer vorigen Verschuldung erfüllt, sondern weil sein voriges Versprechen (Handeln) und sein jetziges Sein in einer Konkordanz stehen. Der autonome, souveräne Mensch handelt nicht aufgrund externer bzw. äußerer Maximen, sondern *aus der tiefsten Treue zu sich Selbst*. In dieser Konkordanz zwischen Sein und Handeln liegt für Nietzsche das Fundament aller wirklich souverän gemachten Entscheidungen.

Darin liegt gerade ein bedeutsamer Vorteil Nietzsches Denken für medizinethische Fragestellungen: Denn wenn es in westlichen, wertpluralistischen Gesellschaften die Autonomie als eine Grundfreiheit des Menschen zu respektieren gilt, dann müssen sie ebenfalls anerkennen, dass es keine als einzige objektiv geltende Auffassung des guten Lebens geben kann. Geht man dagegen davon aus, dass bestimmte Konzeptionen des guten Lebens objektiv als „besser" oder „schlechter" einzuschätzen sind, dann sind damit paternalistische Haltungen nicht auszuschließen:

> „Die radikale Pluralität des Guten anzuerkennen und zu erlauben, stellt eine enorme kulturelle Errungenschaft dar. Indem versucht wird, eine Konzeption jenseits einer nicht-formalen Theorie des Guten zu erlangen, werden Individuen auf eine gewalt-tätige und paternalistische Weise behandelt."[592]

Dies ist bedeutend für die subjektive Perzeption des gesundheitlichen Zustandes eines Menschen. Und hier kommt nochmals die Bedeutung Nietzsches pluralistischer Gesundheitslehre in einem anderen Licht zur Geltung.

Insofern sich diese auf seine Kritik der metaphysisch-christlichen Körperfeindlichkeit und der Übergewichtung des jenseitigen Lebens bezieht, will Nietzsche den Menschen auf seine irdische Situation so aufmerksam machen, dass er seine Kontingenz nicht nur annimmt, sondern sogar *liebt – amor fati*. So will Nietzsche

---

591 Nietzsche, Zur Genealogie der Moral, KSA 5, S. 294.

592 Sorgner, S. L. (2016): „Nietzsche, Transhumanismus und drei Arten der (post)humanen Perfektion". In: Friedrich O./Aurenque D./Assadi G. /Schleidgen S. (Hrsg.), Nietzsche, Foucault und die Medizin, Bielefeld: Transcript-Verlag, 245- 267, S. 264.

den Weg zu einer „neuen Gesundheit" vorbereiten, die auch das Glück, bzw. das gute Leben, anders versteht. Weil Nietzsche eine höchst individuelle Auffassung von Gesundheit vertritt („Das, was das eine Individuum zu seiner Gesundheit nöthig hat, ist für ein anderes schon Grund zur Erkrankung"), lehnt er dabei strikt ab, dass eine *einzige* Form von Gesundheit, von Normalität oder gar von biologischem Optimum allgemein gelten kann. Nochmals sollte an dieser Stelle an jenes Zitat aus *Die fröhliche Wissenschaft* erinnert werden: „Es kommt auf dein Ziel, deinen Horizont, deine Kräfte, deine Antriebe, deine Irrtümer und namentlich auf die Ideale und Phantasmen deiner Seele an, um zu bestimmen *was* selbst für deinen *Leib* Gesundheit zu bedeuten habe."

Weil Schmerz und Krankheit auch „ein Stimulans des Lebens" sind, gehört auch zu diesen ein prinzipiell positiver Wert, der je nach transformativer, plastischer Kraft eines Menschen auf unterschiedliche Weisen erkannt werden kann. So wird nicht ohne Grund der Name Nietzsches auch in den *disability studies* erwähnt. Zum Beispiel wird dies nebenbei in Bezug auf die Macht der Benennung gestellt: „We learn from Nietzsche, that to name something is to determine its essence. The disability movement knows this."[593] Nietzsches Überlegungen diesbezüglich nenne ich deshalb von *therapeutischer* Art. Insofern für Nietzsche viele Krankheiten weder vermieden werden können noch vermieden werden *sollen*, sollte man diese anders konzipieren. In einem anderen Text habe ich dies so ausgedrückt:

> „Weil die Krankheit auch zum „Stimulans" des Lebens werden kann, geht es für ihn darum, dass sich der kranke Mensch zunächst als krank erkennt, damit er dann den Übergang vom Patienten zum Arzt seiner selbst vollzieht. Arzt seiner selbst wird der kranke Mensch, wenn er seine Krankheit nicht leugnet oder stets zu bekämpfen versucht; wenn er zu seiner Krankheit steht und sich mit ihr derart verhält, dass er auch einen Sinn in der Krankheit erblicken kann. Findet der Kranke in seinem Leiden einen Sinn, dann kann er dies besser ertragen."[594]

Nietzsche versteht die eigentliche „grosse" Gesundheit als eine polemische Tätigkeit, die er Genesung nennt, und die sich als hermeneutischer Kampf gegen die sinnlose Krankheit äußert. So kehrt Nietzsche die Perspektive um, und zwar derart, dass die

---

593  Hughesa, B./Paterson, K. (1997): „The Social Model of Disability and the Disappearing Body: Towards a sociology of impairment". In: Disability & Society Volume 12, Issue 3, 325-340.

594  Aurenque, D. (2013): „Medizinische Philosophie: Schopenhauers und Nietzsches Gesundheitslehren". In: Ärzteblatt Baden Württemberg (ÄBW), 02: 56-58, S. 57.

früheren Beeinträchtigten zu Starken und Mächtigen werden können – oder wie Dolores Lussich sagt, „sie sind Gebrechliche, umgekehrt" („son lisiados al revés").[595]

In einem weiteren, mit einhergehenden Aspekt lässt sich Nietzsches Philosophie der Medizin als Anhaltspunkt für die Debatte um die Rolle der Patientenautonomie verstehen. Nietzsche entwickelt ein diätetisches Denken, wie im II. Teil bereits gesehen, was gerade eine verstärkte Ausübung von Autonomie ermöglicht. Wie sinnvoll die Diätetik ist, geht mit dem Wert einher, der das Gesundsein erhält. Zweifellos lässt sich deshalb Nietzsches Gesundheitslehre als eine diätetische Lehre verstehen, bei der sich Menschen der Wichtigkeit ihrer Physiologie, ihrer komplexen leiblichen Konstitution bewusst werden sollen, um daraus einen verantwortlichen Umgang mit dem eigenen Körper zu entwickeln.

## 3.1.4 Euthanasie, Sterbehilfe und freier Tod

In seinem Buch „*Tod den Idioten"* – *Eugenik und Euthanasie in juristischer Rezeption*[596] fasst der Autor, Christian Merkel, Überlegungen und Urteile von einigen Interpreten zusammen, die Nietzsche Anfang der 1920er Jahre als Sympathisant, ja sogar Befürworter, einer heutzutage glücklicherweise als inakzeptabel und kriminell geltende Euthanasie-Praktik betrachtet hat. So wurde Nietzsche in der Propaganda des Euthanasie-Programms des Nationalsozialismus verwendet. Letzteres Verständnis von Euthanasie bezieht sich auf die totalitäre Fremdbestimmung von Leben als „unwertes" Leben, die etwa in Zeiten des NS-Regimes durchgeführt wurde und in einem wilden, biologisch-materialistischen Sozialdarwinismus seine Begründung fand.[597] Solch eine Rezeption, wie sie in der NS-Zeit stattgefunden hat, basiert zwar unmissverständlich auf einer Verkürzung, Ideologisierung und Dekontextualisierung der Äußerungen Nietzsches; eine bedauerliche Rezeption, die jedoch bereits gut erforscht worden ist. Auf diese partikulär dunkle Rezeption von Nietzsches Überlegungen zum Tod und zum Sterben kommt es in diesem Teil jedoch nicht an, sondern es kommt sowohl auf die mögliche als auch auf die tatsächliche Rezeption seiner Ansätze zum Leben und zum freien Tod für gegen-

---

595 Lussich, D. M. „Figuras de la deconstrucción: animalidad, feminidad y discapacidad". In: file:///Users/Diana/Downloads/Dialnet-FigurasDeLaDeconstruccionAnimalidad FeminidadYDisca-4094976.pdf, S. 203.

596 Merkel, C. (2006): „Tod den Idioten" – Eugenik und Euthanasie in juristischer Rezeption vom Kaiserreich zur Hitlerzeit, Logos Berlin.

597 Vgl. Merkel, C. (2006): „Tod den Idioten" – Eugenik und Euthanasie in juristischer Rezeption vom Kaiserreich zur Hitlerzeit, Logos Berlin, S. 201-203.

wärtige Fragestellungen der Medizinethik an und nicht auf die allgemeine und absolut widerliche Rezeption während der NS-Zeit.

Diese Beschränkung gründet nicht nur darin, dass das Thema bereits bekannt ist, sondern prinzipiell darin, dass eine solche Euthanasiepraxis – wie in der NS-Zeit verstanden – von Seiten der gegenwärtigen Medizinethik absolut abgelehnt wird. Dies wird deutlich, wenn man auf einige Differenzierungen achtet. Zunächst einmal sollte man bedenken, dass Euthanasie ein aus dem Altgriechischen stammendes Wort ist, das etymologisch gesehen, der „gute Tod" bedeutet und in vielen Sprachen – wie im Englischen, Spanischen und Französischen – gerade so, und nicht anders, verstanden wird. Der „gute Tod" heißt dann erstmal ein schmerzfreier, friedlicher, ja ein womöglich leichter Tod. In Deutschland bleibt dieses Wort jedoch stets auf ein besonders totalitäres politisches Programm nationalsozialistischer Prägung bezogen, das für den Mord von unzähligen Zivilisten und Unschuldigen verantwortlich ist. Deswegen spricht man in Deutschland über andere Konzepte – Sterbehilfe, ärztliche Sterbebegleitung, assistierte Suizid, etc., die sehr häufig miteinander verwechselt und falsch gedeutet werden. Das *Deutsche Referenzzentrum für Ethik in den Biowissenschaften* (DRZE) sagt hierzu deutlich:

> „Die Verwendung des Ausdrucks „Euthanasie" als Synonym für Sterbehilfe hat sich im Deutschen nicht durchsetzen können, da er vor dem Hintergrund der rassistisch und eugenisch motivierten Massentötung als „lebensunwertes Leben" bezeichneter kranker und behinderter Menschen im „Euthansieprogramm" in Deutschland zur Zeit des Nationalsozialismus negativ konnotiert ist. In der Sterbehilfe-Debatte spielen Bedenken, dass eine Zulassung der Sterbehilfe, vor allem auch der aktiven, zu einer solchen „Zwangseuthanasie" führen könnte, eine wichtige Rolle."[598]

In den gegenwärtigen Debatten geht es also nicht um Euthanasie im politischen, totalitären Sinne, sondern um Sterbehilfe. Eine solche Hilfe zum Sterben ist jedoch genauso äquivok und bedarf wichtiger begrifflicher Unterscheidungen, die in Bezug auf partikuläre Situationen und Kontexte gestellt werden müssen. Der Grundunterschied zwischen der NS-Euthanasie und der Sterbehilfe (mit allen ihren internen Differenzierungen) liegt jedoch darin, dass die NS-Euthanasie als Staatsprogramm eine Maschinerie der Fremdtötung schaffte, die keine individuellen Grundfreiheiten einer liberalen demokratischen Gesellschaft – wie das Recht auf Leben und Selbstbestimmung – respektierte und aus rein eugenischen und rassistischen Gründen totalitär über Leben und Tod anderer Menschen entschieden hat. In der Diskussion zur Sterbehilfe geht es um die Möglichkeit des Sterbehelfens

---

598  Begriffe des DRZE: http://www.drze.de/im-blickpunkt/sterbehilfe/module/sterbehilfe-und-euthanasie?searchterm=euthan (16.5.2017).

und -könnens unter bestimmten medizinischen Bedingungen, die aber stets den Respekt vor Werten liberaler Gesellschaften und Grundfreiheiten voraussetzen. In diesem liberalen Kontext gibt es vier klare, unterschiedliche Konzeptionen, der Unterscheidung des DRZE ebenfalls folgend, die bedeutsam sind, um Nietzsches Denken in dieser Debatte angemessen zu lokalisieren. 1) „Passive Sterbehilfe" oder auch „Sterbenlassen" genannt, ist der „Verzicht auf lebensverlängernde Maßnahmen (unter Beibehaltung von „Grundpflege" und schmerzlindernder Behandlung)" gemeint. 2) Die „Indirekte Sterbehilfe" oder auch „indirekte aktive Sterbehilfe" verwiest auf eine „[s]chmerzlindernde Behandlung unter Inkaufnahme eines (nicht intendierten) Lebensverkürzungsrisikos". 3) Eine unterschiedliche Bedeutung kommt Begriffen wie „Beihilfe zur Selbsttötung", „Freitodbegleitung" und „assistierter Suizid" zu, die als die „Hilfeleistung zur Selbsttötung z. B. durch Beschaffung und Bereitstellung des tödlichen Medikaments" verstanden werden. Zuletzt 4) weisen Konzepte wie „aktive Sterbehilfe", „direkte aktive Sterbehilfe" und auch „Tötung auf Verlangen" auf die

> „[a]bsichtliche und aktive Beschleunigung oder Herbeiführung des Todeseintritts: im Gegensatz zur indirekten Sterbehilfe ist der Tod nicht nur in Kauf genommen, sondern beabsichtigt, im Gegensatz zur Beihilfe zur Selbsttötung liegt die letztentscheidende Tatherrschaft nicht beim Betroffenen selbst, sondern bei einem Dritten."[599]

Was Nietzsches Einfluss auf die Sterbehilfe-Debatte der gegenwärtigen Medizinethik betrifft, ist dies wie bei anderen medizinethischen Themen ebenfalls belegbar. Es gibt etwa Werke, die Nietzsches Denken, seine Kritik am Utilitarismus und das Konzept des Ressentiments gerade als Werkzeuge gegen kontroverse Positionen der Bioethik, wie jene Peter Singers, der bei vielen als Vertreter der Euthanasie gilt, anwenden: „I use Nietzsche's criticism of utilitarianism to undermine the morality of Singer's advocacy for the euthanasia of infants with disabilities, showing that Singer's ethics are not grounded in a legitimate ethical system."[600]

Desweiteren plädiert der Bioethiker Sorgner dafür, nicht nur Nietzsches Überlegungen zur Überwindung des Menschen, seine Lehre des Übermenschen also, in *Enhancement*- sowie in Posthumanismus-Debatten einzubeziehen, sondern gerade auch seine Überlegungen zum freien Tod. Hierzu ist ein bekannter Satz Nietzsches, genauer des Zarathustras, zum Thema fundamental: „Noch klingt fremd die Lehre:

---

599 Begriffe des DRZE: http://www.drze.de/im-blickpunkt/sterbehilfe/einfuehrung-und-grundlegende-begriffliche-unterscheidungen (16.5.2017).

600 Batzli, K. (2009): „Nietzsche on Singer's Utilitarian Bioethics of Infants with Disabilities" in: http://aladinrc.wrlc.org/bitstream/handle/1961/7754/Batzli,%20Kiersten%202009S. pdf?sequence=1 (16.5.2017).

„stirb zur rechten Zeit!"/ Stirb zur rechten Zeit: also lehrt es Zarathustra. / Freilich, wer nie zur rechten Zeit lebt, wie sollte der je zur rechten Zeit sterben? Möchte er doch nie geboren sein!"[601]
Sorgner interpretiert diese „rechte Zeit" zum Sterben als das durch die naturgemäßen Kräfte eines Organismus bestimmte Verenden:

> „Er [Nietzsche, DA] präzisiert, dass die rechte Zeit darin zu finden sei, dass sie durch den Organismus selbst bestimmt werde. Der freie Tod sei der, der kommt, da er dem Willen des Organismus entspricht. Eine solche Konzeption des Todes setzt jedoch voraus, dass man ein klares Ziel hat."[602]

Und dieses Ziel begründet Sorgner mit einem weiteren Zitat Nietzsches: „Wer ein Ziel hat und einen Erben, der will den Tod zur rechten Zeit für Ziel und Erben."[603]
Zarathustras Appell „stirb zur rechten Zeit" wird von Eibach auch als Ausdruck höchster Selbstbestimmung gedeutet und so auch als einen weiteren Beweis dafür, Nietzsche setzte die Autonomie des Individuum höher als andere Werte oder humane Fähigkeiten:

> „Nietzsche scheidet das Leben also in ein *werthaftes* und ein *wertloses*, unwertes Leben und versteht unter letzterem ganz im Sinne der Stoa das Leben, in dem der Mensch nicht der freie Herr seiner selbst ist. Der Mensch selbst und er ganz allein beurteilt den Wert oder Unwert seines Lebens, er ist der souveräne Gestalter und absolute Herr seines eigenen Lebens, weil es weder Gott noch ein Jenseits gibt; und deshalb soll als vernünftiges Wesen der Vollstrecker seines eigenen Todes sein."[604]

Zwar spricht Nietzsche über das Thema freier Tod, er hat sich jedoch selten zur Euthanasie geäußert. Es gibt vor allem zwei Zitate im Nachlass aus den 1870er Jahre dazu, die relevant sind, weil Nietzsche diese nicht metaphorisch (wie in anderen Fällen) zu verwenden scheint:

> „Das wahre Zeichen der Gesundheit ist der schöne Tod, die Euthanasie: und das ist das Charakteristikum der griechischen Künste und Dichtarten. Und der Tod des

---

601  Nietzsche, Also sprach Zarathustra, KSA 4, S. 93.

602  Sorgner, S. L. (2011): „Friedrich Wilhelm Nietzsche" in: T.-L. Eissa/S. L. Sorgner (Hrsg.), Geschichte der Bioethik. Eine Einführung, Mentis Parderborn, 211-229, S. 221.

603  Nietzsche, Also sprach Zarathustra, KSA 4, S. 94. Vgl. Sorgner, S. L. (2011): „Friedrich Wilhelm Nietzsche" in: T.-L. Eissa/S. L. Sorgner (Hrsg.), Geschichte der Bioethik. Eine Einführung, Mentis Parderborn, 211-229, S. 221.

604  Eibach, U. (1998²): Sterbehilfe – Tötung aus Mitleid?: Euthanasie und „lebensunwertes" Leben, SCM R. Brockhaus, S. 18.

Musikdramas ist schrecklich: es hat keine edle Nachkommenschaft. Dies weist auf eine Schwäche in seinem Wesen hin."[605]

Wie paradox das *prima facie* auch klingen mag, Nietzsches Verständnis vom „schönen Tod" als Zeichen der Gesundheit ist sinnvoll. Denn mit dem „schönen Tod" meint er einen Tod, der frei von langandauernden Schmerzen oder qualvollem Leiden ist; einen schönen Tod erleben die Gesunden, gerade weil sie nicht durch den Prozess eines langen Erleidens von Erkrankungen oder schweren Therapien sterben, da sie eben gesund sind – sie sterben *einfach*.

Obwohl Nietzsche also selten von Euthanasie spricht, schreibt er viel über den Tod und differenziert zwischen unterschiedlichen Formen des Todes; für ihn gibt es den „schönen", den „guten", den „freien" sowie auch den „natürlichen" Tod. Da Nietzsche Mitte der 1870er Jahre den organischen Willen noch im Sinne eines Überleben-wollens versteht – demnach ist ja der Wille ein Wille zur Macht, der nicht die Selbsterhaltung, sondern die Machsteigerung verfolgt – denkt er, dass ein Organismus instinktiv den quälenden Tod dem „schönen Tod" vorzieht:

> „Wenn man zwischen einem stillen Leben mit Euthanasie am Schluß – und einem stürmischen mit Todeskampf am Schluß zu wählen hätte, der Instinkt ergriffe das zweite. Nehme man an, es wisse jemand nicht um den nahen Tod, so wird er die Schmerzen des Todeskampfes für dasselbe halten, was einer beängstigenden Ohnmacht bevor geht."[606]

Gerade diese „Schmerzen des Todeskampfes" sind das, was Nietzsche als Gegenteil eines „schönen Todes" versteht. Und diesen Gedanken äußert er auch in einem weiteren Zitat: „Der schwerste Tod ist der des gereiften Alters; mit Schmerz um die unvollendete Aufgabe, mit Sorge um die Hinterbliebenen. Es ist die *Unzeitigkeit*, was hier den Tod so herbe macht."[607] Wiederholt bezieht also Nietzsche das Gegenteil eines schönen Todes mit einem mit Leiden und Schmerzen verbundenen Tod.

Sorgner wie auch Eibach sehen in Nietzsches Verständnis vom freien Tod einen Appel zur Selbstbestimmung gerade in Bezug auf eine Tradition des *memento mortis* jenseits christlicher Vorstellungen: „Nietzsche hatte das stoische und idealistische Freiheitsverständnis in konsequenter Weise in der Haltung gegenüber dem Tod angewendet."[608] Beide Autoren argumentieren zu Recht dafür, Nietzsche

---

605 Nietzsche, Nachlaß 1869-1874, KSA 7, S. 60.
606 Nietzsche, Nachlaß 1875-1879, KSA 8, S. 163.
607 Nietzsche, Nachlaß 1875-1879, KSA 8, S. 163.
608 Eibach, U. (1998²): Sterbehilfe – Tötung aus Mitleid?: Euthanasie und „lebensunwertes" Leben, SCM R. Brockhaus, S. 19.

als Befürworter eines selbstbestimmten Lebens und dementsprechend auch eines selbstbestimmten Todes zu interpretieren:

> „Die wunderbare Bedeutung des Todes ist hier voranzustellen: der Tod ist das *Gericht*, aber das frei gewählte, das ersehnte Gericht, voll schauerlichen Liebreizes, als ob es mehr sei als eine Pforte zum Nichts. (Bei jedem starken Schritt des Lebens auf dem Bretterhaus resonirt dumpf der *Tod*.)"[609]

Im Aphorismus „Vom vernünftigen Tode" beschreibt Nietzsche in *Menschliches Allzumenschliches*, den „vernünftigen" Tod als den Tod, der zum richtigen Zeitpunkt eintritt, nämlich wenn der Verfall der eigenen Existenz eintritt: „Was ist vernünftiger, die Maschine stillzustellen, wenn das Werk, das man von ihr verlangte, ausgeführt ist, – oder sie laufen zu lassen, bis sie von selber stille steht, das heisst bis sie verdorben ist?"[610]

Und noch klarer :

> „[W]arum sollte es für einen alt gewordenen Mann, welcher die Abnahme seiner Kräfte spürt, rühmlicher sein, seine langsame Erschöpfung und Auflösung abzuwarten, als sich mit vollem Bewusstsein ein Ziel zu setzen? Die Selbsttödtung ist in diesem Falle eine ganz natürliche naheliegende Handlung, welche als ein Sieg der Vernunft billigerweise Ehrfurcht erwecken sollte: und auch erweckt hat, in jenen Zeiten als die Häupter der griechischen Philosophie und die wackersten römischen Patrioten durch Selbsttödtung zu *sterben* pflegten. Die Sucht dagegen, sich mit ängstlicher Berathung von Aerzten und peinlichster Lebensart von Tag zu Tage fortzufristen, ohne Kraft, dem eigentlichen Lebensziel noch näher zu kommen, ist viel weniger achtbar."[611]

Moralisch gesehen, gibt es für Nietzsche nichts Grausameres, als einem Menschen, der sterben will, dieses Recht vorzuenthalten: „Es giebt ein Recht, wonach wir einem Menschen das Leben nehmen, aber keines, wonach wir ihm das Sterben nehmen: diess ist nur Grausamkeit."[612]

Obwohl Sorgner vor allem Nietzsches Äußerungen zum freien Tod vor Augen hat und so auch in Bezug auf die souveräne Entscheidung zu sterben, wenn man, aus welchen Gründen auch immer, sterben möchte, bleibt bei ihm nicht genug erwähnt, dass Nietzsches Äußerungen zum Thema Tod auch etwas Problematisches

---

609  Nietzsche, Nachlaß 1875-1879, KSA 8, S. 204.
610  Nietzsche, Menschliches Allzumenschliches II, KSA 2, S. 632.
611  Nietzsche, Menschliches Allzumenschliches I, KSA 2, S. 85.
612  Nietzsche, Menschliches Allzumenschliches I, KSA 2, S. 87.

haben. Letzteres hat auch Eibach gesehen.[613] Denn Sorgner interpretiert Nietzsche zu Recht als einen Denker, der für die Autonomie des Individuums spricht, sodass seine Überlegungen gute Argumente für die Debatte zur Sterbehilfe liefern können; dennoch ist es auch wahr, dass einige Äußerungen Nietzsches missverstanden werden können.

Im Aphorismus „Moral für Ärzte" aus *Götzendämmerung* wird besonders deutlich, dass Nietzsches Aussagen nicht zufällig für Missverständnisse, Verkürzungen sowie für Ideologisierungen sorgen. Dabei sagt Nietzsche, dass der „Kranke" „ein Parasit der Gesellschaft" sei. Und fährt auch unmittelbar fort:

> „In einem gewissen Zustande ist es unanständig, noch länger zu leben. Das Fortvegetiren in feiger Abhängigkeit von Ärzten und Praktiken, nachdem der Sinn vom Leben, das *Recht* zum Leben verloren gegangen ist, sollte bei der Gesellschaft eine tiefe Verachtung nach sich ziehn."[614]

Es ist unmissverständlich, dass letztere Beurteilung problematisch ist, da sie eine unzulässige Fremdbestimmung über Wert oder Unwert des Lebens ist. Gerade solche Arten der Äußerungen durften in der NS-Zeit als Propaganda des Euthanasie-Programms dienen. Man sollte jedoch darauf achten, dass Nietzsche auch seine eigenen Aussage auf einen „gewissen Zustand" – und so auch nicht absolut – kontextualisiert und versucht, diese Kontextualisierung auf die nächsten Zeilen zu begrenzen. So ist für Nietzsche das „Fortvegetiren in feiger Abhängigkeit von Ärzten und Praktiken" als Verlust des „Sinn[es] vom Leben", und so auch des gemeinten „*Recht[s]* zum Leben", zu verstehen, wobei dieser Verlust jedoch, wenn man diesen im Rahmen von Nietzsches Denken interpretiert, stets eine selbst vollzogene Beurteilung impliziert. Obwohl letztere Deutung zutreffend sein mag, scheint jedoch die Äußerung immer noch problematisch zu sein, da Nietzsche auch unmittelbar die gesellschaftliche Wertung und so auch nochmals die Fremdbestimmung und -beurteilung einbezieht. Hier sind auch explizit die Ärzte und ein „stolzer Tod" sowie ein „stolzes Leben" erwähnt:

> „Die Ärzte wiederum hätten die Vermittler dieser Verachtung zu sein (...) Eine neue Verantwortlichkeit schaffen, die des Arztes, für alle Fälle, wo das höchste Interesse des Lebens, des *aufsteigenden* Lebens, das rücksichtsloseste Nieder- und Beiseite-Drängen des *entartenden* Lebens verlangt – zum Beispiel für das Recht auf Zeugung, für das

---

613  Vgl. Eibach, U. (1998²): Sterbehilfe – Tötung aus Mitleid?: Euthanasie und „lebensunwertes" Leben, SCM R. Brockhaus, S.18.

614  Nietzsche, Götzen-Dämmerung, KSA 6, S.134.

Recht, geboren zu werden, für das Recht, zu leben… Auf eine stolze Art *sterben*, wenn es nicht mehr möglich ist, auf eine stolze Art zu leben. "[615]

Im letzten Paragraphen will Nietzsche nicht individuell bestimmen, welchen Menschen diese Rechte – auf Leben, auf Zeugung, etc. – zustehen, sondern er sagt, dass jeder sich selbst dieses Recht schaffen bzw. jeder eines solchen Rechtes *würdig* sein soll. Ein „stolzes Leben" zu führen, heißt, ein Leben voller eigener Ziele zu führen, mit der stolzen Übernahme dessen, was man ist; ein Leben, das an sich keinen Selbstwert hat, sondern durch das Leben selbst erst einen Wert erlangt. Verliert dieses „stolze Leben" die Möglichkeit, eigene gesetzte Ziele zu erreichen, dann ist für Nietzsche klar, dass diesem Leben ein „stolzer", ja genauer, frei gewählter Tod folgt:

> „Der Tod, aus freien Stücken gewählt, der Tod zur rechten Zeit, mit Helle und Freudigkeit, inmitten von Kindern und Zeugen vollzogen: so dass ein wirkliches Abschiednehmen noch möglich ist, wo Der *noch da ist*, der sich verabschiedet, insgleichen ein wirkliches Abschätzen des Erreichten und Gewollten, eine *Summirung* des Lebens"[616].

Der „aus freien Stücken" gewählte Tod ermöglicht den Menschen das Abschiednehmen, was gerade beim „natürlichen", plötzlichen, ja christlichen Tod verwehrt bleibt. Und so demaskiert Nietzsche den „sogenannten […] *natürlichen* Tod" des Christentums als einen eigentlich ganz „unnatürlichen" Tod: „Nur ist es der Tod unter den verächtlichsten Bedingungen, ein unfreier Tod, ein Tod zur *unrechten* Zeit, ein Feiglings-Tod. Man sollte, aus Liebe zum *Leben* –, den Tod anders wollen, frei, bewusst, ohne Zufall, ohne Überfall…"[617]

## 3.2    Kritischer Abschluss: Nietzsche, Menschenrechte und die Medizinethik

Die Rezeption und der Einfluss Nietzsches auf die gegenwärtige Medizinethik ist in diesem Teil der Untersuchung nicht nur belegt, sondern zugleich in deren noch nicht hinreichend erforschten Produktivität gezeigt worden. Es wäre jedoch weder seriös noch gerecht, wenn hier eine bedeutsame Spannung zwischen Nietzsches Denken und der gegenwärtigen Medizinethik unerwähnt bliebe. Zur modernen, gegenwärtigen Medizinethik gehört zwar als wichtiges Merkmal eine bezüglich

---

615  Nietzsche, Götzen-Dämmerung, KSA 6, S. 134.
616  Nietzsche, Götzen-Dämmerung, KSA 6, S. 134-5.
617  Nietzsche, Götzen-Dämmerung, KSA 6, S. 135.

Werten und Lebensentwürfen strukturell gesehen pluralistische Einstellung, die zweifellos mit Nietzsches Kritik an den dogmatischen, einseitigen moralischen Normen und Wertkatalogen einhergeht. Es gibt jedoch einen Aspekt, den es für die Bioethik, insbesondere für die Medizinethik, zu respektieren gilt: die Menschenrechte. In der Tat lässt sich ein klarer Bezug zwischen der heutigen Bioethik und einem auf Menschenrechten basierten Diskurs erkennen. Dies hat der Philosoph und Bioethiker Thomas Schramme wie folgt formuliert:

> „Die Bioethik befasst sich mit moralischen Problemen im Zusammenhang der Gesundheitsfürsorge, speziell der Biomedizin und der Biotechnologie. Bioethiker streben begründete moralische Urteile an und versuchen häufig auch, Handlungsrichtlinien zu entwerfen. Da die Menschenrechte normative Leitideen darstellen, die eine weite Verbreitung und Akzeptanz genießen, ist ihre Nutzung für die Bioethik möglich und ratsam."[618]

Da die Bioethik also auf der Suche nach möglichen Prinzipien und Leitideen ist, die einerseits eine breite Akzeptanz besitzen und andererseits keine fragwürdige oder gar unzulässige Begrenzung individueller Freiheiten darstellen, stellen die Menschenrechte gute moralisch-juristische Bezugspunkte dar. In zahlreichen normativen Dokumenten der heutigen Medizinethik verbleiben die Menschrechte als jene unverhandelbaren Rechte des Einzelnen, die es stets zu respektieren gilt. Eine treffende Definition der Menschenrechte lautet wie folgt:

> „Menschenrechte sind Rechte, die Menschen aufgrund ihres Menschseins schon immer haben. Die bloße Eigenschaft, ein Mensch zu sein, ist für ihren Besitz hinreichend. Alle Menschen besitzen aufgrund ihrer gleichen Natur dieselben Rechte. Die Menschenrechte sind universal und egalitär. Wegen ihrer Fundierung in der menschlichen Natur können sie einem Menschen selbst dann nicht genommen werden, wenn er ihrem Verlust zustimmt. Sie sind unveräußerlich."[619]

Das Verhältnis zwischen Nietzsches Denken, ganz besonders auch seiner Moralkritik, und der Medizinethik ist deshalb durch eine fundamentale Spannung charakterisiert und diese soll hier gleichermaßen erwähnt werden, um undifferenzierte Belobigungen eines Philosophen zu vermeiden. Im Gegensatz zum menschenrechtlichen Diskurs verpflichtet sich Nietzsches Moralkritik nicht allgemein geltenden moralischen

---

618 Schrame, T. (2012): „Bioethik". In: A. Pollmann/G. Lohmann (Hrsg), Menschenrechte. Ein interdisziplinäres Handbuch, Metzler: Stuttgart/Weimar 2012, 448-453, S. 448.

619 Stepanians, M. (2011): „Menschenrechte und Grundrechte". In: Stoecker R./Neuhäuser C./Raters M.-L. (Hrsg), Handbuch Angewandte Ethik, Metzler Verlag, Stuttgart:Weimar, 2011, 323-330, S. 323.

Vorstellungen und so auch nicht der Menschenrechtstradition. Nietzsches Kritik gehört prinzipiell zu einer Ethik – und eben nicht zur Moral –, die sich für den autonomen, mit Selbstverantwortung entschiedenen Lebensentwurf jedes Einzelnen ausspricht. Die Ethik bezieht sich zwar immer irgendwie auf die Moral, doch sie ist nicht unmittelbar dasselbe. Hierzu ist Habermas Unterscheidung zwischen Ethik und Moral hilfreich: Während die Ethik seit Aristoteles diejenige philosophische Disziplin ist, die sich um teleologische Fragen nach dem „guten Leben" kümmert, etabliert die Moral dagegen verbindliche, häufig juristisch verankerte Pflichten und Normen, die für alle Bürger der Gesellschaft gleichermaßen gelten.[620] Da sich Nietzsches Aufforderung zu radikaler Selbstverantwortung nicht ohne Weiteres an einen an Menschenrechten orientierten Diskurs – was die heutige Medizinethik häufig charakterisiert – anknüpfen lässt, muss auch der kritischen Frage nachgegangen werden, ob und inwiefern die Rezeption von Nietzsches Moralkritik in der Medizinethik eine überzeugende Anwendung seines Denkens darstellt.

Obwohl Nietzsches skeptische Haltung gegenüber den Menschenrechten kein zentrales Thema seines Denkens ist, lässt sich aufgrund seiner Kritik an weiteren, fundamentalen Konzepten, die zweifellos der normativen Begründung der Menschenrechte dienen, seine kritische Position gegenüber den Menschenrechten genauer rekonstruieren. Wenigstens in drei konkreten, aber miteinander verbundenen Punkten steht Nietzsches Denken in einer deutlichen Spannung mit der Tradition der Menschenrechte: 1) Nietzsche äußert sich kritisch gegenüber dem Konzept der *Menschenwürde*, wobei sich letztere seit der Aufklärung auf den Menschenrechte-Diskurs bezieht. 2) In mehreren seiner Werke argumentiert Nietzsche explizit gegen die paulinisch-christliche Idee der *Gleichheit* der Menschen, auf welche sich die Menschenrechtstradition häufig bezieht. 3) Nietzsche kritisiert den Wert der *Demokratie* wiederholt (und andere Werte der französischen Revolution), welche ebenfalls zur Menschenrechtstradition gehört. Im Folgenden möchte ich mich mit diesen Aspekten kritisch beschäftigen, um Nietzsches Position bezüglich der Menschenrechte gerecht zu werden sowie auch die Implikationen dieser Situation für die Anwendung in bioethischen Fragestellungen zu evaluieren.

### 3.2.1  Menschenrechte und Menschenwürde

Ohne Zweifel findet sich eine strukturelle Verbindung zwischen der Vorstellung der Menschenrechte und dem Begriff der Menschenwürde. Exemplarisch zeigt sich dies im Artikel 1 der UN-*Allgemeine Erklärung der Menschenrechte*, in welchem

---

620  Habermas, J. (2008): Ach Europa, Frankfurt am Main: Suhrkamp.

die Würde des Menschen klar und deutlich erwähnt wird: „Alle Menschen sind frei und gleich an Würde und Rechten geboren. Sie sind mit Vernunft und Gewissen begabt und sollen einander im Geiste der Brüderlichkeit begegnen." Seit dem 18. Jahrhundert wird die Idee der Menschenwürde in Bezug auf die Menschenrechte gebracht. Diesbezüglich streiten sich Philosophen und Bioethiker seit Langem darüber, ob die Anwendung und Tragweite des Begriffes „Würde" im juristischen, philosophischen und moralischen Sinne angemessen sei. Denn seit einigen Jahren und spätestens mit dem kontroversen Text von Ruth Macklin mit dem Titel *Dignity is a useless concept*[621] scheint man sich wenigstens darüber einig zu sein, dass weder die Legitimität noch die moralische Relevanz dieses Begriffes als selbstverständlich erachtet werden sollte.

Obwohl der Begriff „Würde" lange Zeit exklusiv zu einem anthropozentrischen, philosophischen und theologischen Diskurs gehörte, in dem dieses Wort eine dem Menschen spezifische moralische Auszeichnung ausdrückte, wird es mittlerweile auch bei anderen nicht-menschlichen Entitäten verwendet. So spricht man in der Bioethik von „Würde des Tieres" oder „Würde der Kreatur", in der westlichen Tradition begründete man die moralische Auszeichnung des Menschen entweder mit rationalistischen – sein Verständnis als *animal rationale* – oder mit religiösen bzw. jüdisch-christlichen Argumenten – sein Verständnis als *imago Dei*. In beiden Fälle besitzt der Mensch eine gegenüber anderen Lebewesen moralisch und rechtlich privilegierte Stellung im Kosmos. Die anthropozentrische Würde-Konzeption hat sich jedoch aus zwei klaren Gründen als fragwürdig erwiesen: Einerseits aufgrund moderner naturwissenschaftlicher Erkenntnisse aus der Kosmologie (Stichwort: Kopernikus und das heliozentrische Weltbild) und der Biologie (Stichwort: Evolutionstheorie), andererseits aufgrund eines neuen naturethischen Denkens, das auch gegenüber außermenschlichen Entitäten (wie Tieren, Ökosysteme, etc.) moralische Pflichten und Rechte anerkennt. Letzteres betrifft eine biozentrische Erweiterung des bisherigen anthropologischen Würde-Begriffs.

Nietzsche steht der Konzeption der Menschenwürde mehr als skeptisch gegenüber. Sorgner hat mehrere Arbeiten zu Nietzsches Kritik an der Menschenwürde verfasst. In seiner umfassenden Monographie mit dem Titel *Menschenwürde nach Nietzsche: Die Geschichte eines Begriffes*[622] rekonstruiert Sorgner Nietzsches implizite Kritik an der Menschenwürde und versucht dadurch auch, aus dieser Kritik ein Plädoyer für eine mögliche Erweiterung des Begriffes für posthumane Entitäten zu

---

621 Macklin, R. (2003): „Dignity is a useless concept". In: BMJ, Dec 20; 327(7429): 1419–1420.
622 Sorgner, S. L. (2010): Menschenwürde nach Nietzsche. Die Geschichte eines Begriffs, Darmstadt: WBG (Wiss. Buchges.).

ziehen. Dabei basiert Sorgner seine Analyse unter anderem auf die Interpretation einer zentralen Stelle in *Die fröhliche Wissenschaft*, betitelt „Die vier Irrtümer":

> *„Die vier Irrtümer.* – Der Mensch ist durch seine Irrtümer erzogen worden: er sah sich erstens immer nur unvollständig, zweitens legte er sich erdichtete Eigenschaften bei, drittens fühlte er sich in einer falschen Rangordnung zu Tier und Natur, viertens erfand er immer neue Gütertafeln und nahm sie eine Zeitlang als ewig und unbedingt, so daß bald dieser bald jener menschliche Trieb und Zustand an der ersten Stelle stand und infolge dieser Schätzung veredelt wurde. Rechnet man die Wirkung dieser vier Irrtümer weg, so hat man auch Humanität, Menschlichkeit und »Menschenwürde« hinweggerechnet."[623]

Nietzsche kritisiert die Menschenwürde einerseits, da diese eine Vorstellung ist, die gegen die spätestens seit Darwin unbestreitbare graduelle Kontinuität zwischen Mensch und Tier spricht. Nietzsche sieht in der Idee der Würde des Menschen die Etablierung eines unzulässigen Privilegs des Menschen im Bereich des Natürlichen. Zudem kritisiert er, dass dieses Privileg auch auf „erdichteten Eigenschaften" basiert, auf spekulativen Gründen also, die aber in deren tatsächlichem Vorrang vor anderen, etwa animalischen Fähigkeiten, hoch diskutabel sind. An einer anderen Stelle beschreibt Nietzsche die Menschenwürde als eine „liebe Eitelkeit" des Menschen, die seine Nähe mit der natürlichen Domäne nicht zulässt:

> „Man protestirt im Namen der „Menschenwürde": das ist aber, schlichter ausgedrückt, jene liebe Eitelkeit, welche das Nicht-gleich-gestellt-sein, das Oeffentlich-niedriger-geschätzt-werden, als das härteste Loos empfindet. – Der Cyniker denkt anders darüber, weil er die Ehre verachtet: – und so war Diogenes eine Zeitlang Sclave und Hauslehrer."[624]

*Prima facie* mag es vielleicht paradox erscheinen, dass Nietzsche sich nun gegen die Unterscheidung zwischen Mensch und Tier ausspricht, insofern er stets für die Beibehaltung der Differenzen argumentiert. Aus seiner Kritik an der Gleichheit des Menschen sowie an der Demokratie, wie ich später genauer zeigen werde, beurteilt Nietzsche die Aufhebung der Differenzen als problematisch und mittelmäßig. Hier dagegen kritisiert Nietzsche gerade, dass es eine Unterscheidung zwischen Menschen und Tieren gibt, die durch die Menschenwürdetradition unterstützt wird. Doch genau gesehen ist dies keineswegs widersprüchlich. Denn was Nietzsche mit seiner Kritik an der Menschenwürde will, besteht einerseits darin, dass der Mensch sowohl seine eigenen animalischen Komponenten erken-

---

623 Nietzsche, Die fröhliche Wissenschaft, KSA 3, S. 474.
624 Nietzsche, Menschliches Allzumenschliches I, KSA 2, S. 296.

nen soll, sowie andererseits darin, dass er eben diese Komponenten als verdeckte Urfundamente seiner Persönlichkeit, seiner Moralität sowie seiner gesamten individuellen Existenz ansieht.

In einer Notiz aus dem Nachlass aus dem Jahr 1887 schreibt Nietzsche, dass aufgrund der Aufhebung der Differenzen jene außergewöhnlichen, großen Menschen „aufhören sollen, sich zu unterscheiden: heißt, daß sie in Bedürfnissen und Ansprüchen sich anähnlichen sollen – deutlicher: daß sie zu Grunde gehen..." Und er fährt weiter fort, dass letztere Aufhebung der Differenzen den „Willen zu Einer Moral" verkörpert, die er sogar als „die Tyrannei jener Art, der diese Eine Moral auf den Leib geschnitten ist, über andere Art<en>" nennt. Dabei handelt sich um eine „Vernichtung oder die Uniformirung zu Gunsten der Herrschenden" und all das, jene „Aufhebung der Sklaverei", sagt Nietzsche, sollte als „ein Tribut an die „Menschenwürde"" verstanden werden.[625] Dass Nietzsche also gegen die Menschenwürde spricht, hat weniger mit einer juristisch-politischen als viel mehr mit einer ethischen Dimension zu tun, die in Übereinstimmung zu seiner genealogischen Kritik an der Moral sowie zu seiner kritischen Anthropologie (der Mensch sei nur eine „Brücke" zu etwas Anderem) steht.

## 3.2.2 Menschenrechte und Gleichheit

Wie im Fall des Würde-Begriffes wird auch der Begriff „Gleichheit" im Artikel 1 der *UN-Allgemeine Erklärung der Menschenrechte* explizit erwähnt („ Alle Menschen sind frei und gleich an Würde und Rechten geboren. Sie sind mit Vernunft und Gewissen begabt und sollen einander im Geiste der Brüderlichkeit begegnen"). Ebenfalls seit der Aufklärungszeit sind die Menschenrechte als rationale „natürliche" bzw. nicht künstliche Rechte verstanden. Grundwerte der französischen Revolution stehen bei diesen im Hintergrund: Gleichheit, Brüderlichkeit und Freiheit. Entscheidend ist dabei die Vorstellung, dass alle Menschen gleich und frei geboren sind. Gerade im 19. Jahrhundert werden jedoch das Naturrecht und so auch die Natürlichkeitsbegründung der Menschenrechte kritisiert. Stattdessen vertritt man eine voluntaristische Analyse des Begriffes.

Wie Platon denkt auch Nietzsche, dass Menschen keine homogene Naturanlage aufweisen, sondern vielmehr ganz heterogen sind: Während einige zum Herrschen geboren sind, sind andere etwa als Handwerker oder Philosophen geboren. Im Zentrum Nietzsches Kritik an der Gleichheit steht aber seine eigene Auffassung der Gerechtigkeit. Nietzsche stellt in die *Genealogie* klar, wie die Gerechtigkeit gerade

---

625 Nietzsche, Nachlaß 1885-1887, KSA 12, S. 437.

durch die Vorstellung einer gemeinten Gleichheit zwischen Menschen verschwindet. Nach Lemms Deutung bestreitet Nietzsche den Gleichheits-Gedanken, den nicht nur Rousseau oder die französische Revolution vertritt, sondern auch kommunistische und sozialistische Bewegungen sowie Demokraten und Liberale seiner Zeit.[626] Die Gleichheit kommt nach Nietzsche als Reaktion auf das Ressentiment und das Rache-Gefühl, was die „Schwachen" gegenüber den „Stärken" empfinden. So kritisiert Nietzsche alle Gerechtigkeitskonzeptionen, die sich auf das Paradigma einer universellen Gleichheit und Aufhebung der partikulären Differenzen zwischen den Menschen (und für den Fall zwischen allen Organismen) beziehen. Denn für Nietzsche sei nicht gerecht, Gleichheit zwischen den Parteien herzustellen, sondern gerecht sei, ein aus einer vorhergehenden Spannung zwischen gleichen Mächten entstehendes Gleichgewicht zu schaffen: „Recht als soziales Phänomen beruht für N[ietzsche] auf dem Interessenausgleich vergleichbarer Mächtiger."[627] Damit ist gemeint, dass die Vorstellung von Gleichheit nicht korrekt sei und wenn es so etwas geben könnte, dann nur innerhalb der herrschenden Klasse. Zarathustra sagt oft: „Denn so redet die Gerechtigkeit: „die Menschen sind nicht gleich.""[628]

Nietzsche schreibt davor in einer seiner Nachlassnotizen aus dem Jahr 1877 explizit gegen die Menschenrechte, und zwar auch aufgrund Gerechtigkeitsargumente:

> „Hat man begriffen, wie der Sinn der Billigkeit und Gerechtigkeit entstanden ist, so muss man den Socialisten widersprechen, wenn sie die Gerechtigkeit zu ihrem Princip machen. Im Naturzustande gilt der Satz nicht: „was dem Einen recht ist, ist dem Andern billig", sondern da entscheidet die Macht. Insofern die Socialisten den völligen Umsturz der Gesellschaft wollen, appelliren sie an die Macht. Erst wenn die Vertreter der Zukunftsordnung denen der alten Ordnungen im Kampfe gegenüberstehen und beide Mächte sich gleich oder ähnlich stark finden, dann sind Verträge möglich, und auf Grund der Verträge *entsteht* nachher eine Gerechtigkeit. – Menschenrechte giebt es nicht."[629]

Deutlicher könnte Nietzsche dies nicht sagen: „Menschenrechte giebt es nicht". Damit will Nietzsche alle möglichen, menschlichen „Naturrechte" bestreiten, die in seiner Zeit üblicherweise vertreten wurden. Dagegen basiert die Gerechtigkeit laut Nietzsche auf Verträgen zwischen gleich Mächtigen. Aus diesem Grund weist

---

626  Vgl. Lemm, V. (2013): Nietzsche y el pensamiento político contemporáneo, FCE; Santiago de Chile, S. 226.

627  Schiller, W. (2000): „Gerechtigkeit". In: Ottmann H. (Hrsg.) Nietzsche-Handbuch: Leben – Werk – Wirkung, Metzler Verlag; Stuttgart/Weimar, 241-242, S. 241.

628  Nietzsche, Also sprach Zarathustra, KSA 4, S. 130.

629  Nietzsche, Nachlaß 1875-1879, KSA 8, S. 482.

Nietzsche „christliche und sozialistische Forderungen nach Gerechtigkeit für die Schwachen und Unterdrückten zurück."[630] Nietzsche kritisiert die Werte der französischen Revolution wie Gleichheit, Brüderlichkeit und Freiheit, weil er diese als Medien der Nivellierung und Homogenisierung der Menschen betrachtet. Die Aufhebung von Differenzen empfindet Nietzsche als eine tiefe Ungerechtigkeit. Weil Nietzsche also eine nicht egalitäre Auffassung der Gerechtigkeit vertritt, lehnt er die Gleichheit ab:

> „Gegen die moderne Idee von Gerechtigkeit als Gleichheit, stellt sich Nietzsche eine andere Umwandlung der Gerechtigkeit vor, nach der die Gerechtigkeit zu einer hohen geistigen Macht wird, die die Aufgabe übernimmt, die Rangordnung in der Welt zu halten, und zwar nicht nur zwischen den menschlichen Angelegenheiten, sondern auch zwischen die Dingen selbst."[631]

Wie Lemm stimmt Niemeyer dem Punkt ebenfalls zu:

> „Damit scheint klar zu sein: N. plädierte nicht gegen G[leichheit] und für Ungleichheit aus sozialpolitischer Ignoranz heraus. Sondern er wollte den Menschen in seiner Vitalkraft, deutlicher: in seinem Willen zur Macht – der immer auch (Stichwort „Ausbeutung") entgleisen kann – zur Geltung bringen und mittels der Neuwertung von Andersartigkeit und Nicht-G[leichheit] der Verpflichtung unterwerfen, die Verantwortung für seine Lebensgestaltung zu übernehmen und darin seinen Status als (souverainer) „Herr des *freien* Willens" festzustellen, der „die ihm Gleichen, die Stärken und Zuverlässigen (die welche versprechen *dürfen*) ehrt" und die Anderen verachtet, die „schmächtigen Windhunde [...], welche versprechen, ohne es zu dürfen.""[632]

Gewiss herrscht eine Spannung zwischen Nietzsches Skeptizismus gegenüber der Gleichheit und bioethischen Ansätzen, die die Menschenrechte als normative Basis ihrer Theorien annehmen. Man kann jedoch sagen, dass Nietzsches Kritik an der Gleichheit trotz der erwähnten Spannung ebenfalls etwas Positives für die Bioethik enthält. In *Die fröhliche Wissenschaft* im Paragraphen mit dem Titel „Gesundheit

---

630  Schiller, W. (2000): „Gerechtigkeit". In: Ottmann H. (Hrsg.) Nietzsche-Handbuch: Leben – Werk – Wirkung, Metzler Verlag; Stuttgart/Weimar, 241-242, S. 242.

631  „En contra de la idea moderna de justicia como igualdad, Nietzsche imagina otra transformación de la justicia en la que ésta deviene un poder espiritual superior que asume la tarea de mantener el orden de rango en el mundo, no meramente entre los asuntos humanos, sino que también entre las cosas mismas.". Lemm, V. (2013): Nietzsche y el pensamiento político contemporáneo, FCE; Santiago de Chile, S. 226 (Übersetzung ist meine)

632  Niemeyer, C. (2009): „Gleichheit". In: Niemeyer, C. (Hrsg.) Nietzsche-Lexikon, WBG (Wissenschaftliche Buchgesellschaft), 135-7, S. 136.

der Seele" spricht Nietzsche – wie wir an einer anderen Stelle dieser Arbeit genauer gesehen haben – von einer Pluralität der Gesundheit. Dabei spricht sich Nietzsche explizit gegen eine universelle Gesundheit aus, gerade mit dem Argument, Menschen seien nicht gleich:

> „Somit giebt es unzählige Gesundheiten des Leibes; und je mehr man dem Einzelnen und Unvergleichlichen wieder erlaubt, sein Haupt zu erheben, je mehr man das Dogma von der „*Gleichheit* der Menschen" verlernt, um so mehr muss auch der Begriff einer Normal-Gesundheit, nebst Normal-Diät, Normal-Verlauf der Erkrankung unsern Medicinern abhanden kommen. Und dann erst dürfte es an der Zeit sein, über Gesundheit und Krankheit der *Seele* nachzudenken und die eigenthümliche Tugend eines Jeden in deren Gesundheit zu setzen: welche freilich bei dem Einen so aussehen könnte wie der Gegensatz der Gesundheit bei einem Anderen."[633]

Akzeptiert etwa die medizinische Praxis, dass Menschen unterschiedlich sind und deshalb auch unterschiedliche medizinische Bedürfnisse haben, dann erkennt man implizit eine grundlegende Ungleichheit zwischen seinen Patienten, deren individuelle Bedürfnisse besser adressiert werden könnten. Gerade die Anerkennung von Differenzen zwischen Menschen, so will Nietzsche zeigen, ermöglicht es, eine medizinische Praxis zustande zu bringen, die gerechter – weil individualisierter – ist.

### 3.2.3  Menschenrechte und demokratische Werte

Nun gilt es, Nietzsches ethische Aufforderung zur Selbstverantwortung und Selbstbestimmung und den moralischen, an den Menschenrechten orientierten Diskurs der Medizinethik zu thematisieren. Dabei muss die Kritik Nietzsches am zentralen Begriff der Demokratie konzeptualisiert und erörtert werden, um sie dann in einem kritischen und womöglich produktiven Dialog mit der Menschenrechtstradition bringen zu können. Insofern es hier um Nietzsches Kritik am konkreten Bezug der Demokratie zu den Menschenrechten geht, muss das komplexe und in der Forschung immer noch umstrittene Verhältnis Nietzsches zur Politik wenigstens im Hintergrund der Analyse stehen.

Die Meinungen bezüglich Nietzsches politischen Denkens sind sehr gespalten. Trotz der Entnazifizierung von Nietzsches Philosophie dank der Arbeit von Kommentatoren und Interpreten wie Walter Kaufmann aus den USA sowie von Giorigio Colli und Massimo Montinari aus Italien gibt es immer noch eine Interpretationsrichtung, die Nietzsche als einen philosophischen Vorläufer des Faschismus und

---

633  Nietzsche, Die fröhliche Wissenschaft, KSA 3, S. 477.

Vertreter von totalitären und antiliberalen Regimen ansieht.[634] Es gibt jedoch auch eine Interpretationsrichtung, die Nietzsches Denken auf gewisse Weise entpolitisiert und es vor allem im Sinne einer individuellen Ethik der Selbstverwirklichung deutet.[635] In den letzten Dekaden hat sich zudem die Sicht derart erweitert, dass Nietzsche nun bei anderen Autoren als Vertreter einer kritischen, postmodernen, nahe der Biopolitik Foucaults lokalisierten Ansicht gilt, deren antimoderne Züge nur scheinbar antimodern sind und deren Denken als Weg zum moralischen und sozialen Perfektionismus zu deuten ist. Meiner Meinung nach gilt hierzu: Nietzsche ist weder ein Demokrat noch muss er ein solcher werden, um sein Denken nicht gleich totalitär zu nennen. Ich stimme Ottmann zu, dass „der letzte Sinn Nietzsches Politik [...] ein moralischer sein [könnte]",[636] wie etwa Kaufmann und Jaspers postulieren, doch letzteres ist jedoch nur ein Teil seines politischen Denkens. Denn wenn Nietzsche von der ‚großen Politik' spricht, meinte er dabei nach Ottmann nicht nur Macht im moralischen Sinne, sondern auch „Herrschaft".[637]

Nietzsche plädiert zwar stets auf individueller Ebene für die Bedeutung aristokratischer Werte. Und Nietzsche spricht auch von zukünftigen Menschen, die diese Werte verkörpern. Aus diesen visionären Vorstellungen lässt sich aber nicht ohne Weiteres ableiten – wie Lemm dies meines Erachtens sehr richtig interpretiert –, dass Nietzsche ebenfalls eine aristokratische Politik vertreten würde: „Nietzsches Ansicht einer kuntfigen aristokratische Gesellschaft wurde häufig als das Bemühen interpretiert, eine aristokratische Kultur mittels einer autoritären Politik von Herrschaft und Ausbeutung zu vollziehen."[638]

Dass Nietzsche also die Demokratie und die Idee des demokratischen Staates kritisiert, heißt nicht gleich, dass er für eine imperiale oder aristokratische Politik

---

634 Ansell-Pearson, K. (1994): An Introduction to Nietzsche as Political Thinker: The Perfect Nihilist. Cambridge; New York: Cambridge University Press; Detwiler, B. (1990): Nietzsche and the Politics of Aristocratic Radicalism, Chicago: University of Chicago Press; Appel, F. (1998): Nietzsche Contra Democracy, Cornell Univ Press; Taureck, B. H. F. (2000): Nietzsche und der Faschismus, Reclam; u. a.

635 Kaufmann, W. (1968³): Nietzsche. Philosopher, Psychologist, Antichrist. New York: Vintage, S. 245/ Jaspers, K. (1950³): Nietzsche. Einführung in das Verständnis seines Philosophierens, Berlin: de Gruyter, S. 222f. Kaulbach, F. (1980): Nietzsches Idee einer Experimentalphilosophie, Köln:Wien, S. 232ff.

636 Ottmann, H. (1987): Philosophie und Politik bei Nietzsche, De Gruyter: Berlin, S. 239.

637 Ottmann, H. (1987): Philosophie und Politik bei Nietzsche, De Gruyter: Berlin, S. 239.

638 Vgl. Lemm, V. (2013): Nietzsche y el pensamiento político contemporáneo, FCE; Santiago de Chile, S. 66: „La visión de Nietzsche de una sociedad aristocrática futura ha sido interpretada habitualmente como el afán por realizar una cultura aristocrática por medio de una política autoritaria de dominación y explotación"

argumentiert. Vielmehr ist die politische Bedeutung seiner Rede von einer „großen Politik" eng mit Platons Verständnis der Philosophenherrschaft verknüpft. Wie dies genauso von Martin Heidegger vertreten wird[639] – wahrscheinlich auch durch seine intensive Auseinandersetzung mit Nietzsche beeinflusst – äußert sich Nietzsche mit der Idee einer „großen Politik" implizit zu Platons Auffassung des Philosophen als König zustimmend.[640] Der Philosoph als Führer des Staates bedeutet für Platon, wie Heidegger ihn versteht, „daß die Menschen, die die Herrschaft des Staates in sich tragen, philosophierende Menschen sein müssen".[641] Entsprechend sieht auch Nietzsche in Übermenschen als (erdichtete) Führer der Kultur jene Menschen, die im eigentlichen Sinne philosophierende Menschen sind.

Nietzsches kritisiert die Demokratie also zunächst aus moralischen Gründen: Sie ist der politische Ausdruck einer zugrundeliegenden Herdenmoral, die nicht der Selbstverwirklichung dient. Seit den 1880er Jahren äußert sich Nietzsche kritisch bezüglich des Konzeptes der Demokratie. Nietzsche ist der Überzeugung: „Die Verwirklichung demokratischer Werte führe zu einer Verflachung des Menschentypus".[642] Dieses Verständnis bezieht sich auf Nietzsches zuvor erklärte Ablehnung der Gleichheit des Menschen sowie auf seine aristokratische Auffassung von gemeinschaftlichen Formen, in denen das Individuum in seiner Singularität wachsen kann. In *Menschliches Allzumenschliches* schreibt Nietzsche:

> „Die Demokratie hat es in der Hand, ohne alle Gewaltmittel, nur durch einen stätig geübten gesetzmässigen Druck, das König- und Kaiserthum *hohl* zu machen: bis eine Null übrig bleibt, vielleicht, wenn man *will*, mit der Bedeutung jeder Null, dass sie, an sich Nichts, doch an die rechte Seite gestellt, die *Wirkung* einer Zahl verzehnfacht".[643]

In diesem Zitat wird klar, dass Nietzsche die Demokratie aus denselben Gründen kritisiert, aus welchen er auch die Vorstellung der Gleichheit des Menschen kritisiert. In seiner Kritik lehnt Nietzsche nicht die tatsächliche demokratische Praxis bzw.

---

639  Aurenque, D. (2011): Ethosdenken. Auf der Spur einer ethischen Fragestellung in der Philosophie Martin Heideggers, Freiburg i. B./München: Alber; Aurenque, D. (2010): „Heidegger y el ‚enredo' de la filosofía con la política: sobre su origen romántico-platónico". En: Revista de Filosofía, Universidad de Chile, 66: 195-213.

640  Vgl. Auch: Aurenque, D. (2016): „Martin Heidegger y los Cuadernos negros: Más que la mera reactivación de un viejo debate". In: Revista de Artes, Letras y Filosofía ALPHA: Chile.

641  Heidegger, Vom Wesen der Wahrheit, GA 36/37, S. 194.

642  Goedert, G. (2009): „Demokratie". In: Niemeyer, C. (Hrsg.) Nietzsche-Lexikon, WBG (Wissenschaftliche Buchgesellschaft), 75-6, S. 75.

643  Nietzsche, Menschliches Allzumenschliches II, KSA 2, S. 676.

die politische Partizipation der Mehrheit an Entscheidungs- und Regierungsprozessen ab. Vielmehr ist Nietzsche mit dem demokratischen Prinzip im Sinne eines egalitären Prinzips nicht einverstanden. Die Gleichheit und die Demokratie – als Prinzipien – bestehen nach Nietzsche darin, Unterschiede derart aufzuheben, dass dabei etwas Großes, ein „Kaiserthum", mit etwas Kleinem gleichgestellt wird, was dadurch eine Ungerechtigkeit hervorruft. Deshalb vergleicht Nietzsche auch die Demokratie mit ihrer Aufhebung von Differenzen mit dem universalistischen Appell des Christentums:

> „Das Christenthum und die Demokratie haben bis jetzt die Menschheit auf dem Wege zum Sande am weitesten gefahren. Ein kleines, schwaches, dämmerndes Wohlgefühlchen über Alle gleichmäßig verbreitet, ein verbessertes und auf die Spitze getriebenes Chinesenthum, das wäre das letzte Bild, welches die Menschheit bieten könnte?"[644]

Da nach der christlichen Lehre alle Menschen vor Gott gleich sind, erkennt Nietzsche eine ähnlich homogenisierende Struktur zwischen dem politisch-juristischen Egalitarismus der Demokratie und des Christentums und kritisiert diese. Hierbei vertritt Nietzsche mit anderen Worten seine aristokratische Auffassung einer eigentlich gerechten Gesellschaft, in der gerade die soziale Form besser durch Individuen gestaltet wird, die ihre Differenzen behalten und sich in dieser Differenz verbessern. So kritisiert Nietzsche eigentlich die Demokratie vor allem, weil sie alle Menschen so gleich konzipiert, dass sie dabei keinen Raum mehr für außergewöhnliche Menschen zulässt:

> „Die *Aristokratie* repräsentirt den Glauben an eine Elite-Menschheit und höhere Kaste. Die Demokratie repräsentirt den *Unglauben* an große Menschen und an Elite-Gesellschaft: „Jeder ist jedem gleich" „Im Grunde sind wir allesamt eigennütziges Vieh und Pöbel"."[645]

Trotz der erörterten Kontextualisierung und Differenzierung Nietzsches Skeptizismus gegenüber der Demokratie ist eine Frage unumgänglich: Sollte man in Fragestellungen der Medizinethik Nietzsches skeptische Einstellung zur Demokratie als eine legitime und klare Anwendungsgrenze seines Denkens deuten? Diese Frage ist berechtigt, da zu westlichen, modernen Staaten nicht nur die Etablierung der Grundrechte für alle Menschen gehört, sondern auch das Ideal, eines demokratischen Gemeinwesens. Dabei versucht die Medizinethik als Fachdisziplin anhand gut begründeter Argumente, für die klinische Praxis Orientierungen und wenn

---

644 Nietzsche, Nachlaß 1880-1882, KSA 9, S. 73.
645 Nietzsche, Nachlaß 1884-1885, KSA 11, S. 224.

möglich auch Lösungen für Konflikte, die zwischen Werten, Entscheidungen oder Kulturen hervorkommen, derart anzubieten, dass diese eventuell auch eine politische Rückwirkung oder eine juristische Verankerung haben können. Dabei gilt die Demokratie als die legitimierende Methode der politischen Entscheidungen; eine Methode, die Nietzsche gewiss für verfälscht erklärt hätte. Das bedeutet allerdings nicht, dass Nietzsche eine andere institutionalisierte Methode, sei es oligarchisch, aristokratisch oder gar imperialistisch, für günstiger halten würde. In der Tat würde Nietzsche jeden politischen Versuch kritisieren, der eine den Menschen nivellierende und normalisierende Funktion besitzt, die gerade partikuläre Spannungen aufzulösen versucht. Meines Erachtens geht es eigentlich nicht darum, dass es eine grundsätzliche Spannung zwischen Nietzsches antidemokratischer Ansicht und der demokratisch-menschenrechtlichen Tradition der heutigen Medizinethik gibt, die besonders problematisch ist. Vielmehr sehe ich eine strukturelle Spannung zwischen Nietzsches moralischem Appel zur autonomen und individuellen Selbstverwirklichung und deren Vollzug in *jedem* institutionalisieren und gesellschaftlichen Raum. Insofern der institutionelle Raum – der Staat etwa – überindividuell geltende Regelungen stellt, die individuelle Lebensentwürfe *a priori* regulieren, bedeutet dieser Raum stets eine Gefahr für die Individualität und Singularität – darin sieht Nietzsche gerade das Problem. Deshalb sprechen Lemm und Georges Brandes von einem „radikalen Anarchismus", der „in einer ‚apolitischen' und sogar ‚anti-politischen' kulturellen Praxis verwurzelt ist; eine ständige Widerstandpraxis gegen jeden staatlichen, Regierung nahestehenden und institutionalisierten Versuch, das Leben zu formieren."[646]

Letzteres ist aber nur ein scheinbares Problem, wenn es stimmt, dass Nietzsche derart in der Tradition Platons steht, dass er den politischen Raum stets als Philosoph und eben *nicht* als Politiker betrachtet. Nietzsche spricht überall in seinen Werken von Macht, aber in einem völlig anderen Sinn als die politische Wissenschaft und Praxis dies tut. Nietzsches „große Politik" ist in der Tat eine entpolitisierte Politik, in der der „Geist" eine Gemeinschaft von ähnlich Gesinnten, von Freunden und Kameradschaften sucht – keine Bürger, und das will auch sagen, keine konkrete Verwirklichung.

Wenn sich Nietzsches medizinische Philosophie, wie ich im Teil II ausführlich gezeigt habe, zu Recht als eine Moralphilosophie interpretieren lässt, die authentische Selbstverwirklichung und Selbstwerdung im Zusammenhang mit der

---

646  Lemm, V. (2013): Nietzsche y el pensamiento político contemporáneo, FCE; Santiago de Chile, S. 70: „el anarquismo radical de Nietzsche, enraizado en una práctica cultural „apolítica" e incluso „antipolítica": una práctica de resistencia continua ante todo intento estatal, gubernamental e institucional de dar forma a la vida". (Übersetzung ist meine).

individuellen Übernahme und dadurch auch der Gestaltung des Gesundseins, der „großen Gesundheit" also, sieht, dann erkenne ich dabei einen derart radikalen pluralistischen Ansatz, der den Wert des Individuums viel tiefer anerkennt als jede Demokratie – aufgrund ihres Mehrheitsprinzips. In der Tat steht Nietzsche liberalen Ansätzen, die die mögliche Aufhebung individueller Freiheiten für extrem problematisch halten, viel näher. Gerade die Betonung eines starken Pluralismus bezüglich Lebensentwürfen, Präferenzen und Wertungen ist eine genauso wichtige, orientierende Leitidee der heutigen Medizinethik wie die Orientierung an der Menschenrechtentradition. Darüber hinaus mag Nietzsches skeptische Ansicht gegenüber der Demokratie und den Menschenrechten zwar sicherlich mit einigen medizinethischen Ansätze nicht kompatibel sein; doch die produktiven Kritik- und Anwendungsmöglichkeiten seiner moral-medizinischen Philosophie können in einer Reihe von aktuell brisanten Themenbereichen und Debatten der Medizinethik einfach nicht – wie diese Untersuchung beweist – geleugnet werden. Zuletzt sollte man nicht vergessen: Es ist nicht der Verdienst eines großen Philosophen, dass seine Ansätze eine dauernde oder zeitlose Anwendung, Aktualität oder Rezeption finden. Vielmehr liegt die philosophische Leistung darin, dass die Werke eines Philosophen *permanente* Quellen und Perspektiven anbieten sollen, um über neue sowie alte Probleme und Sachverhalte *angemessen*, und das heißt, dem entsprechenden Kontext und der Zeit angemessen, nachzudenken. Kein Philosoph hat wie Nietzsche als unzeitgemäßer Denker jedoch gemäß seiner Zeit gedacht; ein unzeitgemäßer Denker, der uns sogar heute noch anspricht – vielleicht erweist sich gerade dieses Paradox in Nietzsches Denken als die Grundbedingung seiner philosophischen Unerschöpflichkeit.

The manufacturer's authorised representative in the EU is Springer
Nature Customer Service Centre GmbH, Europaplatz 3, 69115 Heidelberg,
Germany. If you have any concerns regarding our products, please
contact ProductSafety@springernature.com

Printed and bound by CPI Group (UK) Ltd, Croydon, CR0 4YY

27/04/2026

02097666-0001